侯爱画

学术经验撷英

主审　侯爱画

主编　谭松　戴玲玲　马静华　刘志霞　林春环

副主编　慕岳峻　王文　刘伟　周佳静　李育林
　　　　司文涛　孟鹏

编委（按姓氏笔画排序）

马继鹏　马静华　王文　司文涛　曲倩倩
刘伟　刘歆　刘志霞　李寅　李育林
张晓妮　张康乐　林春环　周佳静　孟鹏
慕岳峻　谭松　戴玲玲

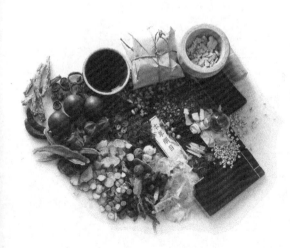

西安交通大学出版社
XI'AN JIAOTONG UNIVERSITY PRESS

图书在版编目(CIP)数据

侯爱画学术经验撷英 / 谭松等主编. —西安：西安交通大学出版社,2023.6
ISBN 978-7-5693-2918-6

Ⅰ. ①侯…　Ⅱ. ①谭…　Ⅲ. ①肿瘤—中医临床—经验—中国—现代　Ⅳ. ①R273

中国版本图书馆 CIP 数据核字(2022)第 229073 号

HOUAIHUA XUESHU JINGYAN XIEYING

书　　名	侯爱画学术经验撷英
主　　编	谭　松　戴玲玲　马静华　刘志霞　林春环
责任编辑	秦金霞
责任校对	郭泉泉

出版发行	西安交通大学出版社
	（西安市兴庆南路 1 号　邮政编码 710048）
网　　址	http://www.xjtupress.com
电　　话	(029)82668357　82667874(市场营销中心)
	(029)82668315（总编办）
传　　真	(029)82668280
印　　刷	西安五星印刷有限公司

开　　本	720mm×1000mm　1/16　印张 12.5　字数 240 千字
版次印次	2023 年 6 月第 1 版　　2023 年 6 月第 1 次印刷
书　　号	ISBN 978-7-5693-2918-6
定　　价	88.00 元

如发现印装质量问题,请与本社市场营销中心联系。
订购热线:(029)82665248　　(029)82667874
投稿热线:(029)82668805

前言

中医学是打开中华文明宝库的钥匙，是我国古代科学的瑰宝，几千年来绵延不断，为中国人民和世界人民的健康事业做出了巨大的贡献。中医学重视整体观念、个体化治疗，阴阳五行、脏腑经络、辨证论治等是中医学的理论基础。中医学对各系统疾病都有系统的理论和临床实践经验。

名老中医是中医学特有的宝贵财富，名老中医往往代表着当代中医学术和临床发展的较高水平。一位名老中医往往能够培养出一批新的名医，传承和研究名老中医的学术思想和临床经验是发展中医药事业、提高后辈中医临床水平的重要方式和途径。

侯爱画教授为山东省名老中医、第七批全国老中医药专家学术经验继承工作指导老师、山东省五级中医药师承教育工作指导老师，从事中医临床、教学与科研工作近四十年，积累了丰富的理论知识和临床经验。侯教授精读经典，博采众家之长，先后跟随孙敏、王新陆、刘鲁明、刘嘉湘等多位名师学习，继承齐鲁内科时病流派、浦江中西医结合学派以及国医大师刘嘉湘教授的学术观点，但又不偏信流派，不拘泥于时方、经方，注重在实践中总结。她认为临床是检验理论的最好途径，渐渐形成了自己独特的风格，创新性提出"扶正祛邪治癌"的理论。她认为，恶性肿瘤的基本病机是"正虚邪滞"，致病因素主要为"痰、浊、瘀、毒"，正虚首论"脏气亏虚"。因此，其治疗大法为"扶正祛邪并重"，治疗恶性肿瘤需从补益脏气、化痰祛浊、消瘀解毒等方面论治。同时，侯教授认为恶性肿瘤有上百种，虽然都有本虚标实的本质，癌毒均具备局部易结聚成块、全身易走窜等特性，但每一种恶性肿瘤又有其自己独特的发病特点、临床表现和发展规律，因此每一种肿瘤都有其核心的病机特点,如能抓住核心病机,针对此核心病机确定治疗大法,则于临床施药时可事半功倍、效如桴鼓。侯教授主张一癌一病机,她总结了常见肿瘤的核心病机,治病时谨守病机,因病制宜。她学贯中西,辨病、辨证结合建立了个体化治疗。在治疗肿瘤时,她提倡中西医结合分阶段治疗,什么阶段以西医为主、以中医为辅,什么阶段以中医为主、以西医为辅,均各成体系。对于肿瘤的选方用药,侯教授除根据中药的四气五味、药物归经外,还重视中药研究的现代药理新成果,根据药物的药理作用对不同组织器官的选择趋向性用药,使古为今用、西为中用、一药多用。

为了使侯教授的学术思想发扬光大,我们谨将侯教授近年来的部分经验整理,根据每个弟子的临床心得及感受,整理成《侯爱画学术经验撷英》。本书共分为六部分,包括了侯教授的生平简介、学术经验、制订的肿瘤相关的诊疗方案、临证治验、临床及基础研究精华和临证医案,内容翔实,语言通俗,理法方药兼备,具有重要的临床意义及较高的学术价值,适合中医临床工作者、中医药院校学生、中医药研究工作者及中医爱好者阅读参考。

本书编委会

2022 年 12 月 16 日

目 录

第（一）章

侯爱画生平简介

侯爱画,山东省烟台市蓬莱区人,主任医师,教授,第三批全国老中医药专家学术经验继承人,国家临床重点专科肿瘤科学术带头人及学科带头人,山东中医药大学及滨州医学院硕士研究生导师,山东省名老中医,第七批全国老中医药专家学术经验继承工作指导老师,山东省五级中医药师承教育工作指导老师,烟台市中医医院副院长、肿瘤科主任。现兼任中国民族医药学会肿瘤分会副会长,中华中医药学会肿瘤分会常委,中华中医药学会免疫学分会常委,中国医师协会中西医结合医师分会肿瘤病学专业委员会副主任委员,中国中医肿瘤防治联盟常务理事,中国中西医结合学会肿瘤分会委员,中国医师协会中医师分会委员,山东省老年医学会中医肿瘤专委会主任委员,山东中医药学会肿瘤专委会副主任委员,山东抗癌协会中西医结合分会副主任委员,山东省中医药学会理事,山东省医师协会肿瘤分会常委,山东省抗癌协会肿瘤化疗专委会常委,中国医院协会中医院分会委员,山东省医院协会中医院分会副主任委员,中国老年学与老年肿瘤学会中西医结合分会常委,中国中医药研究促进会肿瘤分会委员,中国生命关怀协会肿瘤无创治疗专业委员会常委,山东省老年医学学会肿瘤精准治疗专委会副主任委员,《中医肿瘤学杂志》编委等。

侯爱画1985年毕业于上海中医药大学,本科毕业后一直在烟台市中医医院工作,从事中医临床、教学与科研工作近四十年,从事肿瘤临床工作三十余年,积累了丰富的理论知识和临床经验,尤其擅长各系统恶性肿瘤的中西医结合诊疗,在烟台市及周边地区患者及家属中享有盛誉,并且其影响力也在不断向山东省及省外扩散。

侯爱画于1997年牵头成立烟台市中医医院肿瘤科,开设了肿瘤专科门诊和病区,三十余年来一直担任肿瘤科主任,近十年担任业务副院长兼肿瘤科主任,个人年门诊量近8000人次。病床也日益增多,由建科初始的10张床发展到现在的161张床,4个病区。肿瘤科于2007年入选国家中医药管理局"十一五计划建设重点专科",侯爱画被确立为学术带头人及学科带头人,带领专科于2011年第一批通过验收。肿瘤科于 2013 年 5 月入选国家临床重点专科建设单位,于 2017 年 2 月顺利通过验收;2014 年 1 月入选山东省重点学科,2020 年 10 月通过验收;2018 年 10 月入选烟台市中医肿瘤临床医学研究中心;2019 年 6 月入选山东省中医专科专病诊疗中心(恶性肿瘤);2022 年 2 月入选齐鲁中医药优势专科集群牵头专科。肿瘤科是中国抗癌协会临床肿瘤多中心研究基地和中国中医肿瘤防治联盟成员单位,拥有国家级名中医孙敏工作室、山东省名老中医侯爱画工作室,建立了刘嘉湘国医大师烟台传承工作室、齐鲁内科时病中医流派传承工作室,建立了墨西哥—烟台市中医医院肿瘤诊疗合作基地,业务量快速递增,为保障全市人民的健康做出了重要贡献,同时起到了带动其他相关学科发展的作用。

近年来,侯爱画先后制订了肿瘤科优势病种、常见病种的 7 个诊疗方案和 7 个临床路径,研究了三十余种中医特色疗法,开展了十余项新技术、新疗法。其中,肺癌、肝癌、胃癌诊疗方案中的 8 个辨证分型诊治被国家中医药管理局诊疗方案及临床路径采纳,疑难病症的治疗好转率及急危重症的抢救成功率均逐年提高,中医治疗比例大幅提升,中医药疗效水平极大提高,晚期肿瘤长期生存者逐年增多。经多年研究总结出的中西医结合无痛苦化疗技术、鸡尾酒疗法、三联序贯疗法、内外同治方法、五行音乐疗法等,多途径、多靶点的治疗作用使众多患者受益。其疗效在肝癌、胃癌、肺癌、食管癌、结直肠癌、淋巴癌、乳腺癌等患者中表现得尤为突出。晚期肝癌患者经中医药联合介入治疗最长已带瘤生存 26 年,晚期食管癌患者纯中医药治疗已生存 18 年,晚期淋巴瘤患者已生存 17 年,疗效均达到国内先进水平。

侯爱画创新性提出"扶正祛邪治癌"的理论,认为恶性肿瘤的基本病机是"正虚邪滞",分别从肿瘤中医药治疗延长生存期、减轻放疗与化疗毒副反应、联合靶向药物治疗延缓耐药等方面做了系统研究,归纳致病因素主要为"痰、浊、瘀、毒",正虚首论"脏气亏虚"。因此,其治疗大法为"扶正祛邪并重",即补益脏气、化痰祛浊、消瘀解毒论治,并针对 4 个优势病种和 1 个疑难病种(即肺癌、胃癌、肝癌、肠癌、胰腺癌)提出了各自不同的病机特点及治疗方法,创立了疗效显著的协定方和制剂。侯教授认为,肺癌的核心病机为"气阴两虚、痰瘀毒互结",制订了"健脾益气养阴、化痰祛瘀解毒"的治疗大法,研制了协定方康肺散结汤和院内制剂矾贝散结颗粒;肝癌的核心病机为"脾虚肝郁、痰瘀毒聚",制订了"健脾疏肝柔肝、解毒化瘀软坚"的治疗大法,研制了协定方愈肝散结汤;胃癌的核心病机为"脾胃虚弱、痰气瘀结",制订了"健脾益气养阴、化痰祛瘀解毒"的治疗大法,研制了协定方健胃散结汤;肠癌的核心病机为"脾肾亏虚、痰浊内蕴、瘀毒阻络",制订了"健脾补肾、化痰祛浊、解毒消瘀"的治疗大法,研制了协定方益肠散结汤;胰腺癌的核心病机为"湿毒瘀"病机学说,制订了"解毒祛瘀、化湿通腑"的治疗大法,研制了协定方清胰散结汤。

在诊疗模式创新方面,侯教授率先提出并实施对于晚期恶性肿瘤中西医结合双全程管理、全程关注的诊疗模式,强调对疾病的全程管理,以及对患者的全面扶助。在诊疗技术创新方面,她创立了中医药分阶段、多途径、多靶点综合治疗肿瘤的一系列有效方法,在中医药联合放、化疗及靶向药物减毒增效,中医药治疗恶性肿瘤并发症(如癌痛、癌性疲乏、恶性胸水与腹水、癌性发热等),中医药改善临床症状、提高生活质量、延长生存期等方面,研发了 5 个院内制剂、30 余种协定方,广泛应用于临床,疗效确切。

侯教授主持开展了诸如深部脏器肿瘤穿刺活检术、肿瘤微波消融、粒子植入、经皮肝穿刺胆道引流术、经皮肾盂置管尿液引流术、乳腺肿瘤微创旋切术等肿瘤微创治疗现代新技术、新业务十余项。

侯教授还注重临床教学和人才培养。作为国家临床重点专科学科带头人,她注重培养后备学术力量,培养后备学术继承人 8 名,于 2014 年入选山东省中医药师承教育指导老师,于 2022 年入选第七批全国老中医药专家学术经验继承工作指导老师,培养谭松、戴玲玲、司文涛、刘伟等多名师承学员。2019 年成立了山东省名老中医药专家侯爱画工作室,培养工作室成员 13 名。同时,侯教授作为山东中医药大学及滨州医学院硕士研究生导师,培养已毕业硕士研究生 9 人、在读硕士研究生 6 人;承担中医住院医师规范化培训任务,接收省内地市级及县市区医院医师进修学习,为中医人才的培养做好传、帮、带工作,并先后承担了墨西哥州立大学的 8 批 90 人次的交流学生的实习带教培养工作。

侯教授主持及参与国家级课题 4 项、省部级科研课题 4 项、市厅级课题 10 余项,获得科研成果 10 余项、各级科技成果奖励 7 项、国家发明专利 1 项。她以第一作者或通讯作者发表核心期刊及以上论文近 30 篇(其中,SCI 论文 4 篇),参与发表论文 30 余篇,编写著作 6 部。侯教授于 2009 年牵头成立了烟台市中西医结合学会肿瘤专业委员会,2015 年牵头成立了烟台市中医药学会肿瘤专委会,2020 年 11 月牵头成立了山东省老年医学会中医肿瘤分会。

侯教授重视开展公益活动,每年定期举办防癌抗癌宣传活动、健康大讲堂等,于 2007 年发起成立了烟台市中西医结合防治肿瘤俱乐部,进行多种形式的健康科普教育,赢得了广泛的社会赞誉。

侯教授在重点专科建设、临床、教学、科研、学术活动、公益事业等方面的努力,带动了烟台市中医医院肿瘤科的快速发展,并对推动烟台地区恶性肿瘤中西医结合诊疗水平的提高、普及肿瘤防治知识、助力健康烟台建设,起到了积极的促进作用。鉴于她的优秀表现,侯教授于 2005 年获"山东省廉洁行医树新风先进个人"荣誉称号,2006 年获"山东省医德标兵"荣誉称号,2010 年获第三届山东省"山东医师奖",2016 年被评选为"烟台最美医生"。

侯教授积极投身于疫情防控工作,在 2020 年初即作为烟台市流行病传染病防控和应急处置中医药专家委员会组长、烟台市新型冠状病毒感染中医药救治专家组组长会诊患者,并进驻山东省集中救治定点医院烟台奇山医院,带领中医专家查房,组织病例讨论,充分发挥了中医药在疫情防控中的独特作用,并率领团队为烟台的老百姓制订了中医药防治方案,获得了"山东省疫情防控先进个人"的称号。

(谭　松)

第（二）章

侯爱画学术经验辑要

第一节　中医肿瘤溯源

人类与肿瘤的斗争由来已久，中医学对肿瘤的认识可谓源远流长。我们的先辈们历经三千余年不屈不挠的斗争，获得了大量宝贵的经验，进而形成了完整、严谨的理论体系，这些独特的诊治方法在历史的长河中熠熠生辉，并引领着后世医家们坚持不懈地探索。大体而言，中医对肿瘤的认识过程分为以下几个阶段。

一、孕育萌芽

"瘤"在距今 3500 多年的殷周时代的甲骨文上早有记载，该字由"疒"和"留"组成，表明了当时对该病已有留聚不去的认识，它是现今中医记载肿瘤最早的文献。而在西方，癌症一词的英文是 cancer，原意为蟹，表示癌瘤坚硬，并向四面扩展，形如蟹爪。不难看出，东、西方古人对肿瘤的认识可谓不谋而合。2000 多年前的《周礼·天官》记载了治疗肿瘤一类疾病的专科医生，"凡民之有疾者，分而治之"。其中设有"疡知"专科，"掌管肿疡、溃疡、金疡、折疡"等病的治疗。此处的"肿疡"无疑包括了某些体表性癌瘤，诸如皮肤癌、乳癌、甲状腺癌、阴茎癌、口腔癌、淋巴瘤等，正因为如此，在历史上受中医影响较大的日本、朝鲜、越南等，至今称癌瘤为"肿疡"。

《山海经》是中国先秦重要古籍，也是一部富于神话传说的最古老的奇书。《山海经》内容主要是民间传说中的地理知识，包括山川、地理、民族、物产、药物、祭祀、巫医等，被鲁迅称为"巫觋、方士之书"。虽非一部专门论述药物的专著，但它收集了植物、动物及矿物药 120 余种。从这些药物的治病范围看，其涉及恶疮、瘿瘤、痈疽、噎食等现在看来与肿瘤有关的疾病。以上这些与现代医药成果相比虽不可同日而语，但用历史的眼光看，它是中医药学发展的先河，对世界医药学也有不少的贡献。

《黄帝内经》是一部综合性的医书,建立了中医学上的"阴阳五行学说""脉象学说""藏象学说""经络学说""病因学说""病机学说""病症""诊法""论治""养生学"及"运气学"等学说,从整体观上来论述医学,呈现了自然、生物、心理、社会的"整体医学模式"。其基本素材来源于中国古人对生命现象的长期观察、大量的临床实践以及简单的解剖学知识。《黄帝内经》中就有"瘤"的分类记载,提出了一些肿瘤病名,如昔瘤、筋瘤、肠蕈、石瘕、积聚、噎膈等,并对这些疾病的症状进行了系统的描述,其症状与现代医学中某些肿瘤的症状相类似,如《灵枢·水胀》云:"肠蕈何如?岐伯曰……其始生也,大如鸡卵,稍以益大,至其成也,如怀子之状,久者离岁,按之则坚,推之则移,月事不以时下此其候也"。又云:"石瘕生于胞中……日以益如怀子,皆生于女子。"这些描述与今之腹腔肿瘤和妇科肿瘤极为相似。关于"瘤"的病因病机,该书概括为"营气不通""寒气客于肠外与卫气相搏""邪气居其间""正气虚""邪气胜之"等。《黄帝内经》为中医肿瘤学的形成奠定了良好的基础,对肿瘤成因的论述与现代医学对肿瘤病因的认识有相似之处。如外邪侵袭,《灵枢·九针论》云"四时八风之客于经络之中,为瘤者也";饮食失调,《素问·异法方宜论》云"美其食……其病皆痈疡",此处的痈疡包括了现代医学中的有体表溃疡的肿瘤;情志失常,《灵枢·百病始生》云"内伤于忧怒,则气上逆,气上逆则六输不通,温气不行,凝血蕴里而不散,津液涩渗,著而不去而积皆成也"。

《难经》原名《黄帝八十一难经》,继承和发展了《黄帝内经》的理论,对某些肿瘤的临床表现、病因病机有明确的阐释,且对良、恶性肿瘤的鉴别进行了系统论述。其中,第五十五难论述了"积"与"聚"的区别:"积者,阴气也;聚者,阳气也。故阴沉而伏,阳浮而动。气之所积名曰积,气之所聚名曰聚,故积者五脏所生,聚者六腑所成也。积者阴气也,其始发有常处,其痛不离其部,上下有所始终,左右有所穷处。聚者阳气也,其始发无根本,上下无所留止,其痛无常处,谓之聚。故以是别积聚也"。并在第五十六难中提出了"五脏积"的病名,即心之积曰"伏梁",肝之积曰"肥气",脾之积曰"痞气",肺之积曰"息贲",肾之积曰"奔豚",且对"五脏积"的症状、病理等进行了详细阐述。

当时医家除了对肿瘤的成因与预后有一定的认识外,所描述的某些疾病的症状与现代肿瘤学所描述的症状也是相一致的,并对常见肿瘤已有了初步的诊断概念。如"三阳结谓之隔""隔塞闭绝,上下不通"等描述与食道、贲门的肿瘤造成的梗阻一致;"饮食不下,隔塞不通,邪在胃脘""朝食暮吐,暮食朝吐,宿谷不化……其病难治"之描述与胃癌相一致;"在肠胃之时,贲响腹胀……飧泄……糜留而不出……传舍于肠胃之外……稽留而不去,息而成积",这种便秘和腹泻交替出现、腹部肿块与大肠癌及其腹部转移时出现的症状相同。

东汉末年著名医学家张仲景,被后人尊称为"医圣"。张仲景广泛收集医方,写出了传世巨著《伤寒杂病论》。它确立的"辨证论治"原则,是中医临床的基本原则,是中医的灵魂所在。他对肿瘤与非肿瘤的临床表现和预后的区别进一步发展了《难经》的论述,"积者,脏病也,终不移;聚者,腑病也,发作有时,展转痛移,为可治。"在《金匮要略·妇人篇》中指出:"妇人之病……令阴掣痛……或引腰脊……膝胫疼痛……久则羸瘦……三十六病千变万端。"上述有关妇人下腹疼痛的描述,与现今临床上由恶性肿瘤在盆腔内发生了广泛转移和浸润而引起的腰部与下肢酸痛的临床症状相似,特别是"久则羸瘦"很符合恶性肿瘤晚期所引起的恶病质的情况。

汉代著名医家华佗在《中藏经》中指出:"夫痈疽疮肿之所作也,皆五脏六腑蓄毒不流则生矣,非独因荣卫壅塞而发者也。"其发展了《黄帝内经》中有关肿瘤病因的说法,认为肿瘤的起因还因脏腑的"蓄毒"所生。由此可见,古代医家对肿瘤发病机制的认识,不仅认为它是一种全身疾病的局部表现,而且还认为它是以内因为主的发病机理,发展了《黄帝内经》的"邪之所凑,其气必虚"的理论,也与今天的肿瘤发病原因相似。

治疗上也丰富多彩,葛洪曾用海藻"疗颈下结囊……成瘿者",到目前为止,海藻仍是治疗甲状腺肿瘤的常用药。当时盛行的炼丹术,如"红升丹""白降丹"之类的药物,对肿瘤的治疗起到了推动作用。又如华佗治疗噎膈反胃方中有丹砂等,这些丹剂在治疗体表、黏膜肿瘤的外治方法中起到了里程碑的作用。由此可见,中医肿瘤学在秦汉时期已初露端倪,散在于各大经典著作,这也为以后的中医肿瘤学说的形成打下了基础。

《诸病源候论》又称《诸病源候总论》《巢氏病源》,是我国历史上第一部专述病源和证候的著作,为隋代巢元方所著。该书总结了隋以前的医学成就,对临床各科病症进行了搜集、征集、编纂,并予以系统地分类。全书分67门,载证候论1739条。书中不但分门别类记载了许多肿瘤疾病和所属的症状,如"癥瘕""积聚""食噎""反胃"与"瘿瘤"等,而且还论述了这些疾病形成的病因与病机。如将"噎膈"按其病因分为气、忧、食、劳、思五噎和忧、恚、气、寒、热五膈,为后世医家鉴别噎与膈奠定了基础,并提出了以脉证法来鉴别肿瘤及预后。如某些肿瘤"至牢有根"是恶性肿瘤患部浸润所致,"乳石痈"的皮肤是"肿结皮强,如牛领之强",这是因为乳腺癌组织侵犯皮下组织和淋巴管后,淋巴管被癌栓堵塞,淋巴回流受阻,使乳腺皮肤粗糙,出现"橘皮样"改变。《诸病源候论》除了比较详细和明确地记载了许多肿瘤类疾病的病因、病机和症状外,还记载了"缝亦有法"的外科手术方法,这在肿瘤治疗学上有重要的意义。

唐代孙思邈的《备急千金要方》和《千金翼方》中,将"瘤"分类有"瘿瘤""骨瘤""脂瘤""石瘤""肉瘤""脓瘤"和"血瘤"等,"凡肉瘤勿疗,疗则杀人,慎之,慎之",还记载了诸多治疗肿瘤的虫类药物,如蜈蚣、全蝎、僵蚕等,为后世使用虫类药物治疗肿瘤提供了重要参考。《四部医典》有灸刺、粉药治疗"瘿瘤"的记载,并取得了较好的效果。受当时所处的环境影响、诊断手段的限制,医家对体表的肿瘤或体表症状出现较早的肿瘤描述较多,记载的治疗方法也较多。针对此病的治疗方药,至今仍在临床上使用。

二、初生渐长

宋元时期生产力较前有很大的发展,文化进一步繁荣,特别是通过金元四大家的医学流派间的学术争鸣,进一步促进了医学的发展,也加深了人们对肿瘤发生发展的认识。

《圣济总录》云:"瘤之为义,留滞而不去也。气血流行不失其部,则形体和平,无或余赘及郁结壅塞……瘤所以生",提出了肿瘤发生的内因是气血运行失常,郁结壅滞,形成了余赘所致。

《卫济宝书》第一次使用"嵒"字,可能是指体表或比较表浅部位的恶性肿瘤。杨士瀛在《仁斋直指方论》中指出,"上高下深,岩穴之状,颗颗累垂……毒根深藏,方孔透里……男子多发于腹,女子则多发于乳",即癌瘤临床上多呈坚硬固定的肿块,表面高低不平,如"岩穴"之状,故名之。陈自明《外科精要》提出,体表的"疮疡"包括部分恶性病变,并不是单纯的局部病变,而是关系到人体脏腑气血寒热虚实的变化,所以,治疗"疮疡""疡"不能单纯注意局部的攻毒,而要从脏腑气血全局的变化来考虑,注重整体治疗。

金元四大家的学术思想对肿瘤的中医治疗产生了很大影响。寒凉派刘河间主张火热致病,用寒凉药治疗热证。临床上有一些肿瘤发展到一定的阶段会出现火热的症状,用清热解毒法治疗有效。现代药理研究也证实了抗肿瘤的活性物质以清热解毒类药为多。张从正认为:"积之成之,或因暴怒喜悲思恐之气。"在恶性肿瘤的治疗中,李东垣提出"养正积自消",提出肿瘤的治疗以扶正为主,正气复,邪自消。另外,李东垣的"补脾胃"和"扶正固本"之法还可以用于延长患者的生存时间。由于恶性肿瘤的恶性消耗,在中晚期会出现"恶病质"等消耗性的症状,用李东垣的"补脾胃"和"扶正固本"能提高患者的生存质量,达到"带瘤生存""治病救人"的目的。朱丹溪提倡"阳常有余,阴常不足"而力主养阴的学术思想,在肿瘤的治疗中有所体现,如翻胃即噎膈,噎膈乃翻胃之渐……年高者不治,粪如羊屎者断不可治,大肠无血故也……治翻胃积饮通用益元散,生姜自然汁,澄白脚丸,小丸子时时服。朱氏的另一特色在于强调肿瘤病机中痰的因素,认为"凡人身上中下有块者多是痰""痰之为物,随气升降,无处不到""凡人身中有结核不痛不仁,不作脓者,皆痰注也",力主去痰以治块,以二陈汤为治痰的基本方,创制了许多攻痰方剂,有清热化痰、软坚化痰、燥湿化痰、活血化痰、健脾化痰诸法,"二陈汤……一身之痰都管治,如要下行,加引下药,在上加引上药"。并且根据痰的不同性质和部位加用不同的药物,对后世医家在肿瘤的治疗方法上具有指导意义,他认为积聚痞块为痰与食积、死血而成,用醋煮海石、三棱、莪术、桃仁、红花、五灵脂、香附之类为丸。治疗肿瘤之法则为"治块当降火消食积,食积即痰也。行死血块,块去须大补。凡积病不可用下药,徒损真气,病亦不去,当用消积药使之融化,则根除矣。凡妇人有块,多是血块"。朱丹溪还以病变部位在上和在下明确地将噎与膈区分开来,从他所描述的症状来看,噎与食道癌造成的进食难下的症状相似,膈与贲门癌引起的症状较一致,"在上近咽之下,水饮可行,食物难入,间或可食,入亦不多,名之曰噎。其槁在下,与胃为近,食虽可入,难进入胃,良久复出,名之曰膈,亦名翻胃",并认为噎与膈是"名虽不同,病本一也",所以治疗上同用"润养津血,降火散结"的治疗大法。朱丹溪认为,乳腺癌的成因是七情所伤,"遂成隐核,如大棋子,不痛不痒,数十年后方为疮陷,名曰奶岩。以其疮形嵌凹似岩穴也,不可治矣",但是"若于始生之际……施以治法,亦有可安之理",强调了乳腺癌要早期发现、早期治疗,并创制了"青皮甘草汤"治疗乳腺癌。朱丹溪在诊治肿瘤方面对后世的影响较金元四大家其他三位医家更为深远。

三、日渐成熟

明清时期的医家在《黄帝内经》等医学理论指导下,在继承与总结前人经验的基础上,对各种肿瘤的成因、病理机制的认识进一步加深,对临床症状观察更仔细、辨证更准确、治疗更具体,对肿瘤的发生、发展与预后及与体质、年龄的关系都有较详细的论述,中医肿瘤学发展到此时,已逐步成熟。

明代张介宾指出,凡积聚之治,攻、消、散、补四法。"治积之要,在知攻补之宜……当于孰缓孰急中辨之。""凡坚硬之积,必在肠胃之外,募原之间,原非药力所能猝至,宜用阿魏膏、琥珀膏,或用水红花膏、三圣膏之类以攻其外,再用长桑君针法,以攻其内。"这种内外兼施,针、药、膏并用的方法是符合肿瘤治疗的特殊情况的。赵献可认识到肿瘤性疾病好发于老年人,《医贯》云"惟男子年高者有之,少无噎隔",反胃系"命门火衰",釜底无薪,故极力主张益火之源,方用八味丸和理中汤等。李时珍《本草纲目》为中医治疗肿瘤提供了极其丰富的药物和方剂。

清代中医肿瘤学体系进一步得以完善,医案盛行,故有大量的肿瘤案例记载,在"噎膈""反胃""肺痿""乳岩""肾岩翻花"等病的病因病理、辨证论治、处方用药、预后等方面又有进一步发展。如俞震在《古今医案》中指出:"风、劳、臌、膈四大恶病,而噎膈尤恶,十有九死。"徐大椿认为,"膈病乃胃口枯槁之症,百无一治"。叶天士在《临证指南医案》中谈到噎膈由血枯气衰所致,总以调化机关、和润血脉为主。阳气结于上,阴液衰于下,必有瘀血、顽痰逆气阻隔胃气,未成时用消瘀去痰降气之药,不可多用人参。对于反胃,主张胃为阳府,以通为主,应苦降辛温,佐以养胃等。对于积聚,主张气虚则补中以行气,气滞则开下以宣通,血衰则养营以通络,血瘀则入络以攻痹。王清任在《医林改错》中对瘀血所致诸病提出了独到见解,创制了数首逐瘀活血方,并指出"结块者,必有形之血",为后世临床应用活血化瘀法治疗肿瘤提供了理论依据。清代外治大师吴师机在《理瀹骈文》中,采用外治法治疗各种肿瘤性疾病,凡丸、散、膏、丹俱全,开启了现代临床外治肿瘤的思路,所列众方、所设诸法颇有特色,值得今人继承与发展。

明清以来,随着中医学理论的发展、实践的深入,医家对癌症的认识也日趋深入,对肿瘤的病因、病机、辨证治疗均有更多的论述,分类更细,名称更复杂,但也出现了同一肿瘤有多种名称,而同一名称也可能包括了恶性肿瘤、良性肿瘤或非肿瘤性疾病的情况。古代医家通过对肿瘤的长期观察,总结出良性肿瘤对人体的正常生理不产生较大的影响,但是某些良性肿瘤亦可以发展成为恶性肿瘤,对于这些肿瘤要"理于壮年可无后忧也"。通过观察患者的症状、体征,推断病情的发展规律和判断预后,中医学在这方面积累了大量的经验,许多方法在临床实践中被证实是行之有效的。如《外科启玄》指出,肿硬如石,穿膜黑腐和窜肿多处是肿疡的危症,患者预后不良。若患者出现神志昏愦、目睛正视难、喘息鼻煽动、咽喉若燎烟、身浮肿而滑泻、疮疡形陷又坚、疮色紫黑、流脓血水或脓清臭秽,则是肿瘤的恶症,为恶性、恶病质且预后不良。

四、臻于完善

在近现代,随着自然科学的迅速发展和西方医学的传入,人们开始了对肿瘤认识的中、西医汇通,以张锡纯为代表的中西医汇通派,促进了中医临床肿瘤学的发展,使中医学对肿瘤的认识也更趋深化。

张锡纯,现代中西汇通医家。他反对崇古泥古、故步自封,并崇尚实验。他毕生从事临床与研究著述,所著《医学衷中参西录》影响颇大,重视药物研究。其在"治膈食方"中提出用参赭培气汤治疗膈食证,详细阐释了食道癌和胃底贲门癌的病因病机及理法方药,治疗中强调补中逐瘀的法则,为防治肿瘤的扶正培本法提供了有力的依据,其他如张山雷、恽铁樵等均有诊治肿瘤性疾病的医案、医论,可供今人参考。尤其是中华人民共和国成立后几十年来,中医学、西医学、生物学和其他学科的技术进步促进了中医肿瘤学的发展,形成了一个新兴的学科,其所涵盖的内容包括了肿瘤的起因、发病、诊断方法、治则、治法、康复、抗癌中草药的筛选及作用机理。特别是中医肿瘤临床治疗学的研究发展非常快,并且取得了可喜的成果。正是在这一大背景下,中医肿瘤学的学科框架逐渐形成,并不断充实、发展,特别是近20年来,现代中医对肿瘤的认识已和过去有了很大的不同。

现代中医在对肿瘤病因的认识上,继承了传统的内因、外因,又在了解了化学病因、病毒病因及遗传等现代肿瘤学的有关知识后,有了新的见解。例如,在正邪关系上,假定癌肿的形成是由邪引起,这个"邪"既有化学致癌因子、病毒病因的含义,又有原有外感六淫、饮食、内伤七情等的含义。两者是兼容的,是对"邪"理解的深化。现代中医继承了古代重视"正气"在发病中的意义,在肿瘤的正邪关系中,提出"正气"的重要性。古人说:"邪之所凑,其气必虚。"这个"正气"不但包含有传统意义上的正气,而且还包括免疫功能、已知和未知的机体对有害因子的防御功能,以及某些遗传因子等。癌肿的发病是正和邪相互作用的一种后果,也是机体防御功能和致癌因子相互作用的结果。可以这样认为,邪盛正虚,癌肿则发病;正气旺盛,则虽有邪而癌肿也不一定发病。在肿瘤的发病机制上,现代学者也依据中医传统借鉴了现代肿瘤学在细胞水平、分子水平等方面的研究成果。如现代研究认为,癌肿表现为增殖和分化的失控,增殖和分化的失控是正邪关系失衡的一种表现。调整正邪关系,就有可能对调整增殖和分化的失控有所裨益。西医研究可用化疗药来控制癌肿的无限增殖,不少中药研究者也试图从中药中找到杀灭癌细胞的药物。实验和临床研究发现,按照调整正邪关系的思路,尽管不用所谓的"抗癌中药"对癌肿增殖和分化的失控,运用辨证论治也有一定的调整作用,这就为研究抗癌机理和治疗开辟了一条新的途径。癌肿的形成和发展,也和癌细胞不能正常死亡有关,按照调整正邪关系的方法可以诱导癌细胞凋亡。癌肿常表现为某些癌基因的过度表达和某些抑癌基因的表达受抑。针对这些情况,西医及药学专家正在研究和开展所谓的"基因治疗"。中医肿瘤学根据正邪关系失衡而采用的治疗,对癌基因和抑癌基因的表达亦有调控作用。因此,现代中医对肿瘤发病中正和邪的认识,较古代有了明显的不同,既继承了传统中医的理论,又包含了现代肿瘤学的内容,既有继承,又有很大的发展。

诊断方面既继承了四诊的内容,又采用了现代医学的诊断方法。根据望、闻、问、切采集的资料,通过八纲、脏腑等辨证方法加以分析归纳,以辨别肿瘤的型,这在肿瘤的诊断中十分重要,也是治疗的依据。对于某些无症状的肿瘤也有了新的认识。

中医肿瘤学在继承传统临床治疗的同时又有新的发展。癌肿常因病种、病期及兼症的不同而须考虑单独治疗和综合治疗两个方面。由于癌肿的预后较差,其现代治疗方法较多,因此往往采取中西医综合治疗。中医在中西医综合治疗中的应用,显然和单独中医治疗有所差别。晚期癌肿患者,或在西医治疗后有复发、转移的患者,以及西医治疗失败的患者常要求单独用中医治疗,由于这些患者情况较差、病情较复杂,中医治法也应与过去有所不同。还有的早期癌肿患者或病情比较单纯者,寄希望于中医治疗,而不愿采用西医治法。这时,必须考虑到治疗和预后的关系,必要时宜采取中西医综合治疗。

中医肿瘤学权衡各种治疗方法的利弊,力求形成一个相对个体化的最佳方案,辨证论治的内涵有了新的发展。癌肿到了中、晚期以后,症状变化很多,医生不应随着症状的变化而改变对某一癌肿的整体辨证体系。虽然对症治疗是治疗癌肿的一个重要环节,就中医肿瘤学而言,中医药治疗对缓解症状有很好疗效,但不能用对症治疗来取代辨证论治。

基于肿瘤本身所具有的特殊性,中医肿瘤学特别强调临床辨证应掌握以下几个原则。

(1)整体辨证与局部辨证相结合:人体是一个复杂的整体,在疾病过程中,局部与整体同样互相影响,互相制约。实际上,任何疾病都有局部表现和全身反应。肿瘤是一个全身性疾病的局部表现,因此掌握整体与局部对立统一的辨证关系,对肿瘤的治疗至关重要。肿瘤的发展过程是一个因虚致实、因实致虚的恶性循环过程,虚者全身虚,实者局部实。在疾病的发展过程中,局部实质性病灶能使受侵脏腑组织受损,并影响到全身,产生全身各系统的功能失调和形态变化。反之,全身整体状况的好坏对治疗的成败又是关键因素。

(2)辨病与辨证:病是脏腑经络气血病变的共同过程的概括,是共性;证是病变个体因人、因时、因地而异的具体表现,是个性。然而,它们都是从不同的侧面显示机体的反应性,都是把疾病看成是一个不断变化的过程。因此,在这个过程中,只有把病与证结合起来,即充分考虑共性和个性的互相作用,才能较全面地反映出疾病的本质,给正确施治提供依据。因为恶性肿瘤是一大类疾病,而每一种癌症都有它固有的生物学特性,有大致相同的发生、发展规律,以及形态学、病理学、生理生化改变的共同规律,因此单靠辨证显然是不够的。在临床中,我们应弄清癌肿发生的具体部位,病理细胞类型,有无转移、浸润等,在辨病的基础上,进一步结合中医辨证,才能更好地辨证施治,取得更好的疗效。

(3)辨标本缓急:标本,是指疾病的主次本末。一般认为,标是疾病的枝节和表象,本是疾病的本质,证候是标,病机是本。缓急有两层含义,一为病症缓急,指病症的发展速度和危害性;二为治疗缓急,指治疗应有计划、有步骤地进行。这里主要指治疗有缓急原则,《素问·至真要大论》说"病有盛衰,治有缓急",何病急治、何证缓治、何方先施、何药后用是施治前须综合考虑的问题,"否则前后不循缓急之法,虑其动手便错"。决定治疗先后步骤的因素是标和本,一般按照"急则治其标,缓则治其本,标本俱急者,标本同治"的原则进行治疗。辨标本缓急是肿瘤论治过程中的一个重要原则。中医学强调"治病求本",针对肿瘤,凡消除内外致病因素,调整气血阴阳、脏腑功能失调,控制和消除肿瘤病变均为治本之法。恶性肿瘤的各种并发症和疾病过程中出现的急迫症状,有些甚至威胁着患者的生命,这些症状均属标症。如对出血、感染、疼痛、胸腹腔积液等的施治,即是治标。恶性肿瘤通常表现出复杂的证候,临床施治当标本兼顾,肿瘤不消,标症亦难收效。但若标症急迫时,如合并有出血、感染等,亦应急则治其标,以"留人治病",然后再图治其本。

(4)综合治疗观:由于肿瘤的复杂性、特殊性,中医强调在肿瘤治疗中"杂合以治"。所谓"杂合以治"与现代"肿瘤综合治疗"十分相似,主要是根据不同肿瘤不同阶段的临床特点,运用中医整体观和辨证观,有计划地、合理地应用各种治疗手段,改善患者体内脏腑阴阳失衡的状态,提高肿瘤患者生存质量,最大限度延长生存期,并且提高治愈率。它既包括中医的综合治疗(如内服结合外敷,针药并用,食疗与气功的参与等),又包括现代的中西医结合治疗。

(张康乐)

第二节 侯爱画学术思想溯源

侯教授熟读经典,在临床实践中注重总结分析,注重细节,曾跟随王新陆、刘鲁明、刘嘉湘等多位名师学习,吸收各家之长。现将侯教授汲取的主要流派及传承老师的思想精髓介绍如下。

一、齐鲁内科时病流派

齐鲁内科时病流派植根于齐鲁中医药文化,传承张元素、李东垣、张锡纯、施今墨等医家对内科杂病的学术渊源和临证精华,以经方治时病,以"王新陆中医内科治疗经纬"为标志,形成了齐鲁大地独树一帜的中医药学术学派。

侯教授跟师这一学术流派的当代代表性学者王新陆教授学习。王新陆教授主张辨证要特别重视病因、病位、病势、症状,认为这四者是组成疾病的四大要素,只要弄清了因、位、势、症,立法则有所依,择方选药才不致有所偏失。侯教授对王新陆教授的理念尤为赞同,并继承了王新陆教授"血浊"致瘤的理论。让侯教授受益匪浅的还有王新陆教授对中药现代药理研究的重视,他首创"援药"的概念。王新陆教授在多年的临床实践中发现,随着中药药理研究的深入发展,许多中药对人体某些靶点有十分确切的作用,可以配伍到方中,能明显提高临床疗效,改善实验室检查指标,但又不属于传统君、臣、佐、使的范畴,亦不能用传统的中医理论或中药功效来解释,于是提出了"援药"的概念。他认为,"援药"是通过现代中药药理研究证实,作用于确切靶器官,对主病、主因、主症有明确治疗作用,配伍到方中能起到缓解症状或改善实验室检查指标的药物,与君、臣、佐、使并列成为方剂的重要组成部分。

王新陆教授是侯教授最早跟随的一位老师,他所倡导的齐鲁内科时病流派思想在侯教授学术思想的建立过程中留下了浓重的一笔。辨证注重病因、病位、病势、病症,治病不忘清血浊,重视药理研究,灵活运用"援药"等学术思想都被侯教授所传承,并成为侯教授治疗肿瘤学术思想的一部分。

二、浦江中西医结合学派

浦江中西医结合学派始于中医名家章巨膺,历经于尔辛教授、刘鲁明教授等中西医结合医家不懈努力,充分吸收现代医学进步和科学技术发展成果,形成了肝、胆、胰恶性肿瘤多学科综合诊治方案,取得了显著疗效,学派辐射江浙沪地区,整体水平处于国际先进水平,并与国际著名肿瘤研究机构建立了长期合作关系,扩大了学派的国际影响力。

侯教授跟师浦江中西医结合学派开拓者——复旦大学附属肿瘤医院刘鲁明教授。刘鲁明教授提倡"一癌一机""用药奇正、虚虚实实";主张因地(位)、因时、因势制宜;强调用药如用兵;强调因癌(位)立则,因势定法;主张中西医兼用,各取所长;选取治疗技术和临证用药不拘一格。另外,刘鲁明教授对于胰腺癌的治疗独有心得,认为胰腺癌为湿热蕴结所致,"湿、热、毒"的形成是该病发生发展的关键病机。

侯教授治疗肿瘤学术思想的初步形成,特别是胰腺癌解毒通脐治疗思路的确立,是对浦江中西医结合学派思想的继承,也是对刘鲁明教授治疗胰腺癌学术思想的继承和发扬。

三、刘嘉湘教授学术观点

刘嘉湘教授倡导扶正法治疗恶性肿瘤,抓住肿瘤正虚这一本质,以"因虚致癌,扶正治癌"立论,对中医扶正法治疗肿瘤进行了系统深入的研究。他认为扶正法是中医治疗肿瘤的大法,其主要作用在于调节机体的阴阳、气血和脏腑经络的生理功能,以充分发挥机体内在的抗病能力。扶正法虽然属于"补法"的范畴,但不能等同于中医的补法,不是"扶正"中药的简单堆砌,也不等同于西医的营养支持疗法、免疫疗法等。刘嘉湘教授十分强调扶正是根本,扶正的目的在于增强机体的抵抗力,抑制肿瘤的生长,缓解病情,甚至治愈肿瘤。

跟随刘嘉湘教授的学习过程,是侯教授治疗肿瘤学术思想完善和提高的过程,扶正与祛邪并重、扶正注重先后天之本、祛邪善用虫类药物等重要的学术思想都源自刘嘉湘教授治疗肿瘤思想的继承,以及在临床实践中所擦出的火花。侯教授在临床运用中不断求证,反复修正,最终形成了特色鲜明、成熟、完整的治疗肿瘤的学术思想。

（谭 松）

第三章
侯爱画制订的肿瘤相关的诊疗方案

第一节　肺癌的诊疗方案

肺癌是指发生于各级支气管上皮细胞及细支气管肺泡上皮细胞的恶性肿瘤，具有起病隐匿、易转移、易复发、预后差等特点，早期常因无明显症状而漏诊，是人类最常见的恶性肿瘤之一。中医学认为，肺癌系由脏腑虚弱、气血亏虚、邪毒外侵或内生，致痰、瘀、毒、热等留滞于肺，久羁不去凝聚而成。肺癌是因虚所致，虚实夹杂，本虚标实之病。

临床以咳嗽、咳血痰或咯血、胸痛、发热等为主要表现。有时患者因出现呼吸困难、头颈部浮肿、颈及胸壁静脉怒张等上腔静脉综合征而就诊；有时可因肿瘤压迫喉返神经声哑而就诊；有时甚至以脑占位病变表现而就诊。故肺癌属于中医学"咳嗽""咯血""胸痛"等范畴，又有"肺积""痞癖""息贲""肺壅"等称谓。

一、诊断要点

1.临床诊断

临床诊断参照 2005 年人民卫生出版社出版的《临床诊疗指南·肿瘤分册》中肺癌的诊断标准。

（1）病理学诊断：必须符合下列各项之一者，方能确立病理学诊断。①肺手术标本经病理、组织学证实者；②行开胸探查、肺穿刺或经纤维支气管镜检采得肺或支气管活检组织标本，经组织学诊断为原发性支气管肺癌者；③颈和腋下淋巴结、胸壁、胸膜或皮下结节等转移灶活检，组织学表现符合原发性支气管肺癌，且肺或支气管壁内疑有肺癌存在，临床上又能排除其他器官原发癌者。

（2）细胞学诊断：痰液与纤维支气管镜毛刷、抽吸、冲洗等细胞学标本，镜下所见符合肺癌细胞学标准者，诊断可以确立。需注意除外上呼吸道甚至食管的癌肿。

(3)符合下列各项之一者,可以确立临床诊断:①X线胸片见肺部有孤立性结节或肿块阴影,其边缘呈脑回状、分叶和细毛刺状,并在短期内(2~3个月)逐渐增大者,尤以经过短期积极药物治疗后可排除结核或其他炎性病变者;②节段性肺炎在短期内(一般为2~3个月)发展为肺不张,或肺叶不张在短期内发展为全肺不张者,或在其相应部位的肺根部出现肿块,特别是生长性肿块者;③上述肺部病灶伴远处转移,邻近器官有受侵或压迫症状表现者,如邻近骨破坏,肺门或(和)纵隔淋巴结明显增大,短期内发展的上腔静脉压迫综合征,同侧喉返神经麻痹(排除结核和主动脉病变后)和颈部交感神经节(排除手术创伤后)、臂丛神经、膈神经侵犯等。

肺癌的诊断多依据临床表现、影像学检查、病理学和细胞学检查及血清学检查进行综合判断,其中,病理学、细胞学检查结果是诊断肺癌的金标准。

2．临床分期

临床分期参照中国抗癌协会肺癌专业委员会制订的肺癌临床分期标准。

二、中医治疗方案

（一）术后放、化疗期的中医治疗措施

1．内治法

(1)化疗期:①全身症状,如头晕、乏力、精神萎靡、纳差、二便失调等。化疗药伤气耗阴,伤及脾胃,累及肝肾。中医可通过补气养血、滋补肝肾之法,方用四君子汤合六味地黄汤加减治疗。②消化道反应,如口干、恶心、呕吐、腹痛、腹泻等,是脾胃失和、升降失司的表现。中医治以健脾和胃、降逆止呕为法,方用旋覆代赭汤、橘皮竹茹汤加减治疗。③骨髓抑制,中药以健脾补肾为主效果好,常用中药有女贞子、山茱萸、石斛、麦冬、枸杞子、仙灵脾等。成药可加地榆升白片、贞芪扶正冲剂等。也可将以上药物粉碎成粗粉,分小袋包装,制成药茶,化疗期间长期服用。膏方治病以中医理论为指导,辨证论治为基础。其作用涵盖疗疾和补虚两方面,可用于化疗期间保护骨髓,培本固元,健脾补血。

(2)放疗期:由于辐射之燥热灼伤肺阴,可致咳嗽、气短、发热,中医治以益气、养阴、清肺为法,方用沙参麦冬汤合益胃汤加减。

2．外治法

(1)化疗期:①治疗腐蚀性化疗药物外渗,化疗药物如长春碱类等,注射时如不慎漏于皮下,轻则引起疼痛、肿胀等局部反应,严重的可以引起局部组织坏死,甚至经久不愈。因此,药物一经溢出血管外,除立即用生理盐水局部皮下注射加以稀

释外,可立即予以湿润烧伤膏及自制中药膏剂(黄连、黄芩、黄柏、虎杖、当归、红花、白茅根、川芎等)外敷,药物刺激15分钟后开始减轻,大约在3天消失。②治疗化疗所致的静脉炎,有些血管内膜刺激性较大的药物注射后可出现静脉炎或栓塞,产生疼痛,静脉变硬呈索条状,或黑色素沉着,除稀释预防外,可予以中药(牡丹皮、当归、红花、白茅根、川芎、三棱、伸筋草、怀牛膝、威灵仙等)泡洗。15天后静脉可明显变软,色素沉着减轻。③脱发,配合具有中药夹层的化疗中药帽,以侧柏叶、仙鹤草、鸡血藤、何首乌、熟地黄等组方,粉碎成粗粉,以滋阴健脑、补血乌发。④失眠,配合中药药粉填充的中药药枕,以首乌藤、菊花、合欢花、决明子、桑叶、牡丹皮等组方,粉碎成粗粉,以解郁安神。⑤手足麻木可用自制中药柏川熏洗液先熏后洗,配合具有中药夹层的化疗手套及拍手操等保健功法,以达到活血通络、温经散寒、消肿止痛等的作用,可降低手足麻木的发生率,并可有效改善已经出现神经毒性患者的各项症状。⑥改善骨髓造血功能的抑制,通过二联免疫疗法,以电子艾灸法刺激双足三里、脾俞、肾俞等穴位,联合自制扶正散穴位敷贴,以达到提高免疫、恢复骨髓造血功能等的作用。⑦提高免疫以脐灸为法,通过隔姜灸配合自制药饼及脐部全息疗法,以达到温中补虚、培元固本、通调阴阳之效,可用于体质虚弱、化疗期间腹泻等情况。⑧降逆止呕可采用穴位敷贴法,将姜灵芝、砂仁等共研末密封待用,用时将上药以适量蜂蜜调成糊状,贴敷于神阙、上脘、中脘等穴位;可采用针法,化疗呕吐可针刺内关、足三里、公孙,平补平泻以降胃气止呕;还可采用穴位注射法,用无菌注射器抽取胃复安注射液10mg,局部皮肤常规消毒后,注射器内排净空气,快速刺入皮下组织,然后缓慢推进或上下提插,探得酸、胀等"得气"感后,将药物推入。⑨理气除胀可采用中药导管滴入法,该法适应于消化道不完全性梗阻;消化道恶性肿瘤患者伴有腹胀症状者;无法耐受口服中药者,增加用药途径。用药为大黄、芒硝、枳壳、八月札、大腹皮、红藤、壁虎、槟榔等,按中医辨证用药、随症加减。中药浓煎至150mL后至40℃放入输液瓶中,若行胃滴则患者留置胃管,取输液皮条将输液瓶与胃管连接后,控制滴速为40滴/分,缓慢将中药滴入,并夹闭胃管尽可能使中药在体内保留时间延长(大于1小时)。若行肛滴,取输液皮条将输液瓶与十二指肠引流管连接后,患者侧卧取胸膝位,将该管自肛门口缓慢插入至少30cm,控制滴速为40滴/分,缓慢将中药滴入,并尽可能使中药在肠中保留时间延长(大于1小时)。以上胃滴和肛滴治疗,每日1次,14日为1个疗程。耳穴埋籽法适用于有腹胀者,取穴主要为神门、交感、胃。用胶布将王不留行籽贴于穴位上,每日按压3~5次,每次10~15下,每贴7日。

(2)放疗期:皮肤未成湿反应之前,可用湿润烧伤膏外涂,保护皮肤;成湿反应时,可用蛋清冰片、蛋黄油、甘草油等外涂,或用鱼肝油、氯霉素等调配的油剂外用。放射性损伤的皮肤溃疡,小面积的可用黑将丹(蛋黄油、血余炭),外用效果好;口腔溃疡可予以含漱液(苦参、五倍子、金银花、玄参煎水,加入冰片少许)漱口。

3. 非药物疗法

(1)音乐疗法:根据患者的喜好,适当选择五行音乐、古典音乐、轻音乐、小夜曲或圆舞曲等以辅助治疗患者的失眠、烦躁、忧郁、疼痛等症状。

(2)心理疗法:及时的心理疏导及激励有助于患者保持积极的心态。

4. 饮食调护

(1)术后饮食:术后肺气大伤,宜以补气养血为主,可选用杏仁露、山药粉、鲜白菜、白萝卜、冬瓜皮、山梨、莲藕等。

(2)放疗时饮食:放疗期间肺阴大伤,宜以滋阴养血为主,可选用新鲜蔬菜、水果,如菠菜、杏仁、核桃仁、枇杷果、枸杞子等。

(3)化疗时饮食:化疗期间气血两伤,宜以大补气血为主,饮食可选用白木耳、香菇、海参、山梨、银杏、红枣及枸杞子等。

(二)早期肺癌手术后防复发治疗

1. 气虚型

气虚型以益气健脾补肾为主。药物有黄芪、人参、白术、茯苓、灵芝、白花蛇舌草、露蜂房、全蝎、陈皮、炙灵芝、浙贝母、山茱萸、女贞子、枳壳、薏苡仁、郁金、蛤蚧,或平安胶囊1号内服。

2. 气阴两虚型

气阴两虚型以益气养阴为主。药物有沙参、麦冬、黄芪、西洋参、山茱萸、百合、白英、全蝎、壁虎、佛手、郁金、白花蛇舌草、甘草等,可配合平安胶囊1号内服。

以上综合治疗措施,合理选择,可延长中位生存时间6个月至1年以上。

(三)中晚期肺癌的中医治疗措施

1. 内治法

(1)辨证论治中药治疗:具体如下。

肺癌起病是由于正气内虚、邪毒内结所致,主要有下列三点。①邪毒侵肺:外界致病邪毒内侵,致肺气宣降失司,肺气壅郁不宣,脉络受阻,气滞血瘀,形成肿块。②痰湿内聚:脾虚运化失调,湿聚生痰,痰贮肺络,肺气宣降失调,痰凝毒聚,肿块逐渐形成。③正气内虚:脏腑阴阳失调,正气内虚是患病的主要内在原因,脾、肾气虚均可致肺气不足,加之某些患者长年吸烟,热灼津液,阴液内耗,致肺阴不足,气阴两虚,升降失调,外邪得以乘虚而入,客邪留滞不去,气机不畅,血行瘀滞,久而成为积块。

侯教授根据多年临床经验,设立了肺癌的基本方——康肺散结汤(黄芪、白术、茯苓、陈皮、鸡内金、瓜蒌、郁金、浙贝母、山慈菇、露蜂房、全蝎、壁虎、白英)。

根据肺癌的病机,按照中医的辨证分型特点,肺癌大体可分为肺郁痰热、气虚痰湿、阴虚痰热、气阴两虚、痰瘀互结型 5 个常见的临床证型。其辨证要点和施治方法分述如下。

肺郁痰热型

【临床表现】咳嗽不畅,痰中带血,胸胁痛或胸闷气促,唇燥口干,大便秘结。舌红或暗红,苔黄,脉弦或弦细。

【病机】肺气贲郁,血瘀痰壅。

【治则】宣肺理气,化瘀除痰。

【处方】方用康肺散结汤合千金苇茎汤加减,即桔梗、陈皮、茯苓、生薏苡仁、桑叶、桃仁、瓜蒌、山慈菇、露蜂房、苇茎、冬瓜仁、浙贝母、壁虎、法灵芝、甘草。

气虚痰湿型

【临床表现】咳嗽,痰多呈泡沫状,胸闷气短,少气懒言,纳呆消瘦,腹胀便溏。舌淡暗或淡红、边有齿印,苔白腻,脉濡或滑。

【病机】肺气虚弱,子病及母,脾失健运,痰湿内阻。

【治则】补气健脾,除痰散结。

【处方】方用康肺散结汤合参苓白术散加减,即黄芪、党参、桔梗、生薏苡仁,茯苓、白术、白扁豆、车前子、山药、砂仁(后下)、陈皮、瓜蒌、浙贝母、山慈菇、露蜂房、甘草。

阴虚痰热型

【临床表现】咳嗽少痰,痰中带血丝,或干咳,咽干不适,胸满气急,潮热盗汗,头晕耳鸣,心烦口干,小便黄,大便干结。舌红绛,苔光剥,或舌光无苔,脉细。

【病机】肺肾阴虚,痰热互结。

【治则】滋肾清肺,除痰清热。

【处方】方用康肺散结汤合沙参麦冬汤、泻白散加减,即生地黄、知母、沙参、麦冬、鳖甲(先煎)、桑白皮、生薏苡仁、浙贝母、瓜蒌、山慈菇、露蜂房、鱼腥草、甘草。

气阴两虚型

【临床表现】干咳少痰,咳声低微,或痰少带血,消瘦神倦,口干短气,目瞑失寐,烦躁心悸,纳差体乏。舌红,苔少或剥,脉细。

【病机】肺脾两虚,肾阴枯竭。

【治则】益气养阴,扶正除积。

【处方】方用康肺散结汤合生脉散合六味地黄汤加减,即西洋参、党参、桔梗、麦冬、五味子、枸杞子、茯苓、熟地黄、山茱萸、百合、山药、天花粉、川贝母、山慈菇、露蜂房、浙贝母、甘草。

痰瘀互结型

【临床表现】咳嗽阵作,咳痰白黏或黄黏,伴胸闷气喘或胸痛。舌紫暗或暗红,苔白腻或黄腻,脉弦滑或滑数。

【病机】脾肺气虚,痰瘀互结。

【治则】健脾益气,行气化痰,祛瘀解毒。

【处方】涤痰汤合康肺散结汤加减,即法灵芝、陈皮、鸡内金、人参、枳实、莱菔子、胆南星、竹茹、瓜蒌、浙贝母、山慈菇、全蝎、壁虎、郁金、露蜂房、鱼腥草、黄连、甘草。

(2)对症加减:具体如下。

咳嗽:加杏仁、桔梗、贝母、紫菀、甘草等。

咯血:加仙鹤草、茜草、白茅根、大蓟、小蓟、藕节炭等。

胸痛:加延胡索、威灵仙、白芍、白屈菜、白芷、徐长卿等。

胸水:加葶苈子、茯苓、猪苓、龙葵、车前草、椒目等。

发热:加银柴胡、牡丹皮、地骨皮、青蒿、知母等。

(3)治疗晚期肺癌的单验方:①干蟾蜍皮研末,装胶囊,每日服用 2 ~ 6g,适用于晚期肺癌。②生狼毒 10 ~ 15g,水煎代茶饮,适用于肺癌各期。③蛤蚧 15 对、山药 100g 共焙干,研末装胶囊,每日服用 6 ~ 10 粒,适用于晚期肺癌、喘憋者及局部有包块或淋巴结转移者。

(4)辨证选择口服中成药:根据病情选择应用益肺清化膏(或颗粒)、金复康口服液、华蟾素片、威麦宁胶囊、康莱特软胶囊、复方斑蝥胶囊片、消癌平片、金水宝胶囊、百令胶囊、养正消积胶囊等,使用方法参照说明书。自制平安散结 1 号(白矾、郁金、浙贝母、莪术、露蜂房、仙鹤草等)内服,可改善患者咳嗽、咳痰、胸闷等症状。

(5)辨证选择静脉滴注中药注射液:根据病情选择应用康莱特注射液、斑蝥酸钠 B_6 注射液、艾迪注射液、复方苦参注射液、华蟾素注射液、榄香烯乳注射液、鸦胆子油乳注射液(尤其适用于肺癌脑转移及骨转移患者)、消癌平注射液等。

2. 外治法

(1)化瘀止痛散膏:血竭、冰片、山柰、乳香、没药、炙马钱子、全蝎、蜈蚣、壁虎、延胡索、木香等,共研末密封待用。用时将上药以适量醋与蜂蜜调成糊状,铺于纱布上,贴敷于患者的疼痛部位,随即用60℃左右的热毛巾在散膏上敷30分钟,每天敷 3 次,5 ~ 7 天换药一次。对于肺局部病灶,或有肝转移灶、锁骨上淋巴结转移灶者可行粒子置入术、微波消融术、化学消融术等,术后辨证选取肺俞、尺泽、列缺等穴位予以化瘀止痛散膏。

(2)镇痛酊外涂:乳香、没药、血竭、冰片等研成细末,用酒精浸泡24小时后,涂擦疼痛部位,每日涂抹3次。

(3)止咳散膏:黄芩、薄荷、金银花、连翘、紫菀、款冬花、陈皮等共研末密封待用,用时将上药以适量蜂蜜调成糊状,铺于纱布上,贴敷于肺俞、定喘等穴位。

3. 非药物治法

(1)射频热疗:患者静脉滴注抗肿瘤中成药的同时行肿瘤部位的局部射频热疗约90分钟。

(2)针灸疗法:主穴取风门、肺俞、心俞、天泉、膏肓、中府、尺泽及阿是穴。配穴取列缺、内关、足三里。耳穴取上肺、下肺、心、大肠、肾上腺、内分泌、鼻、咽、胸等。补泻兼施,每日1次,每次留针20~30分钟,可与汤药配合使用,适用于各期肺癌者。

(3)穴位注射疗法:以华蟾素注射液每次10~20mL,分别注入足三里、大椎、肺俞穴等。每日或隔日1次,连续治疗15天为1个疗程,休息3~5天,再开始下一个疗程。可同时配合针刺百会、内关、风门、肺俞、定喘及丰隆等穴位。

(4)微创联合针灸:对于肺局部病灶,或有肝转移灶、锁骨上淋巴结转移灶可行粒子置入术、微波消融术、化学消融术等,术后辨证选取肺俞、尺泽、列缺等辨证选穴针灸。

4. 应急措施

(1)大咯血:以鲜小蓟200g捣汁分次饮用,可迅速止血。

(2)高热:清开灵80mL静脉滴注,每日2次。或用安宫牛黄丸、新癀片、人工牛黄等口服,多半小时后起效。

(四)靶向治疗期间的中医治疗

目前,口服分子靶向药物在临床应用越来越广泛,但可伴随出现皮疹、乏力、食欲减退、腹泻等不良反应,针对这些不良反应,可采取中医药综合防治措施。

1. 皮疹

(1)外治:使用润肤霜或润滑剂,避免皮肤过冷、过热刺激,避免局部外伤,并可用湿润烧伤膏及自制中药粉末(主要组成有黄连、黄芩、黄柏、虎杖、当归、红花、白茅根、川芎等)调麻油外敷。

(2)内服:辨证后可采用疏风除湿、清热养血之法,治以消风散加减。

2. 乏力、腹泻

(1)外治:以脐灸为法,通过隔姜灸配合自制药饼及脐部全息疗法,以达到温中补虚、培元固本、通调阴阳之效。

(2)内服:辨证后可采用益气健脾为法,以参苓白术散加减。

（五）恶性胸腔积液的治疗

1. 内治法

泻肺平喘汤（主要组成有葶苈子、大枣、桑白皮、茯苓、白术、薏苡仁、白果等）内服，可改善胸水所导致的喘息、气促等症状。

2. 外治法

胸腔置管，分次排净胸水，每次排放胸水 1000～3000mL，然后将药物注入胸腔，每日或隔日 1 次，5 次为 1 个疗程。注药后让患者 15 分钟变换 1 次体位，共变换 4 次。可选用的药物有华蟾素注射液（每次 40～80mL），榄香烯注射液每次（20～80mL），斑蝥酸钠注射液（每次 20mL），康莱特注射液（每次 100mL），一般 1 或 2 次起效，胸水可明显减少，疗效可靠，无明显毒副作用，而且还可提高患者免疫功能，改善体质状况。有心包积液者也可以适量注入心包腔内。

三、中医治疗肺癌的难点分析及应对思路

（一）中医治疗肺癌的难点分析

肺癌是临床常见的呼吸道恶性肿瘤，如果能做到"三早"，经手术治疗后可明显提高远期生存率。但对于那些术后复发或不能接受手术、放疗、化疗的晚期肺癌患者及术后体质虚弱、放疗与化疗毒副反应明显的患者，中医药或中西医结合综合治疗有很大优势，中医药按照治未病、整体观念、辨证与辨病相结合、个体化治疗等原则，经过中医药及非药物疗法的综合应用，使肺癌患者的生存质量明显提高，生存期有所延长，但目前还存在许多中医药治疗无法解决的难点问题。

难点 1：肺癌术后防复发以及复发转移后的治疗。

难点 2：对于重度癌痛及严重呼吸困难治疗效果不太理想。

难点 3：改善晚期肺癌患者生活质量、提高远期生存率的中医药综合治疗疗效仍不能令人满意。

难点 4：随着医学的发展，治疗手段逐渐多样，如何把多种手段合理、恰当地组合以提高综合治疗疗效，制订综合治疗方案，还有待进一步的研究与实践。

难点 5：随着靶向药物的应用越来越广泛，靶向药物的副作用陆续出现，减轻靶向治疗副作用治疗方案的有效性有待评价。

（二）应对思路

（1）可从中西医综合治疗方案的进一步优化方面进行临床研究，如联合化疗、靶向治疗、局部微创治疗或其他非药物疗法的临床疗效观察。优化中药组方，其一

可通过术后中药扶正健脾益气、补肾养肝等提高机体免疫功能以达到防复发的目的;其二可从中药抑制肿瘤新生血管生成、多靶点靶向治疗、阻断癌细胞蛋白质合成等的研究进行探索。拟进行自拟方防治肺癌术后复发的临床研究,行有效药物筛选及临床验证,客观评价其疗效。

(2)针对癌性疼痛,开展无痛病房建设,采用中西医综合治疗,内服、外敷、静脉点滴、介入、灌肠等合理应用,进行化瘀止痛散膏院内制剂治疗癌痛的临床研究。

(3)提高远期生存率,需要内服、外敷、静脉点滴、介入、灌肠等的合理应用,也需要针灸、饮食疗法、心理调适等的积极配合。烟台市中医医院肿瘤科正在进行康肺散结汤治疗中晚期肺癌在提高远期生存率、改善生存质量方面的临床研究及康肺散结汤联合化疗、靶向药物的临床研究。

(4)完善中晚期肺癌的综合治疗策略,收集病例,进行大样本的临床研究,评价其安全性和有效性,将总的治疗原则和个体化治疗相结合,建立可以在临床推广的中晚期肺癌综合治疗方案体系。发挥中医药的优势,提高中晚期肺癌患者的生活质量和远期生存率,寻求中医药和现代医学抗肿瘤各项技术的合理搭配模式。

(5)制订针对靶向药物副作用的内服药物综合治疗方案,并开展其相关疗效及安全性、是否对靶向药物疗效有干扰等方面的科研研究。

(马继鹏 刘 歆)

第二节 肝癌的诊疗方案

肝癌是指原发于肝细胞或(及)肝内胆管上皮细胞的恶性肿瘤,又称原发性肝癌,是临床最常见的恶性肿瘤之一。肝癌具有起病隐匿、潜伏期长、高度恶性、进展快、侵袭性强、易转移、预后差等特点。中医认为,肝癌的发病机制复杂,肝癌是由于七情内伤、饮食劳倦、邪毒内侵,导致脏腑气血亏虚,脾虚不运,气滞、血瘀、湿热、痰毒等互结于肝所致。早期无明显症状,中晚期可见肝区疼痛、胁下痞块、纳差、消瘦、乏力、腹胀、腹泻、黄疸以及原因不明的发热等。肝癌属中医学"胁痛""积聚""黄疸""臌胀"等范畴。

一、诊断要点

1. 临床诊断

肝癌的诊断参照《临床诊疗指南·肿瘤分册》中原发性肝癌的诊断标准。中医诊断为"肝癌",内涵与外延明确,与现代医学诊断相同。

(1)AFP>400μg/L,能排除妊娠、活动性肝病、生殖腺胚胎源性肿瘤及转移性肝癌等,并能触及肿大、坚硬及有结节状肿块的肝脏或影像学检查有肝癌特征的占位性病变。

(2) AFP < 400μg/L,能排除妊娠、活动性肝病、生殖腺胚胎源性肿瘤及转移性肝癌等,并有两种影像学检查有肝癌特征的占位性病变;或有两种肝癌标志物(DCP、GGT - Ⅱ、AFU、CA19 - 9 等)阳性及一种影像学检查有肝癌特征的占位性病变者。

(3)有肝癌临床表现,并有肯定的远处转移灶(包括肉眼可见的血性腹水或在其中发现癌细胞),并能排除转移性肝癌者。

2. 临床分期

肝癌的临床分期参照中国抗癌协会肝癌专业委员会制订的原发性肝癌的临床分期标准。

肝癌的临床分期对于预后评估、合理治疗方案的选择至关重要,国外有多种分期方案,如 BCLC、TNM、JSH、APASL 等。结合中国的具体国情及实践积累,依据患者一般情况、肝肿瘤情况及肝功能情况,建立了我国肝癌的分期方案(CNLC),即 CNLC Ⅰ a 期、CNLC Ⅰ b 期、CNLC Ⅱ a 期、CNLC Ⅱ b 期、CNLC Ⅲ a 期、CNLC Ⅲ b 期、CNLC Ⅳ期。

CNLC Ⅰ a 期:体力活动状态(PS)评分为 0 ~ 2 分,肝功能 Child - Pugh A/B 级,单个肿瘤,直径≤5cm,无血管侵犯和肝外转移。

CNLC Ⅰ b 期:PS 评分为 0 ~ 2 分,肝功能 Child - Pugh A/B 级,单个肿瘤,直径 >5cm;2 或 3 个肿瘤,最大径≤3cm,无血管侵犯和肝外转移。

CNLC Ⅱ a 期:PS 评分为 0 ~ 2 分,肝功能 Child - Pugh A/B 级,2 或 3 个肿瘤,最大径 >3cm,无血管侵犯和肝外转移。

CNLC Ⅱ b 期:PS 评分为 0 ~ 2 分,肝功能 Child - Pugh A/B 级,肿瘤数目≥4 个,肿瘤直径不论,无血管侵犯和肝外转移。

CNLC Ⅲ a 期:PS 评分为 0 ~ 2 分,肝功能 Child - Pugh A/B 级,肿瘤情况不论,有血管侵犯而无肝外转移。

CNLC Ⅲ b 期:PS 评分为 0 ~ 2 分,肝功能 Child - Pugh A/B 级,肿瘤情况不论,血管侵犯不论,有肝外转移。

CNLC Ⅳ期:PS 评分为 3 或 4 分,或肝功能 Child - Pugh C 级,肿瘤情况不论,血管侵犯不论,肝外转移不论。

二、治疗原则

肝为刚脏,主疏泄,喜条达而恶抑郁。肝癌病变过程中常见肝气郁结、肝盛犯脾而致脾气亏虚,肝郁化火伤阴则肝阴受损,肝肾精血同源,肝血亏耗则连及肾水匮乏。肝癌病位在肝,与脾、肾、胆关系密切,容易出现肝风及肝火等阳亢征象,治疗应注意益脾气、养肝阴、滋肾水以抑肝火。

本病可按照患者肿瘤情况、肝功能情况以及全身情况选择不同的治疗方法进行综合治疗,包括不同治疗方法的联合与序贯应用。根据临床分期,治疗原则如下。

1. 早期(CNLCⅠa期至CNLCⅡa期)

早期适合行手术或根治性微创治疗者,围手术期可配合中医药治疗扶正补虚,术后稳定期常配合中医药抗转移、防复发。

2. 中期(CNLCⅡb期至CNLCⅢb期)

中期适合行微创治疗联合中医药综合治疗。行姑息性手术或微创治疗者,术后可配合中医药治疗减轻各种局部治疗所致的毒副反应;术后稳定期可予以中医药治疗控制肿瘤,减缓肿瘤的发展,使患者康复或带瘤生存。

3. 晚期(CNLCⅣ期)

晚期肝癌患者肝功能差,宜用中医药治疗、生物治疗,配合最佳支持治疗。

三、中医治疗方案

(一)中晚期肝癌的中医药治疗

1. 内治法

(1)辨证分型治疗:设立抗肝癌基本方——愈肝散结汤(鳖甲、龟板、白花蛇舌草、藤梨根、全蝎、郁金、茵陈、茯苓、仙鹤草、灵芝等),以基本方为基础,随症加减。

肝郁脾虚型

【临床表现】胁肋胀痛,胸闷不适,善叹息,纳呆食少,或有腹泻,或胁下痞块。舌淡红,苔白微腻,脉弦。

【治则】疏肝解郁,健脾理气。

【处方】愈肝散结汤合柴胡疏肝散或逍遥散加减,即愈肝散结汤加柴胡、白芍、枳壳、陈皮、川芎、白术、黄芪、茯苓、薏苡仁、八月札、甘草。

气滞血瘀型

【临床表现】右胁下或脘部痞块巨大,痛处固定拒按,痛引肩背,入夜尤甚,脘腹胀满,乏力纳呆,便溏。舌紫暗有瘀斑,脉涩或弦涩。

【治则】活血化瘀,行气止痛。

【处方】愈肝散结汤合膈下逐瘀汤加减,即愈肝散结汤合五灵脂、当归、川芎、桃仁、牡丹皮、赤芍、乌药、延胡索、红花、枳壳、香附、甘草。

湿热蕴结型

【临床表现】右胁痞块,疼痛较重,或身目泛黄,或潮热,或壮热,口干口苦,心烦易怒,胸腹满闷,溲黄便干。舌红,苔黄腻,脉滑数或弦滑。

【治则】清热利湿,疏肝利胆。

【处方】愈肝散结汤合茵陈蒿汤和龙胆泻肝汤加减,即愈肝散结汤加茵陈、黄芩、栀子、龙胆草、车前子、泽泻、通草、柴胡、生地黄、当归、生大黄、甘草。

湿热瘀毒型

【临床表现】胁下痞块巨大,质硬,腹痛且胀,按之如囊裹水,面黄或晦暗,小便短少。舌暗淡或有瘀斑,苔黄腻,脉沉濡或弦滑。

【治则】清利湿热,解毒逐瘀。

【处方】愈肝散结汤合当归龙荟丸加减,即愈肝散结汤合龙胆草、栀子、黄连、黄芩、黄柏、大黄、芦荟、青黛、木香、柴胡、当归、川芎、水红花子。

肝肾阴虚型

【临床表现】胁肋隐痛,五心烦热,心悸少眠,头晕,食少,腹大如鼓,青筋暴露,甚则呕血,黑便等。舌红,少苔,脉细而数。

【治则】滋养肝肾,解毒散结。

【处方】愈肝散结汤合一贯煎、六味地黄丸加减,即愈肝散结汤加生地黄、沙参、枸杞子、麦冬、鳖甲粉、生龟甲、当归、香附、牡丹皮、水红花子、半枝莲。

随症加减:有出血倾向如鼻衄、齿衄者,加白茅根、小蓟炭、茜草炭等。有腹水者,合大腹皮、猪苓、白茅根、车前子、葫芦巴、防己、泽泻等。

(2)中成药及院内制剂内治:①辨证选择口服中成药,根据病情选择应用西黄丸、槐耳颗粒、金龙胶囊、小金丸、鸦胆子油软胶囊、平消胶囊、金水宝胶囊、百令胶囊、养正消积胶囊等。②辨证选择静脉滴注中药注射液,根据病情选择应用康莱特注射液、复方苦参注射液、斑蝥酸钠维生素 B_6 注射液、榄香烯乳注射液、鸦胆子油乳注射液、艾迪注射液、消癌平注射液、康艾注射液、华蟾素注射液等。③自制平安散结3号加工成水丸,每次3~8粒,每日3次,口服。平安散结3号(西洋参、仙鹤草、灵芝、鳖甲、枳壳、全蝎、茯苓、莪术、冬虫夏草菌丝、白花蛇舌草、酒大黄等)以健脾疏肝、清热解毒、化瘀散结为原则立法选方。适用于肝癌各期、各型。④自制克肝康丸(鳖甲、泽兰、全蝎、灵芝、仙鹤草、西洋参、壁虎、干蟾蜍皮、茵陈、桃仁、白花蛇舌草、郁金、枳壳等)3g,每日3次,口服。适用于胁下痞块,肝功能基本正常者。⑤康复胶囊(人参、黄芪、灵芝、女贞子、白术、陈皮、茯苓、郁金、甘草、大枣、白花蛇舌草、鳖甲、昆布等)6粒,每日3次,口服。适用于手术后、介入治疗恢复期的巩固治疗,有延长生存期的作用。⑥华蟾素注射液10~40mL于局部瘤体注射,每周1~3次。

2. 外治法

（1）自制化瘀止痛散膏（制附子、大黄、全蝎、蜈蚣、壁虎、露蜂房、白花蛇舌草、木香、山柰、乳香、血竭、冰片、制马钱子、九香虫、延胡索等共研细末，装罐备用），用醋与蜂蜜将其调敷于肿块疼痛处或穴位，适用于肝癌、胃癌、肠癌包块疼痛或胀痛的治疗。可在 2~6 小时内起效。每 24~72 小时换药 1 次，或每天外敷 18 小时，持续外敷，持续有效，腹痛可缓解 50%~100%，轻度至中度疼痛可完全缓解，重度疼痛可缓解 50% 以上。

（2）自制消胀利水散膏（黄芪、猪苓、大腹皮、甘遂、牵牛子、木香、乳香、冰片、白术、茯苓皮、车前子、蝼蛄、半枝莲等共研细末，装罐备用），用醋与蜂蜜将其调敷于脐周下腹部，重症者全腹外敷，适用于肝癌伴腹水者。4 小时内可起效。每 24~72 小时换药 1 次，或每天外敷 18 小时，持续外敷，持续有效，腹胀可缓解 50%~80%，但严重肝肾综合征终末期效果较差。

（3）自制止痛酊（乳香、没药、血竭、冰片、75% 酒精 250mL，装瓶备用），面棒蘸药液外敷痛处或穴位。适用于肝癌疼痛的治疗，可在 15~30 分钟内起效。经 12 年临床观察，中晚期肝癌疼痛止痛近期有效率在 95% 以上。

（4）自制祛黄止痒外洗液（蛇床子、茵陈、苦参、薄荷、金银花、地肤子、蝉衣、土茯苓、浮萍、白芷等，水煎，外洗），适用于肝癌黄疸（阴黄、阳黄）导致的皮肤瘙痒，经 2 年临床观察，3 次及以上外洗止痒有效率在 90% 以上。

3. 非药物疗法

（1）针灸治疗：①针刺足三里、脾俞、章门、阴陵泉、胃俞等穴以调补脾胃，治疗肝癌晚期食欲不振，用平补平泻法，可减轻症状。②针刺期门、支沟、阳陵泉、足三里、太冲等穴以理气活血止痛，辅助治疗肝癌两胁疼痛，用泻法，可减轻症状。③针刺内关、足三里、公孙等穴可降胃气止呕，治疗肝癌呕吐，用平补平泻法，可明显减轻症状。

（2）穴位注射法、耳穴埋籽、耳针疗法：恶心呕吐患者，可予以胃复安注射液或维生素 B_6 注射液在足三里注射，效果显著；恶心呕吐患者，可予以耳穴埋籽或耳针选取交感、肝区、胃区等治疗，亦效果良好；焦虑、失眠或高血压患者，可予以耳穴埋籽或耳针选取神门、内分泌、交感、颈椎等穴位治疗。

（3）音乐疗法：根据患者的喜好，适当选择五行音乐、古典音乐、轻音乐、小夜曲或圆舞曲等以辅助治疗患者的失眠、烦躁、忧郁、疼痛等症状。

（4）心理治疗：中医认为，肝喜条达，主升发，主疏泄，主情绪，肿瘤患者情绪多数焦虑或抑郁，肝郁疏泄不及，则可有右胁胀痛、口苦口酸、手足拘挛等症状，此时心理治疗尤为重要，辅助患者疏解情绪，调畅气机，有助于肝主疏泄，必要时可配合疏肝散、逍遥散、芍药甘草汤等。心理治疗应贯穿于整个治疗的全过程。

（5）饮食调护：生活及饮食治疗，对患者进行防癌抗癌宣教，成立防癌抗癌健康俱乐部，定期举行健康大课堂讲座，指导患者保持健康的生活方式，给患者制订食疗方案，进行饮食指导。

4. 应急治疗措施

（1）急性上消化道大出血：以鲜小蓟 50～200g 洗净捣汁分次饮用，可加快止血。经 12 年临床观察，30 例患者配合西药善宁规范用药，止血有效率较单独应用西药提高 5%。

（2）肝昏迷：以醒脑静注射液 20mL 静脉点滴，每日 1 次，效果显著。经 12 年临床观察，25 例患者近期有效率在 52% 以上。

（3）高热：热毒宁、炎琥宁注射液等静脉点滴，每日 1 或 2 次；或安宫牛黄丸、人工牛黄等内服；或大承气汤灌肠，每日 1 或 2 次，可于 1～3 天内见效。经 12 年临床观察，60 例患者近期有效率达到 72%。

（4）疼痛：以镇痛酊外涂，可于 30 分钟内见效，疼痛减轻或明显减轻，轻度疼痛可暂时缓解或消失。化瘀止痛散膏外敷痛处或穴位敷贴，可于 4 小时内见效，疼痛减轻，近期有效率可达 95% 以上，轻、中度疼痛近期有效率达 100%。

（二）肝癌围手术期的中医药治疗

1. 手术前中医治疗

手术前中医治疗以扶正为主，佐以调理之剂，不可攻伐太过，以健脾疏肝、理气和胃、化湿清热为主，可选香砂六君子汤、逍遥散、平胃散等加减。

2. 术后中医治疗

术后中医治疗以扶正为主，口服中药调整机体脏腑气血功能，增强机体防癌、抗癌能力，常用的方法：①健脾理气和胃法，适用于手术后，气血未复之食少纳呆、乏力倦怠，可予以香砂六君子汤、逍遥散加减。②温补脾肾法，适用于术后食少纳呆、形寒肢冷、泄泻，可予以理中汤加味或金匮肾气丸加减。需着重指出的是，术后尤其是介入术后，或有食管胃底静脉曲张的患者，慎用活血药。

3. 术前、术后保肝治疗

针对肝功能异常患者，中医药有其独特的优势：结合现代药理研究，针对乙肝病毒造成的肝功能异常，中药可增加垂盆草、地耳草等保肝药物；针对肿瘤侵犯肝细胞造成的肝功能异常，中药可增加五味子、茵陈、郁金等保肝药物；针对胆汁淤积造成的肝功能异常，中药可增加青蒿、枳壳、柴胡等保肝药物。这些中药可加快患者肝功能恢复，为肝癌的治疗创造更多机会。

（三）肝动脉栓塞或肝动脉灌注化疗期的中医药治疗

1. 减毒护肝、扶正抗癌

（1）清热化湿解毒法：适用于肝癌 TACE 术后肝胆湿热，湿热毒邪留而不去，以甘露消毒丹、茵陈蒿汤、黄连解毒汤加减,或黄连上清丸、牛黄上清丸等内服。要注意中病即止。

(2)和解少阳法:适用于 TACE 术后肝损伤、胁痛、身热等,可予以小柴胡汤加减(柴胡、黄芩、人参、大枣、制灵芝、生姜、白花蛇舌草、藤梨根、甘草等)抗肝损伤、增强免疫功能、抗肿瘤、减毒增效。

(3)滋养肝阴法:适用于 TACE 术后肝肾阴虚的肝功能损伤,以一贯煎、沙参麦冬汤、六味地黄丸等加减(生地黄、枸杞子、茯苓、沙参、麦冬、太子参、赤芍、山茱萸、牡丹皮等),可起到抗肝损伤、抗炎镇痛等作用,对肝肾阴虚的肝功能损伤疗效明显。

(4)健脾补气法:适用于 TACE 术后体弱乏力、食少便溏等,以四君子汤加味,或参苓白术散、人参健脾丸加减。

2. 减毒增效

减毒增效可常规于术前 1 周始服六君子汤加黄芪、柴胡等。

(四)靶向治疗期间的中医药治疗

肝癌患者在口服靶向药索拉菲尼、仑伐替尼期间,多数患者会出现腹泻、皮疹、脱发、手足综合征等副反应,针对这些反应,中药干预调理效果良好。针对腹泻,可予以参苓白术散、葛根芩连汤等方加减,或配合中成药黄连素等口服;针对皮疹,可适当配伍蝉蜕、蛇蜕、牡丹皮、浮萍等疏风消疹中药,也可配合尿素软膏、红霉素软膏等外用;针对手足综合征,需适当配合养阴活血的中药,并配合外洗 1 号浸泡手、足。经过 2 年多的临床观察,80% 以上的患者临床表现有改善。

(五)癌性腹水的中医药治疗

(1)内治法:在辨证施治的基础上,合大腹皮、猪苓、白茅根、车前子、葫芦巴、防己、泽泻等加减。血不利则为水,瘀血患者可适当配合少许活血药如郁金、白芍等,阳虚水蓄患者可选用五苓散加小柴胡汤等,疗效可靠。

(2)外治法:自制消胀利水散膏(黄芪、猪苓、大腹皮、甘遂、牵牛子、木香、乳香、冰片、白术、茯苓皮、车前子、蝼蛄、半枝莲等共研细末,装罐备用),用醋与蜂蜜将其调敷于脐周下腹部,重症全腹外敷,适用于肝癌伴腹水者。4 小时内可起效。外敷腹部,8 小时换药 1 次,疗效可靠。

(3)饮食疗法:对低蛋白腹水患者,可选用饮食疗法(如红小豆炖鲫鱼)配合,即可利水,又可补充白蛋白。

(4)其他治疗方法:如腹腔内给药治疗癌性腹水,先用腹带加压包扎腹部并穿刺放腹水,同时逐渐收紧腹带,每次排放腹水 500～3000mL,酌情掌握排放量,然后将华蟾素 60~80mL 稀释后注入腹腔,每日或隔日 1 次。5 次为 1 个疗程。注药后让患者 15 分钟变换 1 次体位,无效可以换药。再以中药消胀利水散膏、化瘀止痛散膏外敷腹部,12 小时可换药 1 次。同时口服辨证施治中药及平安散结 3 号。

(5)腹水感染的中医药治疗:肝癌患者晚期多数有腹水,部分患者伴有腹水感染或自发性腹膜炎,常规抗生素抗感染治疗,中药(金银花、连翘、牡丹皮、延胡索、黄柏、大腹皮等)配合可缩短抗生素的使用时间。

(六)骨髓造血功能抑制的中医药治疗

骨髓造血功能抑制的中药治疗:常规可以用人参养荣汤、归脾汤、八珍汤等加女贞子、枸杞子、麦冬、仙鹤草、茜草、鸡血藤、黄精等。成药可加地榆升白片、贞芪扶正冲剂等。

(七)提高免疫力、改善体质的中医药治疗

提高免疫力、改善体质的中医药治疗:以脐灸为法,通过神阙和扶正穴位隔姜灸配合自制药饼及脐部全息疗法,以达到温中补虚、培元固本、通调阴阳之效,可用于患者体质虚弱、术前术后免疫力低下等情况。

(八)其他中医特色治疗

1. 中药介入治疗

(1)中药肝动脉内灌注:①适合肝 TACE 术的患者;适合 TACE 术后全身情况较差(KPS 评分 <50 分),血象、肝功能改变(< I 级);不适合再次 TACE 术或 TAI 者。②常用药物与配伍应用,康莱特注射液每次 100~200mL,可单独灌注或与它药联合应用。榄香烯乳注射液 + 康莱特注射液,适用于湿热瘀毒型或气滞血瘀型晚期肝癌。康莱特注射液 + 华蟾素注射液,适用于肝郁脾虚型肝癌。这些中药制剂单独或联合用药,可明显稳定病情,改善生活质量,延长生存期。

(2)中药经瘤体内注射:①华蟾素注射液 20~30mL,多次注射后(4 次以上)可减轻局部胀痛的症状,为姑息治疗。②榄香烯乳注射液 200~400mL,多次注射后(4 次以上)可减轻局部症状,为姑息治疗。

2. 中药药茶、膏方治疗

目前我们有自制的扶正茶、升白茶、养阴茶、保肝茶、退黄茶等多种茶饮,在确保药效的基础上,精简药方,改善药味,使广大患者普遍能接受中药药茶口服。中药膏方主要用于秋冬补虚,改善体质,主要有补虚力强、口服量小、口味良好、耐久贮藏的优点,也得到了广大患者的认可。

3. 微创联合中医药的方法

针对肝癌患者,局部病灶可行粒子置入术、微波消融术、化学消融术等,术后辨证可选取肝俞、日月、中脘等穴位贴敷化瘀止痛散膏。

以上综合治疗措施合理选择,可延长中位生存期 3 ~ 6 个月。经我们治疗的患者中已有 1 例晚期肝癌患者经介入治疗 2 次,加康莱特静脉点滴 4 个疗程,中药持续口服,已带瘤生存 13.5 年,现其仍正常工作。AFP 偶有波动,近 4 年持续正常(发病初期 1500U/L)。而且患者在持续口服中药治疗 2 年后,乙肝表面抗原也转阴,并产生表面抗体。

附录:孙敏教授治疗中晚期肝癌的经验

1. 孙敏教授治疗中晚期肝癌的专方

孙敏教授认为肝癌的病因病机复杂,以脾肾两虚、肝阴不足为本,湿热、瘀毒内结为标,是本虚标实之证,临床虽可分为几种不同证型,但肝脾肾虚及湿热瘀毒结聚为其共同的病机。故健脾补肾养肝、解毒化瘀软坚为贯穿本病治疗始末的根本大法。基本方的组成为黄芪、党参、白术、茯苓、全蝎、鳖甲粉、龟板、茵陈、白花蛇舌草、藤梨根、山茱萸、枸杞子、郁金、陈皮、鸡内金等。

另有瘀结偏重者,加用桃仁、海藻、瓦楞子等化瘀软坚散结的药物;瘀热伤阴者,加用北沙参、麦冬、生地黄、石斛等养阴清热之品;湿热重者,去鳖甲,与茵陈蒿汤、大黄加减;肝胃不和者,加用白芍、柴胡、木香、月季花等疏肝理气、和胃降逆;便秘者,加用瓜蒌仁、火麻仁、大黄;呕血、便血者,加用仙鹤草、白及、血余炭、大蓟、小蓟;呃逆、呕吐者,加用旋覆代赭汤、制灵芝、丁香、柿蒂、竹茹等。

2. 孙敏教授治疗中晚期肝癌的单验方

(1)干蟾蜍皮研末,装入胶囊,每日服用 3 ~ 6g。适用于中晚期肝癌无明显胃黏膜损伤者。

(2)生狼毒 6 ~ 15g,水煎代茶饮。适用于肝癌肝肾功能基本正常者。

(3)鳖甲粉 6 ~ 10g,水冲服。适用于肝癌各型。

四、中医治疗肝癌的难点分析及应对思路

(一)中医治疗肝癌的难点分析

肝癌是临床常见的难治肿瘤之一,如果能做到"三早",经手术治疗后可明显提高 5 年生存率。但对于那些术后复发、再手术再复发和不能接受手术、放疗、介入治疗的晚期肝癌患者,以及术后体质恢复、放疗或化疗毒副反应的防治等,中医

药或中西医结合综合治疗有很大优势,中医药按照治未病、整体观念、辨证与辨病相结合、个体化治疗等原则,经过中医药及非药物疗法的综合应用使肝癌患者的生存质量明显提高,生存期有所延长,大出血及疼痛等并发症的发生明显延后。但目前还存在许多中医药无法解决的难点问题。

难点1:肝癌的预防,包括慢性乙型病毒性肝炎、慢性丙型病毒性肝炎、肝硬化等的治疗,应从抗病毒、抗肝纤维化、提高机体免疫功能等方面进行积极探索。

难点2:肝癌术后防复发以及复发转移后的治疗,可通过术后中药扶正健脾益气、补肾养肝等提高机体免疫功能以达到防复发的目的,还可从中药抑制肿瘤新生血管生成、多靶点靶向治疗、阻断癌细胞蛋白质合成等的研究进行探索。拟进行愈肝散结汤防治肝癌术后复发的临床研究。

难点3:癌性疼痛的中医药治疗,可采用清热解毒、理气化瘀止痛、利胆通腑等治法进行外敷、内服中药及针灸的研究。

难点4:随着医学的发展,治疗手段逐渐多样,如何把多种手段合理、恰当地组合以提高综合治疗疗效,制订综合治疗方案,还有待进一步的研究与实践。

(二)应对思路

(1)对肝癌高危人群进行健脾益气、清热解毒、活血通络、抗肝纤维化等综合预防性治疗,建立中医药干预方案,并进行临床验证,发挥中医药在肝癌预防方面的作用,降低高危人群的肝癌发生率。比如采用健脾益气、补肾养肝、活血化瘀等中药提高细胞免疫力、改善肝脏循环、抗氧化、防止细胞突变等的研究。拟行愈肝汤(黄芪、白术、女贞子、五味子、桃仁、泽兰、益母草、鳖甲、龟板、甘草、赤芍、郁金、徐长卿等)治疗肝纤维化的临床研究。

(2)进一步完善愈肝散结汤联合介入的治疗方案,进行有效药物筛选,并进行临床验证,客观评价其疗效,以期进一步减少肝癌术后的转移复发率。

(3)优化化瘀止痛散膏、消胀利水散膏的组方,改进用药方法,改良药物剂型,并将之应用于临床,进行临床研究,以便于这两类外用药物的临床应用及推广。重点进行自制化瘀止痛散膏治疗癌痛的临床研究。外用散膏药的缺点是不易固定,但特点是可以根据病变部位的大小灵活掌握用量,今后应改进外敷辅料及改良剂型。

(4)完善晚期肝癌的综合治疗策略,收集病例,进行大样本的临床研究,评价其安全性和有效性,将总的治疗原则和个体化治疗相结合,建立可以在临床推广的晚期肝癌综合治疗方案体系。发挥中医药的优势,提高晚期肝癌患者的生活质量和远期生存率。

(5)提高远期生存率,需要内服、外敷、静脉点滴、介入、灌肠等的合理应用,也需要针灸、饮食疗法、心理调适等的积极配合。烟台市中医医院下一步将进行愈肝散结汤治疗中晚期肝癌在提高远期生存率、改善生存质量方面的临床研究。侯教授的临证思路是以中医药外治止痛以及愈肝散结汤联合介入治疗以提高晚期患者的生存率。

（马继鹏　张晓妮）

第三节　结直肠癌的诊疗方案

结直肠癌是结直肠黏膜上皮起源的恶性肿瘤，是最常见的消化道恶性肿瘤之一，为结肠癌和直肠癌的总称。中医无"结直肠癌"的病名，其对该病的论述散见于"积聚""肠游""脏毒""下痢""便血""锁肛痔"等。中医认为，结直肠癌以正气虚损为内因，邪毒入侵为外因，两者相互影响。本虚标实之病，正虚以脾虚为主，痰湿、瘀毒为标。外感湿邪入侵困脾；饮食不节，膏粱厚味易损伤脾胃，滋生痰湿；情志不舒，肝气郁结克伐脾脏；先、后天之本亏虚（脾肾虚弱），都可造成痰湿内生，阻碍气机，气滞血瘀，痰、湿、瘀蕴结肠道，日久化毒，积聚成块阻塞肠道而致病。排便习惯与粪便性状改变，腹痛，肛门坠痛，里急后重，甚至腹部结块是本病的基本临床表现。

根据国家中医药管理局发布的 2011 年版《结直肠癌中医诊疗方案》，结合专科具体情况及优势，制订并实施了结直肠癌的中医诊疗方案。

一、诊断要点

（一）临床诊断

本病诊断参照《临床诊疗指南·肿瘤分册》中结直肠癌的诊断标准，中医诊断为"肠癌"，西医诊断为"结直肠恶性肿瘤"，内涵与外延明确，与现代医学诊断相同。

凡 30 岁以上的患者有下列症状时需高度重视，需考虑有大肠癌的可能：①近期出现持续性腹部不适、隐痛、胀气，经一般治疗症状不缓解；②无明显诱因的大便习惯改变，如腹泻或便秘等；③粪便带脓血、黏液或血便，而无痢疾、肠道慢性炎症等病史；④结肠部位出现肿块；⑤原因不明的贫血或体重减轻。

出现上述临床表现时，应详细询问病史，全面体检，并及时进行直肠指诊、全结肠镜检查、钡灌肠 X 线检查、血清癌胚抗原及肠癌相关抗原测定、直肠内超声扫描、CT 等检查以明确诊断，协助治疗。

（二）临床分期

结直肠癌分期包括 Dukes 分期和 TNM 分期。由于结肠癌 Dukes 分期简单易行,且对预后有一定的指导意义,因此目前仍在应用。

1. Dukes **分期**

Dukes A 期:肿瘤局限于肠壁内。

Dukes B 期:肿瘤侵犯至肠壁外。

Dukes C 期:有区域淋巴结转移,无论侵犯深度。

2. TNM **分期**

TNM 分期的标准方案参照 2017 年美国国家综合癌症网络(NCCN)结直肠癌 TNM 分期,具体如下。

T——原发肿瘤

T_x:原发肿瘤不能评价。

T_0:无原发肿瘤的证据。

Tis:原位癌,侵犯上皮内或黏膜固有层。

T_1:肿瘤侵犯黏膜下层。

T_2:肿瘤侵犯固有肌层。

T_3:肿瘤侵犯浆膜下或无腹膜被覆的结肠、直肠旁组织。

T_4:肿瘤侵透脏腹膜和(或)直接侵犯其他器官或结构。

T_{4a}:肿瘤穿透脏腹膜表面。

T_{4b}:肿瘤直接侵犯其他器官或结构。

N——区域淋巴结

N_x:区域淋巴结不能评价。

N_0:无区域淋巴结转移。

N_1:1~3 个区域淋巴结转移。

N_{1a}:1 个区域淋巴结转移。

N_{1b}:2 或 3 个区域淋巴结转移。

N_{1c}:无区域淋巴结转移,但在浆膜下或无腹膜被覆的结肠或直肠旁组织存在单个(或多个)癌结节(卫星灶)。

N_2:≥4 个区域淋巴结转移。

N_{2a}:4~6 个区域淋巴结转移。

N_{2b}:≥7 个区域淋巴结转移。

M——远处转移

M_0:无远处转移。

M_1:有远处转移。

　　M_{1a}:单个器官或部位发生转移。

　　M_{1b}:多个器官、部位发生转移或腹膜转移。

（三）病理诊断

1.病理学诊断

必须符合下列各项之一者,方能确立病理学诊断。

(1)结直肠手术标本经病理、组织学证实者。

(2)行开腹探查、局部穿刺或经结直肠镜活检,经细胞学或组织学诊断为结直肠癌者。

(3)转移灶活检,组织学表现符合结直肠癌。

2.细胞学诊断

　　直肠冲洗、肠镜直视下刷取、线网气囊刷取及病灶处指检涂片法等收集肠道脱落细胞学检查,镜下所见符合肠癌细胞学标准者,诊断可以确立。

　　结直肠癌的诊断多依据临床表现、影像学检查、病理学和细胞学检查及血清学检查进行综合判断。其中,病理学、细胞学检查结果是诊断结直肠癌的金标准。

二、中医治疗方案

（一）手术后的中医药治疗

　　手术通常使患者正气受损,脾胃运化功能失调,脾虚痰盛,气虚血瘀,逐渐痰瘀互结,故需顾护后天之本,使气血生化有源,津液输布正常。治疗以健脾补肾、益气养血为主,可予八珍汤、十全大补汤等。

（二）放疗期间的中医药治疗

　　肠癌患者放疗后表现为气阴两虚,治疗时以益气养阴为法,方用沙参麦冬汤合益胃汤加减。放疗后常致肠黏膜损害,出现反复便血,可予以中药直肠滴入局部治疗,中药常用党参、炒白术、茯苓、小蓟、仙鹤草、炒槐米、茜草炭、白及等。

（三）化疗期间的中医药治疗

1.化疗期间的内治法

(1)予以扶正护膜汤(党参、白术、白及、黄芪、女贞子、黄精、仙鹤草、竹茹、陈皮、鸡血藤、玉竹、大枣、白花蛇舌草、神曲、灵芝粉等)、仙芪扶正生血颗粒,整个化疗期间内服以减轻消化道反应及骨髓抑制等化疗毒性;予以扶正止泻汤(黄芪、白术、山药、西洋参、防风、陈皮、五味子、山茱萸、白芍、甘草、薏苡仁、女贞子、鸡内金、枸杞子)治疗化疗性腹泻,增强免疫力。

(2)对于既往化疗中出现明显骨髓造血功能抑制现象拟行再次化疗的患者或化疗后出现骨髓造血功能抑制的患者,可予以健脾补肾、益气养血的中药预防或治疗贫血。常规可以用人参养荣汤、归脾汤、八珍汤等加女贞子、枸杞子、麦冬、仙鹤草、茜草、鸡血藤、黄精等,也可以用院内制剂仙芪扶正生血颗粒。

(3)化疗期间外感发热,通常选用金银花 10g、桔梗 6g、荆芥 6g、防风 6g、白芷 10g、柴胡 10g、黄芩 10g、连翘 10g、生甘草 6g、桑叶 10g、菊花 10g、石膏 30g 等组方,或选用小柴胡颗粒。

2. 化疗期间的外治法

化疗期间的外治法集中于治疗腐蚀性化疗药物外渗、静脉炎及奥沙利铂的周围神经毒性三个方面。

(1)化疗药物注射时如不慎漏于皮下,除立即用生理盐水局部皮下注射加以稀释以及根据药性使用冷敷、热敷等措施外,可立即用湿润烧伤膏及自制中药粉末(黄连、黄芩、黄柏、虎杖、当归、红花、白茅根、川芎等)调麻油外敷,药物刺激 15 分钟后开始减轻,大约 3 天消失。

(2)某些血管内膜刺激性较大的药物注射后可出现静脉炎或栓塞,产生疼痛,静脉变硬,呈索条状,或黑色素沉着,除稀释预防外,可予以中药(牡丹皮、当归、红花、白茅根、川芎、三棱、伸筋草、怀牛膝、威灵仙等)泡洗。15 天后静脉明显变软,色素沉着减轻。

(3)治疗奥沙利铂的周围神经毒性,出现手足麻木、感觉异常甚至运动困难等症状,在使用奥沙利铂的同时,用自制柏川熏洗液(黄芩、黄柏、黄芪、丹参、红花、川芎等)熏洗肢体,可降低手足麻木的发生率,并可有效改善已经出现神经毒性患者的各项症状。

3. 非药物疗法

(1)音乐疗法,根据患者的喜好,适当选择五行音乐、古典音乐、轻音乐、小夜曲或圆舞曲等以辅助治疗患者的失眠、烦躁、忧郁、疼痛等症状。

(2)心理疗法,及时的心理疏导及激励有助于患者保持积极的心态。

（四）靶向药物治疗期间的中医药治疗

血管内皮生长因子能够促进血管再生,利于癌细胞生长及转移。目前,分子靶向药物在临床应用越来越广泛,常用的有贝伐珠单抗、西妥昔单抗、呋喹替尼、瑞戈菲尼等,这些分子靶向药物可出现手足皮肤反应、乏力、食欲减退、腹泻、高血压、肾功能不全等不良反应,针对以上不良反应,可采取中医药综合防治措施。

1. 手足皮肤反应

(1)外治:可使用润肤霜或润滑剂,避免皮肤过冷、过热的刺激,避免局部外伤,并可用湿润烧伤膏及自制中药粉末调麻油外敷。

(2)内服:辨证后以清热养阴为法,治以消风散加减。

2. 乏力、腹泻

(1)外治:以脐灸为法,通过隔姜灸配合自制药饼及脐部全息疗法,以达到温中补虚、培元固本、通调阴阳之效。

(2)内服:辨证后以益气健脾为法,治以参苓白术散加减。

3. 高血压

高血压可酌加天麻、钩藤、菊花等平肝潜阳之品。

4. 尿蛋白

尿蛋白可酌加芡实、金樱子等补肾收涩之品。

(五)免疫治疗期间的中医药治疗

近年来,随着对肿瘤微环境和免疫靶点的认识,免疫治疗逐渐成为一种新的治疗方法。免疫治疗可减轻患者痛苦,提高生存质量,甚至延长生存时间。肿瘤免疫治疗主要是利用机体的天然防御机制杀伤肿瘤细胞,从而增强抗肿瘤的免疫作用。多种PD-1抑制剂已经在肺癌、肝癌、尿路上皮癌的癌种中获批且进入医保用药目录。PD-1抑制剂应用于肠癌获得了指南二线二级推荐。临床常常出现免疫性腹泻、免疫性发热等症状,在传统激素抑制免疫治疗的基础上,联合中药治疗获得了很好的临床疗效。免疫性腹泻患者常合用参苓白术散,免疫性发热患者常用金银花10g、桔梗6g、荆芥6g、防风6g、白芷10g、柴胡10g、黄芩10g、连翘10g、生甘草6g、桑叶10g、菊花10g、石膏30g加减或合用小柴胡汤。

(六)晚期肠癌的中医药治疗

1. 中医治疗
治疗原则:健脾化痰,清热解毒祛瘀。

院内协定方:益肠散结汤(党参15g,白术15g,茯苓15g,女贞子15g,浙贝母15g,山慈菇15g,露蜂房10g,北豆根10g,郁金15g,枳壳15g,蛇莓30g,藤梨根15g)。

2. 证候诊断
(1)脾肾阳虚证:腹胀隐痛,久泻不止,大便带血,血色暗淡,或腹部有肿块,面色萎黄,四肢不温。舌淡胖,苔薄白,脉沉细或沉迟。

（2）肝肾阴虚证：腹胀痛，大便形状细扁，或带黏液脓血，或便干，腰膝酸软，失眠，口干咽燥，烦躁易怒，头晕耳鸣，口苦，胁肋胀痛，五心烦热。舌红，少苔，脉细数。

（3）气血两亏证：体瘦腹满，面色苍白，肌肤甲错，食少，神疲乏力，头晕心悸。舌淡，苔薄白，脉细弱。

（4）痰湿内停证：里急后重，大便脓血，腹部阵痛。舌红或紫暗，苔腻，脉滑。

（5）瘀毒内结证：面色暗滞，腹痛固定不移，大便脓血，血色紫暗，口唇暗紫。舌有瘀斑，脉涩。

3．辨证用药

（1）辨证选择口服中药汤剂：具体如下。

脾肾阳虚证

【治则】温阳健脾，解毒祛瘀。

【处方】补骨脂15g、吴茱萸3g、肉豆蔻12g、五味子10g、党参15g、白术15g、干姜6g、甘草6g合益肠散结汤加减。

肝肾阴虚证

【治则】滋阴补肝肾，解毒祛瘀。

【处方】益肠散结汤合知柏地黄汤加减，即益肠散结汤合知母10g、黄柏10g、熟地黄12g、山茱萸15g、山药15g、枸杞子20g、泽泻12g、牡丹皮12g。

气血两亏证

【治则】健脾益气养血，解毒祛瘀。

【处方】益肠散结汤合八珍汤或归脾汤加减，即益肠散结汤合当归12g、黄芪30g、党参20g、炒白术15g、茯苓15g、生地黄15g、熟地黄15g、炒白芍15g、陈皮10g、炙甘草10g、大枣10g、木香9g、远志6g。

痰湿内停证

【治则】健脾化痰利湿，解毒祛瘀。

【处方】益肠散结汤合二陈汤或葛根芩连汤加减，即益肠散结汤合陈皮12g、姜灵芝10g、黄芩12g、甘草6g。

瘀毒内结证

【治则】健脾化瘀软坚，解毒祛瘀。

【处方】当归12g、川芎12g、乌药15g、甘草6g、香附9g、枳壳12g、土鳖虫12g、九香虫15g、延胡索15~30g合益肠散结汤加减。

（2）对症加减：恶心，加姜灵芝、广陈皮、黄连、紫苏等。乏力，加女贞子、旱莲草、生黄芪、当归、补骨脂、菟丝子、大枣等。腹泻，加党参、干姜、黄芩、黄连、灵芝、大枣、甘草等。便秘，加大黄（后下）、枳实、厚朴、麻子仁、瓜蒌仁、肉苁蓉、莱菔子等。腹胀,加薏苡仁、陈皮、鸡内金、炒麦芽、神曲、砂仁、扁豆等。

(3)辨病用药:在辨证论治的基础上,可以加用具有明确抗癌作用的中草药,如白花蛇舌草、半枝莲、半边莲、漏芦、藤梨根、红藤、金荞麦、蛇六谷、苦参、红豆杉、马齿苋、败酱草、白英、龙葵、土茯苓、野葡萄藤等。

(4)辨证选择口服中成药:根据病情选择应用华蟾素片、复方斑蝥胶囊、平消胶囊、贞芪扶正胶囊等。

(5)辨证选择静脉滴注中药注射液:根据病情选择应用复方苦参注射液、华蟾素注射液、榄香烯注射液、鸦胆子油乳注射液、参芪扶正注射液、参麦注射液、黄芪注射液、艾迪注射液、康艾注射液等。

(七)外治法

根据病情选择中药泡洗、中药灌肠、贴敷疗法、中药熏药治疗等外治法。

1. 肛滴法

【适应证】消化道完全性或不完全性梗阻;消化道恶性肿瘤患者伴有腹胀症状者;无法耐受口服中药者,增加用药途径。将中药浓煎至150mL后至40℃放入输液瓶中,取输液皮条将输液瓶与十二指肠引流管连接后,患者侧卧取胸膝位,将该管自肛门口缓慢插入至少30cm,控制滴速为40滴/分,缓慢将中药滴入,并尽可能使中药在肠中保留的时间延长(大于1小时)。每日1次,14日为1个疗程。

【禁忌证】门静脉癌栓,严重痔疮,痔静脉曲张,消化道出血等。

【推荐用药】生大黄9g,枳实15g,当归9g,壁虎3条,柴胡9g,黄芪15g,槟榔9g,黄柏9g。

2. 保留灌肠疗法

【适应证】直肠癌放疗后局部炎症、疼痛、肿胀者。

【推荐用药】生大黄20g,黄柏15g,栀子15g,蒲公英30g,金银花20g,苦参20g。

(1)直肠癌灌肠:黄芪20g,当归20g,干蟾蜍皮16g,壁虎9g,蜈蚣2条,熟地黄15g,枸杞子20g,鸡血藤20g,仙鹤草15g,槐花10g,败酱草20g。水煎,饭前服,每日1剂,其中300mL药液保留灌肠。

(2)急性肠梗阻灌肠:扶正承气汤(黄芪、当归、生地黄、丹参、枳实、厚朴、大黄、败酱草)灌肠。

3. 四妙散外敷

【适应证】腹水、不完全肠梗阻、腹部肿块疼痛。

【推荐用药】甘遂1g,大戟1g,芫花1g,商陆1g,麝香0.25g(或冰片3g)。

【方法】取甘遂、大戟、芫花、商陆粉末各1袋(每袋1g),用米醋或蜂蜜调和成直径3~4cm、厚度0.3~0.5cm大小的药饼,将1/2瓶麝香(每瓶0.25g)夹置于药饼之中,正面贴于肚脐或关元穴(脐下 3 寸),用医用大贴膜 1 个(3M)固定,3 天更换 1 次。

【注意事项】用药期间如有局部皮肤溃破、皮疹、瘙痒、疼痛等不适反应,暂停用药,待症状缓解后酌情使用。

4.中药泡洗法

【适应证】手足综合征或化疗导致的手足麻木不仁。

【推荐用药】川乌 10g,草乌 10g,透骨草 30g,艾叶 30g,红花 30g。

【方法】将上方药物煎取 200mL,加入温水 1000mL 中,每日浸泡手、足约 20 分钟,每日 1 次,每周 5 天。

5.熏洗法

【推荐用药】黄柏 30g,五倍子 20g,连翘 30g,花椒 20g,白花蛇舌草 30g,地榆 30g,白芷 30g,乳香 10g。

【用法】患者于便后及每晚睡前水煎中药熏洗肛门。每天 1 剂,每次 10 分钟左右。

【功效】本方具有清热解毒、止痛散结、凉血止血的功效。

6.特效散剂穴位敷贴

(1)化瘀止痛散膏:制附子、大黄、全蝎、蜈蚣、壁虎、露蜂房、白花蛇舌草、木香、山柰、乳香、血竭、冰片、制马钱子、九香虫、延胡索等共研细末,装罐备用。将其与醋、蜂蜜调敷于肿块疼痛处或穴位,适用于肠癌包块疼痛的治疗。一般可在 6 ~ 12 小时内起效。

(2)消胀利水散膏:黄芪、猪苓、大腹皮、甘遂、牵牛子、木香、乳香、冰片、白术、茯苓皮、车前子、蝼蛄、半枝莲等,共研细末,装罐备用。将其与醋、蜂蜜调敷于脐周下腹部,重症者全腹外敷,适用于肠癌伴腹水者。4 小时内可起效。外敷腹部,8 小时换药 1 次。

7.止痛酊

将乳香、没药、血竭、冰片等研成细末,用酒精浸泡,装瓶备用,用棉棒蘸药液外涂痛处或穴位。适用于肠癌疼痛的治疗,可在 15 ~ 30 分钟内起效。

(八)针灸治疗

根据病情及临床实际,可选择应用针刺、灸法、穴位埋线和拔罐等方法治疗结直肠癌。

1.结直肠癌肠梗阻的治疗

【取穴】内关、足三里、天枢、下巨虚、中脘。

【操作】行平补平泻法,留针 30 分钟,每日 1 次,连续针 3 天。

2. 骨髓抑制的治疗

【取穴】主穴取足三里、三阴交、血海、膈俞;配穴取太冲、太溪。

【操作】行多补少泻手法,每日或隔日针刺 1 次,6 次为 1 个疗程,一般治疗 1 ~ 3 个疗程。

3. 耳穴按压疗法治疗化疗后胃肠道反应

【取穴】恶心呕吐,取内分泌、胃;食欲不振,取胃、内分泌、交感;呃逆,取食道、贲门。

【操作】用胶布将王不留行贴于穴上,每日按摩 3 或 4 次,每贴贴 5 天。

(九)其他疗法

(1)微创联合中医药方法:结直肠癌有肝、肺转移的患者,局部病灶可行粒子置入术、微波消融术、化学消融术等,术后辨证选取大肠俞、中脘等穴予以化瘀止痛散膏。

(2)根据病情需要选择:如通过食疗改善患者消化道反应、心理治疗改善抑郁状态、腹腔给药治疗腹水等,还可根据病情酌情选用中医诊疗设备(如按摩椅、音疗设备等)。

四、预防与调摄

避免不良精神因素的刺激;改变不良饮食结构、习惯,如控制脂肪摄入,增加纤维膳食;积极治疗慢性肠道疾病,痔疮、便血患者定期做直肠指诊;养成定时排便的习惯,注意排便习惯和粪便性状的改变等,有助于结直肠癌的预防和早期发现。

应帮助患者树立战胜疾病的信心,使其做到情绪乐观,起居有节,饮食富于营养而易于消化。术后和放、化疗后的患者,津、气、血不足,按患者身体状况的不同,本着辨证用药的治疗原则,适当给予补中益气汤、生脉饮、复方阿胶浆等补益类中成药,有助于患者的康复。康复期患者可多食用红枣汤、莲心粥等食品,以养胃、生津、补血,从而加快身体的恢复。

五、生活质量的评估与随诊

嘱结直肠癌患者在治疗后填写或回答生活质量表的问题,以便对患者的生活质量进行评估。结直肠癌患者的定期随诊十分重要。术后每 3 ~ 6 个月体检 1 次,共 2 年;然后每 6 个月体检 1 次,共 5 年;5 年后每年体检 1 次。监测 CEA、CA19 - 9,每 3 个月 1 次,共 2 年;然后每 6 个月 1 次,共 5 年;5 年后每年 1 次。腹腔和盆腔超声、胸片检查每 3~6 个月 1 次，共 2 年；然后每 6 个月 1 次，共 5 年；5 年后每年 1 次。腹腔和盆腔 CT 或 MRI 检查每年 1 次。术后 1 年内行肠镜检查，如有异常，1 年内复查；如未见息肉，3 年内复查；然后每 5 年 1 次，随诊检查出的结直肠腺瘤均应摘除活检。如术前肠镜未完成全结肠检查，建议术后 3~6 个月行肠镜检查。

六、中医治疗肠癌的难点分析及应对思路

（一）中医治疗肠癌的难点分析

结直肠癌是临床常见的难治肿瘤之一，如果能做到"早检查、早发现、早治疗"，经手术治疗后可明显提高 5 年生存率。但还有相当一部分人发现时已是晚期，或者术后复发转移，或者体质条件不能耐受手术。在配合放、化疗等方面，中医药或中西医结合综合治疗有很大优势，中医药按照治未病、整体观念、辨证与辨病相结合、个体化治疗等原则，经过中医药以及非药物疗法的综合应用使肠癌患者的生存质量明显提高，生存期有所延长。但目前还存在许多中医药无法解决的难点问题。

难点 1：近年来肠癌的发病率逐年上升，居恶性肿瘤发病率的第四位，死亡率居第五位，部分肠癌患者发现时已为晚期，失去了手术机会，即使手术治疗后的中期大肠癌患者转移复发率仍然较高。

难点 2：肠癌术后常会出现肠粘连、腹腔转移或肠梗阻，这时口服汤剂就无法发挥作用，我们采取中药直肠滴入的方式，通过肠黏膜吸收，但是患者经常因个人原因难以使灌肠中药保留较长时间，另外，灌肠中药药物的吸收也因人而异。

难点 3：晚期肠癌患者经常伴有癌性疼痛，如何提高中医外治疗法的疗效、减轻患者痛苦、提高生活质量尚待进一步研究。

（二）应对思路

（1）烟台市中医医院肿瘤科开展了肠癌中西医结合双重管理，一是对高危人群进行健康宣教、定期行肠镜检查；对于有肠息肉的患者，进行息肉切除、随诊，予以中药干预，建立中医药干预方案，并进行临床验证，发挥中医药在肠癌预防方面的作用，降低高危人群的肠癌发生率。比如采用健脾益气、疏肝和胃、化痰祛湿的中药辨证服用。二是对患者家属的管理，指导家属在平时生活起居方面对患者进行护理，并且从精神上给予患者鼓励和支持，因为良好的家庭环境有利于患者身心的康复，可促使患者回归社会、回归家庭、回归岗位。

（2）针对肠粘连、肠梗阻患者，进一步优化理气活血通络中药散剂及灌肠煎剂的组方，配合针灸综合治疗，制订一套内服、外用相结合的综合治疗方案，进行临床观察、科研及疗效评价。

（3）优化化瘀止痛膏的组方，改进用药方法，改良药物剂型，并将之应用于临床，进行临床研究，以便外用药物的临床应用及推广。根据"不通则痛"的原则开展浮针止痛，通过浮针的扫撒及患肌的再灌注，改善局部的血液循环，从而达到减轻疼痛的目的。

今后，我们将以中医药外治止痛以及中医药联合介入、微波消融、靶向治疗、循环热灌注、化疗等综合治疗提高中、晚期肠癌患者生活质量和延长生存期为主攻方向，不断优化益肠散结汤组成，进行临床观察、科研及疗效评价等。

附录1：疗效评价

1.评价标准

（1）中医证候：观察中医药治疗对患者临床症状，如腹痛、恶心、呕吐、乏力、食欲不振等中医证候的改善情况。

评定指标：中医证候根据临床观察分为10级，参照疼痛10级分类法，即0级为无症状；1~3级为轻度症状，能耐受；4~6级为中度症状，常难以耐受；7~10级为重度症状，不能耐受，需要对症治疗。此分级方法由患者本人进行评判。

好转：主要症状或体征缓解，并维持4周以上。

稳定：主要症状或体征无明显变化，或患者无与肿瘤相关的主要症状或体征。

恶化：主要症状或体征加重。

（2）生存质量：观察中医药对患者生活质量的影响，治疗前、后行生活质量判定。评定指标采用 KPS 评分。

显效：治疗后比治疗前提高20分以上。

有效：治疗后比治疗前提高10~20分。

稳定：治疗后比治疗前提高不足10分或没有变化。

无效：治疗后比治疗前下降。

（3）体重变化：除外体腔积液、浮肿等因素引起的体重变化。

好转：体重增加 >2kg，并维持4周以上。

稳定：体重增加或减少 ≤2kg。

恶化：体重减少 >2kg。

（4）客观疗效：观察中医药治疗对患者的瘤体变化。①目标病灶的评价，CR（完全缓解）是所有目标病灶消失，至少维持4周；PR（部分缓解）是基线病灶最大径之和至少减少30%,至少维持4周;PD(病变进展)是基线病灶最大径之和至少增加20%或出现新病灶;SD(病变稳定)是基线病灶最大径之和有减少但未达PR或有增加但未达PD。②非目标病灶的评价,CR(完全缓解)是所有非目标病灶消失和肿瘤标志物恢复正常;IR/SD(未完全缓解/病变稳定)是一个或多个非目标病灶持续存在和(或)肿瘤标志物高于正常;PD(病变进展)是出现新病灶和(或)非目标病灶明确进展。

2.评价方法

对照患者入院前、后的病情变化情况,采用以下方法进行评价。

(1)综合疗效评定指标:①中医证候主要采用疾病相关主症评分变化评价。选择1或2项主要症状或体征变化,要求与肿瘤相关,并能反映患者的主要痛苦,如腹痛、腹胀、恶心、呕吐、乏力、便溏等。②生存质量,治疗前、后症状评分情况比较,主要采用KPS评分评价,体重变化、ECOG评分等作为参考。③客观疗效,瘤体变化采用国际通用RECIST评价标准进行评价。④化验指标,血常规、肝肾功能、肿瘤标志物、免疫功能的检测方法参照实验室的相关要求执行。

(2)近期综合疗效评定:具体如下。

有效:瘤体变化、主症变化、KPS评分变化、体重变化,上述4项在稳定的基础上,≥1项好转。

稳定:瘤体变化、主症变化、KPS评分变化、体重变化,上述4项全部稳定。

恶化:瘤体变化、主症变化、KPS评分变化、体重变化,上述4项,≥1项恶化。

(3)远期疗效评定:以中位生存期为评定指标。

附录2:大肠癌症状分级量化表(表3-1)

表3-1　大肠癌症状分级量化表

症状	轻(1)	中(2)	重(3)
腹痛	偶有疼痛,每天持续时间少于1小时	时有疼痛,每天持续时间在1~2小时	疼痛明显,每天持续时间在2小时以上
腹胀	轻度胀满,食后腹胀半小时内缓解	腹部胀满,食后腹胀明显,半小时到1小时内缓解	腹部明显发胀,食后尤甚,1小时内不能缓解
食少	食量减少低于1/3	食量减少1/3~1/2	食量减少1/2以上
嗳气	每日4次以下	每日4~9次	每日10次及以上
反酸	偶有	时有	频频
呕吐	欲呕	呕吐每日2~4次	呕吐频作,每日4次以上

症状	轻(1)	中(2)	重(3)
便溏	大便软不成形,日行2或3次	烂便、溏便,日行4或5次;或稀便,日行1或2次	稀水样便,日行3次及以上
便结	偏硬,每日1次	硬结,便难,2~3日大便1次	硬结,伴腹胀、异常难解,3日以上大便1次
黑便	大便色褐,潜血(+)	大便黑褐,潜血(++~+++)	大便黑如柏油,潜血(++++),或伴呕血、晕厥
乏力	不耐劳力,但可坚持日常活动	勉强坚持日常活动	四肢无力,不能坚持日常活动
消瘦	轻度消瘦,体重较前下降2kg	消瘦,体重较前下降2~4kg	明显消瘦,体重较前下降4kg以上

附录3:KPS 评分标准(表3-2)

表3-2　KPS 评分标准

评分(分)	体力状况
100	正常,无症状及体征
90	能进行正常活动,有轻微症状及体征
80	勉强可进行正常活动,有一些症状或体征
70	生活可自理,但不能维持正常生活或工作
60	生活能大部分自理,但偶尔需要别人帮助
50	常需人照料
40	生活不能自理,需要特别照顾和帮助
30	生活严重不能自理
20	病重,需要住院和积极的支持治疗
10	垂危,临近死亡
0	死亡

附录4:ECOG 评分标准(表3-3)

表3-3　ECOG 评分标准

级别	体力状况
0	正常活动

级别	体力状况
1	有症状,但几乎完全可自由活动
2	有时卧床,但白天卧床时间不超过50%
3	需要卧床,卧床时间白天超过50%
4	卧床不起
5	死亡

（李育林　司文涛）

第 四 章

侯爱画临证治验

第一节　侯爱画治疗肺癌的临证治验

近年来,肺癌是全世界发病率最高的肿瘤之一,严重威胁着人类的健康。2020年全球癌症死亡病例996万例,其中肺癌死亡180万例,远超其他癌症类型,位居癌症死亡人数第一。肺癌的发病率及死亡率显著上升,目前居我国恶性肿瘤的首位。现代主要的治疗手段有手术、化疗、放疗、靶向治疗及免疫治疗等。另外,光动力学治疗、局部微创治疗也是现代新兴的方法。虽然西医治疗方案日趋完善,但上述治疗手段个体差异较大,适用范围有限,且毒副反应明显,价格昂贵,严重限制了其临床应用。中医药治疗肺癌在临床中亦发挥着重要的作用,尤其中西医结合治疗模式已被众多医家认可。

侯教授分别从肿瘤中医药治疗,减轻放、化疗毒副反应,联合靶向药物治疗延缓耐药等方面做了系统研究。她曾师承于国家级名老中医孙敏教授,她的学术思想汇聚了多个学术流派的精髓,并融会贯通,发扬创新,在肿瘤诊治方面形成了自己的一套理论见解及学术思想,创新性提出了恶性肿瘤"正虚邪滞"的病机观点和"扶正祛邪并重"的治疗大法,提出了扶正祛邪治癌法。归纳致病因素主要为痰、浊、瘀、毒,正虚首论"脏气亏虚"。因此,其治疗大法为"扶正祛邪并重",补益脏气、化痰、祛浊、消瘀、解毒论治。尤其在治疗肺癌方面,提出了双全程管理创新诊疗模式,针对肺癌不同的分期、患者不同的体质特点、治疗上联合的不同现代医学手段等方面,提出了"分阶段、个体化、全程管理"治疗模式。中西医学优势互补,对患者进行全面扶助。从肺癌早期预防、诊治、康复、控制复发等方面实施,明显减少了术后患者的复发转移,提高了患者生活质量,延长了晚期患者的生存期。笔者有幸跟师学习,收获颇丰,现将侯教授治疗肺癌的经验总结如下。

中医古籍中没有明确提出"肺癌"之病名,但其症状及体征却早已散见于诸多文献之中,多归属于"肺积""息贲""劳嗽"等范畴,古代文献不仅从多个方面描述了肺癌的临床特点，更明确指出其预后不良。《杂病源流犀烛》中写到"邪积胸中，阻塞气道，气不宣通，为痰，为食，为血，皆得与正相搏，邪既胜，正不得而制之，遂结成形而有块"，更是论述了肺部出现肿块和正气虚衰、外邪内侵导致机体气血运行不畅，以及痰湿和瘀血相互搏结有着密切的关系。这些都给后世中医研究肺癌的病因病机提供了很好的理论基础。

一、肺癌的病机

侯教授认为肺癌的病机为本虚标实，正虚邪滞。对于肺癌病机的理解，中医普遍认为是本虚标实，虚实夹杂。肺系积聚为其"标"，常见喘喝、气逆、咳嗽、咯血等症状；脏腑虚弱为其"本"，且常常为多脏腑功能衰弱引起，责之于肺、脾、肾。其病因主要是内因和外因相互作用而发病。其中外因有六淫侵袭、邪毒内侵等，内因则包括七情内伤、劳逸失度、饮食失宜、脏腑气血阴阳功能失调，寒热虚实错杂，瘀、毒、湿、痰胶结为患，酿生癌毒，积于肺中，日久终为肺积。总的来说，肺癌形成的机制可以归纳为虚、痰、瘀、毒四种。

二、整体观论治肺癌

侯教授临证首先重视整体观，她认为整体观有三层含义：其一，中医认为人体是统一的整体，肿瘤的发生只是人体整体功能失调的局部表现。单纯使用化痰祛瘀、解毒散结之药攻伐其邪，效果并不是很理想，并且攻伐之品多易损伤脾胃，"脾为生痰之源，肺为贮痰之器"，过度攻伐可加重肺脾气虚，阴阳失和，造成正虚邪恋，故扶正祛邪应贯穿治疗的整个过程。其二，根据患者就诊时处于不同疾病分期、机体正虚邪实不同的比例程度，联合不同的西医诊治方法制订整体治疗方案；辨证施治中，除了从"症""证""病"综合辨证施治外，还要根据精神与形体是统一的整体，考虑到肿瘤患者多伴有精神压力大、心理创伤等，在处方用药时要佐以疏肝理气、调畅气机之品。她认为天人相应，善用"五运六气"的理论指导遣方用药。其三，倡导肺癌全程管理模式，从未病先防、已病防变、身心同治及肿瘤康复等方面制订了系统全面的治疗方案。肺癌多始于无形之气，继成为有形之质，即在肺脏气机逆乱、郁而不伸、宣降失司的基础上，致气不布津而痰浊内生，气滞血行不畅而血瘀内阻，痰瘀互结，阻滞脉络，胶结于肺，日久形成积块，而成肺癌。她强调"无形之毒可化，有形之物难消"，故倡导肺癌以防病为先，在癌前病变时即着手治疗，能得到良好效果，甚至可杜绝癌症的发生，起到治未病的目的。对于"已病"，她认为肿瘤是全身性疾病的局部表现，在辨证施治过程中，强调必须从整体观出发，注重对机体的整体治疗,注重应用调补阴阳、行气和血、化痰利湿、通经活络、软坚散结、抗癌解毒及扶正固本等法治之。侯教授认为,肺癌发病多为本虚标实,以气阴两虚、痰瘀邪毒多见,故在治疗过程中,既要重视攻邪、解毒抗癌,又要重视扶正、益气养阴,将"邪祛则正安"和"养正积自除"的辨证关系有机结合。

三、肺癌要身心同治

侯教授认为"善医者,必先医其心,而后医其身",主张身心同治,患者得知自身患肿瘤时都有不同程度的心理创伤,中医七情通于五脏,"喜通心,怒通肝,忧通肺,悲思通脾,恐通肾,惊通心与肝",故七情太过则伤五脏。侯教授善于根据五脏的相生相克关系,运用药物和五行音乐疗法,恰当调畅情志,可以提高治疗效果。侯教授还在肿瘤发生发展的不同阶段制订符合实际的肿瘤康复目标,有恢复性康复、支持性康复、姑息性康复,通过系统治疗,改善患者身心健康,提高生活质量,促使患者回归家庭、回归工作、回归社会。

四、肺癌要注重分期论治

侯教授根据几十年临床经验,制订了肺癌治疗不同时期的中医治疗原则,围手术期患者宜益气养血、健脾补肾;化疗期间患者宜健脾和胃、益气养血补肾;晚期或以中医药治疗为主的患者,结合四诊,可将其分为肺郁痰热、痰瘀互结、气虚痰湿、阴虚痰热、气阴两虚等证型,治疗上分别采用宣肺理气、化瘀除痰,健脾益气、行气化痰、祛瘀解毒,补气健脾、除痰散结,滋肾清肺、除痰清热,益气养阴、扶正除积等之法。

侯教授认为,临证不善辨证妄用补益之品,又忽视应用祛邪方药,可有助邪之弊,导致病情加重;若唯以攻邪为法,而忽略正气的虚损,则难免犯"虚虚"之错,使人体正气愈加耗伤,邪毒愈加肆虐,病情深重难返,故临证要攻补兼施。"扶正培本法"并不是仅仅单纯地应用补益强壮的方药,而是以调节人体阴阳、气血、脏腑、经络功能的整体平衡稳定为治疗目的,包括了古人所说的"补之""调之""和之""益之"等诸多方法。侯教授主张以人为本,权衡攻补,根据肺癌分期、患者年龄、性别、体质及配合的不同西医手段等情况综合判断,权衡扶正与攻邪的比重,使攻邪不伤正,扶正不恋邪。古人云:"初者,其正气尚强,邪气尚浅,则任受攻;中者,受病渐久,邪气较深,正气较弱,任受且攻且补;末者,病魔经久,邪气侵凌,正气消残,则任受补。"譬如对于带瘤且体质不虚者,通过辨清痰凝、毒聚、气滞、血瘀的不同,分别施以化痰散结、清热解毒、理气活血等治法,使聚结之邪气得以消散,人体正气得以顾护,以祛邪为主,兼以扶正培本。对于不能单纯祛邪或单纯扶正的虚实错杂证,如术后、放疗期、化疗期的中药治疗,手术、放疗、化疗相当于祛邪,中药则应减轻毒副反应,以扶正为主。围手术期患者可用佛手、陈皮、柴胡等理气解郁的药物;术后化疗脾虚者常用太子参、党参、白术、黄芪、茯苓等健脾补气;对放疗后放射性肺炎,她从益气养阴养精立法,常用石斛、沙参、麦冬、生黄芪、黄精、女贞子等;临床上研制的"仙芪扶正颗粒"现被广泛应用,大量研究证实其配合放、化疗有良好的减毒效应。

晚期肿瘤患者化疗后期的中药维持治疗:前期化疗时肿瘤邪气虽受损但尚存,后期治疗在扶正基础上,仍需祛邪,攻补兼施,方能获良效。侯教授认为肿瘤发病多因"正气内虚,痰瘀邪毒并存"所致,认为肺癌患者常见肺、脾、肾三脏亏虚,尤以肺、脾为重,故临床中健脾补肺尤为重要,故在此基础上创立了肺癌的临床验方——康肺散结汤。此方主要包括黄芪、白术、茯苓、浙贝母、瓜蒌、郁金、全蝎、壁虎、鸡内金、白英、陈皮、山慈菇、露蜂房等。本方中选用了可入肺、脾两经且具有滋肺阴、补脾气功效的药物黄芪、白术、茯苓,遵循了"培土生金""虚则补其母"的治则,共为君药;浙贝母化痰散结消肿,郁金活血化瘀、行气解郁,瓜蒌化痰散结,共为臣药;全蝎、壁虎通络解毒散结,白英清热解毒,鸡内金消食健胃,陈皮健脾行气燥湿,共为佐药;山慈菇化瘀散结,露蜂房搜剔经络中之瘀毒,共为使药。诸药合用,共奏益气扶正、解毒化痰散结之功。此方为侯教授治疗肺癌的常用基础方,临床中以此为基础,随症加减,如伴有气虚者,重用黄芪,加太子参等益气补肺健脾;阴虚者,宜加北沙参、天冬、玄参养阴增液;咳痰不利、痰少而黏或痰多者,常用灵芝、胆南星燥湿化痰,白芥子、苏子温化寒痰,瓜蒌、浙贝母清热化痰。患者常临床表现为气虚血瘀、气滞血瘀、阳虚血瘀等证型,针对瘀血偏重者,常用三棱、莪术、三七粉、土鳖、水蛭、桃仁、鬼箭羽等解毒散结、破血祛瘀,常用半枝莲、龙葵、白花蛇舌草、白英、山慈菇等抗癌解毒。侯教授还抓住痰、热、瘀的特点,创制了平安胶囊、矾贝散结颗粒用于中晚期肺癌,取得了满意疗效。

五、肺癌治疗勿忘肝肾兼治

侯教授发现,肺癌出现咳嗽、胸闷、痰中带血或咯血、气促、胸胁胀满或刺痛、大便干结等,均是肝肺失调之象,此时治肺勿忘理肝之气。因此,在治疗肺癌时不仅要重视治肺,更应重视调节患者的肝气,治疗中注意运用疏肝解郁法。常以柴胡疏肝散合血府逐瘀汤加减治疗肺癌,也运用疏肝化痰理肺法、疏肝活血化痰利肺法、养肝益肾肃肺法、清肝凉血泻肺法、疏肝健脾补肺法等从肝论治,常用柴胡灵芝厚朴汤、二陈汤合三子养亲汤以疏肝解郁、降气化痰,四逆当归芍药散化裁以疏肝健脾、活血化痰,参芪逍遥散、归脾丸、四逆补肺汤以疏肝健脾补肺等。肾为肺之子,在晚期肺癌患者中,常可见子病及母,如因肾气、肾阴、肾阳亏虚,导致肺脏亏虚,宜补肾培元。若肾不足,则脑髓空虚,终致人体内生风、火、痰、瘀、毒乘虚上窜脑海形成肺癌脑转移,故辨证论治时常在化痰祛瘀药中佐以补肾中药。对于肺癌晚期发生骨转移时,首先要考虑肾虚,当治以"补肾壮骨"法,用药如补骨脂、淫羊藿、杜仲、续断、骨碎补。放、化疗中的癌因性疲乏、骨髓抑制等副反应,患者表现的乏力、纳差、精神不振、低血压等肾上腺皮质功能减退的表现,可辨证为肾阳虚,治疗上要重视顾护肾气,则予以肾气丸为基础化裁温补元阳。脾胃为气血生化之源,且脾为生痰之源,因此肺癌宜培土生金。侯教授主张各阶段要从脾论治,常用六君子汤养脾胃之气、益胃汤养肺胃之阴,常用黄芪、党参、白术、茯苓、薏苡仁、清灵芝、陈皮、焦三仙等健脾护胃,加焦山楂、焦神曲、鸡内金开胃消积;常取六味地黄丸加减补肾,常用药物有冬虫夏草、熟地黄、山茱萸、山药、黄精、女贞子等,或加淫羊藿、补骨脂等温肾阳。

六、肺癌治疗宜衷中参西

侯教授学贯中西,治疗上衷中参西,在辨病与辨证结合的基础上,注重个体化治疗。现代医学将肺癌分为多种病理类型,其中,鳞癌、小细胞肺癌多见于吸烟者,清代顾松源认为"烟为辛热之魁",长期吸烟可致热毒壅盛,故此类型的肺癌患者用药遣方中应加强清热解毒之力,常用紫草根、草河车、山豆根、蚤休、夏枯草、前胡、海藻、浙贝母之品,多用苇茎汤类方剂灵活化裁以清肺化痰、逐瘀排脓;肺腺癌多阴虚血热,常用百合固金汤、知柏地黄丸等合三甲汤加减滋阴清热、凉血解毒、软坚散结。侯教授辨病以施用抗肿瘤药物,如肺鳞癌选用蛇六谷、紫草根、山豆根、海藻、蚤休等;肺腺癌选用藤梨根、龙葵、蛇毒、山慈菇等;肺未分化癌选用半枝莲、白花蛇舌草、马兜铃、黄药子等。

中医认为,"百病痰作祟""痰之为物,随气升降,无处不到",是肿瘤全身各处转移的病理基础,其中常见的淋巴结转移多为痰湿流注,组方中可予以化痰力度强的中药,如猫爪草、龙葵、生薏苡仁、生牡蛎、蛇莓、山慈菇、夏枯草、浙贝母、露蜂房等;脑转移灶多为痰、火、风夹杂,应祛风化痰清热,可选用全蝎、蜈蚣、壁虎等虫类药;肝转移多为血虚,可加用补肝血之药;骨转移者多肾精亏虚,可选用熟地黄、骨碎补、透骨草、补骨脂等;全身多脏器转移者,元气大虚,故应大补元气。《黄帝内经》云:"诸病水液,澄澈清冷,皆属于寒。"故肺癌伴有胸水、心包积液者可加用温阳利水之品。此外,侯教授还善于使用援药,以辨证为主,结合辨病,兼顾症状,每获良效。她认为肿瘤治疗用药需结合现代药理研究,尽可能选择既有可靠的传统功用,其抗癌活性又经现代药理研究证实的药物,争取药效应用最大化。她在临床上善于运用白花蛇舌草治疗肺癌伴有肺间质纤维化病变,白花蛇舌草本身含抗癌活性的 DNA 裂解作用的黄酮类化合物,且现代药理研究还表明它能刺激网状内皮系统,调节免疫及抗纤维化的作用,运用此药有一箭双雕之效。地龙又名蚯蚓,现代药理研究表明地龙提取液有良好的止咳平喘的作用,且蚯蚓酶不仅能激活纤溶酶而溶解血栓,更可直接溶解纤维蛋白,对于肺癌伴有血液高凝状态及喘憋,其处方用药作为援药有奇效。补骨脂具有补肾壮阳的作用,肾主骨生髓,作为援药可以通过补肾作用达到提高白细胞计数的目的,这与现代药理研究的补骨脂对粒细胞的生长有促进作用有着异曲同工之妙。同样对于肺癌伴有咳吐黄痰者,可加用鱼腥草、苦参、紫草、蒲公英、黄芩等为援药。莪术既可抑制肿瘤组织新生血管的生长从而抑制肿瘤的发展,又可以改善微循环,故对于肺癌伴有血瘀证有明显的效果。这些援药既是抗肿瘤药物,还作为一些特异性载体,选择性地把药物运送到恶性肿瘤部位,以提高治疗效果。

侯教授根据现代医学肿瘤诊疗方案,提倡不同治疗阶段配合不同治则的中药,她认为化疗药物乃药毒之邪,直中脾胃,导致脾胃虚弱,患者可出现恶心、呕吐等消化道反应,此时临床中应注重顾护脾胃。《脾胃论》指出:“善治病者,唯在调和脾胃。”故化疗期间需配合旋覆代赭汤、橘皮竹茹汤或扶正护膜汤以健脾和胃、益气养血。“肾主骨生髓”,防治骨髓抑制多配合以扶正补肾健脾为主的中药,如黄精、女贞子、鸡血藤等补肾养血之品。靶向治疗阶段会出现腹泻、皮疹、间质性肺炎等副作用,这些副作用与中医理论“肺与大肠相表里”“肺主皮毛”“肺主气,司呼吸”十分吻合,可以理解为通过腹泻、皮疹、咳嗽等将癌毒外排,也体现了中、西医的殊途同归。同时,她认为靶向药物多苦寒,损伤脾胃,脾虚生湿,日久伤阳,寒湿下注则见腹泻;内寒外热,阳热外泄,则发皮疹,治疗上应以温阳健脾渗湿、凉血除湿止痒为法,效果显著。对于皮疹者,可用防风、白鲜皮、桂枝、干姜、苍术、牡丹皮、蝉蜕、薏苡仁、乌梢蛇等,常配合中药汤如消风散、五味消毒饮、六味地黄丸加减,以减轻靶向药的副作用;腹泻者,药用太子参、炒白术、薏苡仁、豆蔻、诃子肉、石榴皮等。

肺有“肺为娇脏,不耐寒热,喜润恶燥”的特点,益气不宜过于甘温,养阴不宜过于滋腻,清热利湿解毒不宜过于苦寒,活血化瘀又不宜过于峻猛。侯教授认为,治肺癌如果攻伐太过,不仅癌瘤未能控制,而且易导致脾胃受损,正气益虚,宜平调阴阳、缓缓图之,常在处方中加入灵芝、竹茹等健脾和胃,加入生姜、大枣、甘草等调养气血。肺癌用药最忌呆补、漫补、塞补、壅补。路志正指出,肺脾虚弱,药多量大则不易吸收;小剂轻灵活泼,可使脾胃有生发之机,肺脏得养,故路老选药时常选性味平和之品。

七、虫类药物治疗肺癌有奇效

侯教授认为,肿瘤坚如岩石,盘根错节,一般植物通络药无法达到清利癌毒的目的。而虫类药因其性善走窜,可剔邪搜络,无微不入,攻坚破积,无坚不破,被广而用之。纵观侯教授临床处方,巧用虫类药,力专效著。她所用的方剂的50%含虫类药,并根据几十年临床经验总结研制了以虫类药为主组成的矾贝散结颗粒,全方由壁虎、蜈蚣、白矾、浙贝母、地龙、露蜂房、全蝎、炒鸡内金、土鳖虫等药物组成,此方注重化痰祛瘀、解毒散结,临床应用疗效颇好,深受患者及同行的赞誉。"飞者走络中气分,走者走络中血分"是侯教授临证应用虫类药的基本原则,临床中,侯教授善用壁虎、地龙、土鳖虫、僵蚕、蜈蚣、全蝎、露蜂房、九香虫等药。她认为,壁虎善行血兼理气,气血兼顾;地龙功能平喘、通络,临床上对咳嗽、痰多的肺癌患者,经常配合苏子降气,有良好的止咳平喘的功效;土鳖虫破血逐瘀之力较强,但胜在破而不峻;僵蚕被誉为"天虫",善祛人体上部之邪,对于肺癌伴锁骨上窝淋巴结转移者疗效较好。侯教授认为,癌症的发生与"毒"有关,提出了以毒攻毒的治法,且斑蝥、蟾蜍、蛇蜕、蜈蚣、全蝎等动物类药物也有此作用。但是侯教授强调肺癌患者为"本虚"之体,在使用有毒药物的同时必须把握好分寸,不能一味猛烈攻伐,可以适当配伍一些补虚之品,做到标本兼顾。另外,虫类药虽有很好的解毒除积之功效,但也易出现过敏、中毒等不良反应,对此,侯教授结合临床用药经验指出,虫类药物应控制用药剂量,若用药过程中出现上述反应,需立即停药观察。

(戴玲玲)

第二节　侯爱画治疗肝癌的临证治验

肝癌是临床最常见的恶性肿瘤之一,居我国恶性肿瘤发病率的第三位,但死亡率居第二位。肝癌具有起病隐匿、潜伏期长、高度恶性、进展快、侵袭性强、易转移、预后差等特点,70%以上的患者确诊时已属中晚期。手术、射频消融或肝移植等治疗仍是最有效的方法。对于晚期丧失手术机会的患者,近年来靶向治疗、免疫治疗取得了很多进展,但治疗仍不是很理想。

侯教授师古而多创新,守法而多灵活,对肝癌的中医药治疗有独特的见解,在肝癌的围手术期、围介入期治疗及提高晚期肝癌患者生活质量、延长生存时间方面均有独到的经验。笔者有幸作为师承学员跟师学习,获益良多。兹将侯教授中医诊治肝癌的学术思想及临床经验总结如下。

一、把握本质，谨守病机

侯教授认为肝癌的发病机制复杂，但正虚邪实是其根本，肝癌是一个本虚标实或整体属虚而局部属实的疾病。本虚责之气虚血亏，标实为气血、湿热、瘀毒互结。所以说，肝癌是由于七情内伤、饮食劳倦、邪毒内侵，导致脏腑气血亏虚，脾虚不运，气滞、血瘀、湿热、痰毒等互结于肝所致。治疗上当扶正祛邪，标本兼治，常用健脾益气、养血柔肝、滋补阴液等法以治本，疏肝理气、清热利湿、清热解毒、消积散结等法以治标，以求恢复肝主疏泄之功能，则气血运行流畅，湿热瘀毒之邪有出路，从而减轻和缓解病情。要注意结合病程、患者的全身状况处理好正与邪、攻与补的关系，攻补适宜，治实勿忘其虚，补虚勿忘其实。侯教授强调《素问·六元正纪大论》中"大积大聚，其可犯也，衰其大半而止"的理论，强调攻伐之药不宜太过，否则虽可图一时之快，但耗气伤正，最终易致正虚邪盛，加重病情。

二、分阶段治疗，因时制宜

侯教授认为肝癌的治疗是一个长期的过程，且常有多种手段的参与。在疾病的不同阶段，以及与不同的西医手段配合时，患者机体的状态是不同的，标本虚实的关系也是不同的，因此，中医中药在肝癌的不同阶段能起的作用也各有不同，所以需要分阶段治疗，因时制宜。

（一）肝癌围手术期的中医药治疗

侯教授认为，手术攻伐气血，损伤人体正气，故围手术期的中药治疗应以扶正为主，佐以调理之剂，不可攻伐太过。手术前中药治疗可以健脾疏肝、理气和胃、化湿清热为主，可选香砂六君子汤、逍遥散、平胃散等加减。术后要注重调整机体脏腑气血功能，增强机体防癌、抗癌能力，以扶正为主，主要以健脾理气和胃或温补脾肾为治则。术后气血未复，食少纳呆、乏力倦怠者，以健脾理气和胃为法，方用香砂六君子汤、逍遥散加减；食少纳呆、形寒肢冷、泄泻者，以温补脾肾为法，方用理中汤加味或金匮肾气丸加减。

（二）介入治疗后的中医药治疗

肝动脉介入治疗后的患者因介入有碘油栓塞和灌注的不同化疗药物的共同作用，表现多样，中医药治疗当以调节机体平衡，减轻介入治疗后反应为主。如身目黄染、小便短赤、大便干、舌苔黄腻等属肝胆湿热、湿热毒邪留而不去者，以清热化湿解毒为法,方用甘露消毒丹、茵陈蒿汤、黄连解毒汤加减,或黄连上清丸、牛黄上清丸等内服,但要注意中病即止,以防清泻太过损伤正气。如出现往来寒热、胁痛、口苦等表现,当和解少阳,方用小柴胡汤加减,常用柴胡、黄芩、人参、大枣、制灵芝、生姜、白花蛇舌草等药物。如介入治疗后出现五心烦热、咽干、少寐多梦、腰膝酸软、舌红少苔、脉细等表现,为肝肾阴虚证,治宜滋养肝阴,方用一贯煎、沙参麦冬汤、六味地黄丸等加减,常用药物有生地黄、枸杞子、茯苓、沙参、麦冬、太子参、赤芍、山茱萸、牡丹皮等以滋阴柔肝、补益肝肾。如出现体弱乏力、食少便溏等症状,当以健脾补气为法,方用四君子汤加减。

另外,侯教授认为肝癌介入治疗后的病灶仍需化瘀,但不宜用水蛭、莪术之类破血消癥之品,而用郁金、延胡索之类行气化瘀之药。她认为介入治疗为血管栓塞治疗,破血之品有导致栓塞血管再通的可能,可降低介入之疗效。

(三)中晚期肝癌的中医药治疗

中晚期肝癌丧失了手术、介入治疗的机会,或者介入治疗后需要长期中药调理预防肿瘤进展的患者,侯教授认为需要辨病与辨证相结合对其进行治疗。因为肝癌患者具有相同的病机特点,根据这一共性,侯教授创制了肝癌的基本方愈肝散结汤(鳖甲、白芍、茵陈、郁金、茯苓、白术、山慈菇等)。她还将中晚期肝癌分为肝郁脾虚、气滞血瘀、湿热蕴结、湿热瘀毒和肝肾阴虚五种常见临床证型。肝郁脾虚型以胁肋胀痛、胸闷不适,善叹息,纳呆食少,或有腹泻,或胁下痞块,舌淡红,苔白微腻,脉弦为主要表现;治以疏肝解郁、健脾理气为法,方用愈肝散结汤合柴胡疏肝散或逍遥散加减。气滞血瘀型以右胁下或脘部痞块巨大,痛处固定拒按,痛引肩背,入夜尤甚,脘腹胀满,乏力纳呆,便溏,舌紫暗、有瘀斑或瘀点等,脉涩或弦涩为主要表现;治以活血化瘀、行气止痛为法,方用愈肝散结汤合膈下逐瘀汤加减。湿热蕴结型以右胁痞块,疼痛较重,或身目泛黄,或潮热,或壮热,口干口苦,心烦易怒,胸腹满闷,溲黄便干,舌红,苔黄腻,脉滑数或弦滑为主要表现;治以清热利湿、疏肝利胆为法,方用愈肝散结汤合茵陈蒿汤、龙胆泻肝汤加减。湿热瘀毒型以胁下痞块巨大,质硬,腹痛且胀,按之如囊裹水,面黄或晦暗,小便短少,舌暗淡或有瘀斑,苔白腻滑,脉沉濡为主要表现;治以清利湿热、解毒逐瘀为法,方用愈肝散结汤合当归龙荟丸加减。肝肾阴虚型以胁肋隐痛,五心烦热,心悸少眠,头晕,食少,腹大如鼓,青筋暴露,甚则呕血、黑便,舌红,少苔,脉细而数为主要表现。治以滋养肝肾、清热解毒为法,方用愈肝散结汤合一贯煎、六味地黄丸加减。

随症加减:有出血倾向如鼻衄、齿衄者,加白茅根、小蓟炭、茜草炭、侧柏叶等。有腹水者,合大腹皮、猪苓、白茅根、车前子、葫芦巴、防己、泽泻等加减。有身黄、目黄、小便黄者,加茵陈、虎杖、金钱草等利湿退黄。若大便不畅者,加大黄、枳实等通腑泻热。若胁下有肿块者,加莪术、桃仁等破血消癥。若有纳呆食少者,加神曲、谷芽、麦芽等健脾开胃。

侯教授还喜用白及、仙鹤草。她认为肝癌患者特别是乙肝后肝硬化肝癌患者胃底静脉曲张,白及可以保护胃黏膜以预防出血;仙鹤草有脱力草之名,既有补虚之能,又有止血之功,且能化瘀,可以预防出血以改善体力,化瘀疗疾。

三、顺势而为,注重顾护肝阴

侯教授在治疗肝癌过程中讲究顺势而为,就是顺应肝脏的正常生理病理特点施治。《临证指南医案·肝风》中说:"肝为风木之脏,因有相火内寄,体阴而用阳,其性刚,主动主升。"肝主藏血,肝之本体内藏有形之阴血,故肝体为阴;但同时肝为刚脏,为"将军之官",性喜调达而恶抑郁,故其用为阳。在生理上,肝藏血,血养肝,肝主疏泄,以引血归肝,疏泄功能正常,则血行畅达,藏血充足,而后能发挥充筋、养目、滋养脏腑之"阴柔"之性。在病理上,肝体常不足而肝用常有余,肝体之病常因肝体不足为主,即阴血不足,治当滋阴养血、补益肝体;肝用之病,则以肝用有余致疏泄有余、化火化风等阳亢无制,出现烦躁、口苦、出血等症,治当以抑肝用。但抑肝用常与滋肝体相联系,肝血充足,阴柔正常,肝体得养,则肝用正常,肝之疏泄畅达而不亢逆;若肝之阴柔不足,肝之刚用之性必疏泄太过,升散无制,而致种种病症。所以无论从生理上还是病理上讲,治疗肝脏疾病都要以"柔"为主,正如叶天士所说"肝为刚脏,非柔润不能调和也"。所谓柔者,针对肝之体阴,以具有育阴养血的药物养其肝阴则其用自平,也就是调整阴阳之意。另外,肝肾同源,肝藏血,肾藏精,血能化精,精能生血,养肝阴常与滋肾阴同用。故治疗肝癌时虽也用攻坚散结之品,但常用鳖甲、龟板之类滋补肝肾之阴的同时软坚消癥,并常配用沙参、麦冬、白芍、生地黄、当归、熟地黄、枸杞子等药物。侯教授还强调补益肝肾的同时要稍佐陈皮、香橼、佛手之类的理气药,并可适当运用神曲、麦芽等健脾消积之品,既可收柔肝养阴之效,又不至于滋腻滞运。用药注意轻清灵动,选用中正平和之品。治法柔和,缓攻缓补,缓攻防伤胃气,缓补防滋腻碍胃。

(谭　松)

第三节　侯爱画治疗胃癌的临证治验

之前胃癌死亡率占我国所有恶性肿瘤死亡率的 30%,居第一位,一直到 2000 年后,随着肺癌和肝癌死亡率的上升,胃癌下降为第三位,这三个肿瘤加起来占总恶性肿瘤的 70% 以上。据统计,男、女胃癌死亡率比例是 1:2 或 1:3,甚至有的接近1:4,发病年龄主要在40～70岁,早期发现的少,一般发现时已到中晚期,治疗难度大。侯教授擅长治疗消化道肿瘤,现将侯教授治疗胃癌的经验总结如下。

一、病因病机探讨

胃癌在古文献中无明确记载,但是通过其临床表现的描述,胃癌可归属于中医"胃脘痛""伏梁""反胃""噎膈""癥瘕""积聚"等范畴。《素问》曰:"胃脘当心而痛,上支两胁,膈咽不通,食饮不下。"《灵枢·邪气脏腑病形》曰:"心脉……微缓为伏梁,在心下,上下行,时唾血。"《诸病源候论·积聚病诸候》曰:"积聚痼结者,是五脏六腑之气,已积聚于内,重因饮食不节,寒温不调,邪气重沓,牢痼盘结者也。若久即成。"简言之,胃癌是在脾胃亏虚的基础上,在外感、内伤等多种因素的长期相互作用下,引起气滞、血瘀、痰浊、癌毒等一系列病理产物结聚而致,即"成于气血痰毒之瘀滞"。胃癌病机总属本虚标实,由于饮食不节、情志不遂、久病伤胃等因素导致脾胃运化失司,水湿停滞则为痰,气滞血阻则为瘀,痰瘀胶着于胃,发为胃癌。

侯教授指出,胃癌与饮食失节、脾胃受损、运化失常、气结痰凝等因素有关。人以胃气为先,胃癌的发生与外邪、正气虚联系紧密。侯教授认为,胃癌发病因素有先天不足或者后天失养,饮食失节,忧思过度,脾胃损伤,气结痰凝,痰湿结聚。胃癌是全身性疾病的局部表现,整体属虚,局部属实。胃癌变化多端,是气、痰、瘀、毒混杂相兼所致,该病病因复杂,正所谓饮食药饵先伤于胃,机体正气不足加之脾胃虚弱是胃癌发生的初始因素,而瘀、毒、痰、热、虚互结,最终形成本病。并应根据患者的年龄、体质状态、疾病分期等权衡虚实,分清标本,用药攻补兼施,做到攻邪而不伤正,扶正而不留邪。

二、中医药治疗胃癌的优势

侯教授指出,现阶段胃癌的治疗仍以手术、放疗、化疗等现代医学手段为主,中医药在胃癌临床领域的辅助应用在改善症状、提高疗效、减轻放疗与化疗不良反应、治疗术后并发症、预防肿瘤转移和复发、缓解疼痛等方面具有显著优势。中医药治疗胃癌重视对患者机体整体的改善,既治病又治人,重视对机体内环境的改善。其次中医药治疗胃癌不排斥西医,主张分阶段治疗,注重中西医结合。她还指出中医药治疗胃癌讲究整体观念,将人作为一个整体,不只把消瘤作为唯一目的,要注重从整体出发,重视先、后天之本,兼顾身体的阴阳虚实,实现阴平阳秘的治疗目的。

三、侯教授治疗胃癌的基本方法

侯教授指出,关于胃癌的治疗,绝大部分医家均根据病因病机设定基本方,并结合患者症状进行随症加减治疗。如邵扣风以基本方六君子汤随症加减用于胃癌术后化疗患者,结果表明该方案有助于改善患者生活质量评分、减少化疗不良反应、提高机体免疫功能。曹超等以扶正抑瘤方为基本方辅助化疗、腹腔镜手术治疗进展期胃癌痰瘀毒结证,结果该方案明显减轻了化疗引起的不良反应,且改善了患者术后应激水平,提高了患者的免疫防御能力和生存质量,对于抑制肿瘤复发转移也有显著作用。侯教授设定了胃癌基本方——健胃散结汤,药物组成为白术、茯苓、灵芝、薏苡仁、郁金、藤梨根、白花舌蛇草、壁虎、全蝎、炙甘草等。方中,茯苓、白术健脾化湿,为君药;灵芝燥湿化痰、解毒散结,薏苡仁清热利湿、健脾,共为臣药;郁金行气祛瘀,藤梨根解毒除湿,白花蛇舌草解毒散结,全蝎、壁虎攻毒散结,共为佐药;炙甘草健脾、调和诸药,为使药。诸药合用,共奏益气健脾扶正、祛湿化痰散结之功。临床中以此为基础,随症加减。如伴有气滞者,加用柴胡、玫瑰花、佛手等理气疏肝;血瘀重者,加用莪术、炒山楂、乌药、九香虫、延胡索等理气活血化瘀;脾虚者,重用黄芪,加太子参等益气补肺健脾;阴虚者,加用北沙参、天冬等养阴增液;阳虚者,加用附子、干姜、巴戟天等温肾补阳之品。

侯教授在临床中常把胃癌分为以下几型:①肝胃不和型以胸脘满闷,两胁胀痛,时有胃气上逆,舌淡红,苔薄白,脉弦为主要表现。治疗原则为疏肝理气,健脾和胃。常用健脾散结汤加生赭石、生白芍、炒枳实、广陈皮、川楝子、香附、醋炒柴胡等。②气滞血瘀型以胸腹胀满、疼痛,拒按,痛有定处,腹部可触及包块,舌紫暗或有瘀斑,苔淡黄,脉弦数为主要表现。治疗原则为益气健脾,活血化瘀。常用健脾散结汤加乌药、全当归、川芎、土鳖虫、紫丹参、九香虫、延胡索、沉香曲等。③脾虚痰湿型以胸闷膈满,呕吐痰涎,纳呆食减,胃脘痞块,舌淡胖或淡暗,苔滑腻,脉弦滑或濡细为主要表现。治疗原则为健脾利湿,化痰消瘀。常用健胃散结汤加苍术、白术、云茯苓、广陈皮、枳实、炒薏苡仁、干姜、生灵芝、党参等。④胃热阴虚型以胃脘灼热,口干欲饮,或喜热饮,胃脘嘈杂,食少,便干,舌红,少苔,脉细数或弦细为主要表现。治疗原则为滋养胃阴,解毒散结。常用健胃散结汤加南沙参、麦冬、玉竹、鲜石斛、生石膏、知母、枸杞子、金银花、生甘草等。⑤气血双亏型以全身乏力,面色㿠白,纳少神疲,头晕目眩,心悸气短,自汗,舌淡,少苔,脉沉细无力为主要表现。治疗原则为益气补血,佐以健脾、解毒散结。常用健胃散结汤加全当归、生黄芪、全党参、焦白术、云茯苓、生地黄、熟地黄、炒白芍、广陈皮、炙甘草、红枣等。⑥脾肾阳虚型以胃脘隐痛,喜温喜按,食生冷痛增,或腹胀大,按之如囊裹水,或朝食暮吐,或暮食朝吐，便溏甚至脱肛不禁，小便不利，下肢浮肿，面白无华，神疲肢冷，舌淡胖、有齿痕，苔薄滑，脉细无力为主要表现。治疗原则为温补脾肾，助阳利水，解毒散结。常用健胃散结汤加党参、黄芪、制附子、陈皮、干姜、猪苓、泽泻、葫芦巴、补骨脂等。

四、提倡中西医汇通，分阶段治疗

对胃癌的治疗，侯教授认为中西医结合可以取长补短，并将其临床经验总结为"以人为本、分阶段、个体化、全程管理"抗癌模式贯穿于胃癌治疗的始终。具体体现在以下方面。

对于手术后患者，侯教授指出胃癌术后胃腐熟水谷功能减退，脾失运化，多见气血亏虚之证。中医药在胃癌术后患者中的应用能够增效减毒、改善症状、预防复发和转移、提高患者带瘤生存质量、延长患者无病生存期，用益气健脾养血药物可促进机体恢复。术后元气大伤，恢复脾胃健运功能，后期治疗才能事半功倍。如宋振民等在胃癌术后应用补中益气汤加减治疗，结果患者术后肛门初期排气时间、术后排便时间、术后肠鸣音恢复时间均优于单纯西医治疗组，且中西医结合组临床总有效率更高，胃肠道反应发生率较低。邝荣贵以四君子汤辅助营养支持用于胃癌术后患者，结果表明该方可改善胃癌术后患者的营养状况，增强胃癌术后患者的免疫功能。侯教授亦是采用益气健脾养血的药物促进机体恢复。她常常采用归脾汤、补中益气汤等加减，并且药物中加大了益气健脾中药的分量，如党参、白术、山药、黄芪等。她指出，术后恢复期基础打好，才能保证进一步的放、化疗等综合治疗，可采用扶正补虚中药配合食疗（如大枣、枸杞子、黄芪、山药等配合牛筋汤、鲫鱼汤）等促使体力恢复。

侯教授指出，中药联合放、化疗或手术在胃癌临床治疗中最为常见，其目的在于减轻放、化疗不良反应，减少手术并发症，提高患者生活质量，抑制胃癌的复发与转移。如郭天利应用阳和汤加减联合 DOX 方案化疗治疗晚期胃癌，结果患者白细胞介素 -10、转化生长因子 $-\beta_1$、干扰素 $-\gamma$ 水平及治疗有效率、疾病控制率显著优于单纯化疗组，表明中药辅助化疗治疗晚期胃癌可提高近期疗效，改善患者炎症免疫因子水平。侯教授应用中医药辅助治疗措施以减低化疗毒性，增加化疗效果，帮助患者平稳渡过化疗期。化疗期可采用益气养血、健脾和胃、补肾扶正药物为基本。侯教授的临床经验方扶正护膜汤，药物组成为党参、白术、白及、黄芪、女贞子、黄精、仙鹤草、鸡血藤、神曲、灵芝粉等，整个化疗期间可随辨证加减内服，以减轻消化道反应及骨髓抑制等化疗毒性，提高免疫功能，增加疗效；对于既往化疗中出现明显骨髓造血功能抑制现象拟行再次化疗的患者或化疗后出现骨髓造血功能抑制的患者，可加血肉有情之品，如鹿角胶、紫河车等。

胃癌术后化疗后防复发转移阶段,应扶正祛邪并重。扶正与祛邪两者辩证统一,不可偏废,相辅相成。侯教授以健脾和胃、化痰散结、祛瘀抑瘤、预防复发为原则立法选方,常用药物为党参、仙鹤草、灵芝、壁虎、全蝎、蜈蚣、白花蛇舌草、藤梨根、薏苡仁、白屈菜、金荞麦、鸡内金等。适用于胃癌术后各型。并可制作成水丸,服用方便,适于长期服用。

对于晚期胃癌特别是不能耐受化疗者,不同于中医治疗学一贯认为的"晚期扶正为主",侯教授率先提出晚期亦应"扶正祛邪并重",正如清代张隐庵所讲"寒热补泻兼用,在邪正虚实间求之"。晚期肿瘤进展迅速,单纯扶正无法控制肿瘤生长,患者生活质量不可能提高。祛邪的目的即为扶正,扶正的目的即为祛邪。此期中医药综合疗法大有发挥的余地。此期根据患者情况,可辨证分型为脾虚痰湿、肝郁气滞、气滞血瘀、气血两虚、脾肾阳虚等证型,分别采用健脾化痰祛湿、疏肝健脾和胃、活血化瘀、益气养血、健脾补肾等方法治疗。以上各型,在处方中都可以兼以散结抑瘤祛邪之品,并可联合应用中成药静滴、外用、食疗等综合治疗方法。根据患者对药物反应不同,随时调整扶正祛邪力度,争取使病情缓解,获得最大的治疗机会。

五、重视中医综合疗法

侯教授认为,肿瘤为一复杂的凶险的顽疾,在治疗方法上应该灵活多变,多种剂型、多种方法综合应用,重视内外兼治,最大限度地围攻、消散肿瘤,使患者最大限度获益。外治法是相对于口服给药的内治法而言的。外治法的运用,《黄帝内经》中也有很多例证,如《素问·阴阳应象大论》中"其邪者,渍形为汗",是利用热汤浸发汗法;《伤寒杂病论》亦有"医以火迫劫之""先刺风门、风府"等论述,此外还有推拿按摩法等。目前临床如针灸、推拿、伤科、外科手术及药物的熏、熨、敷、贴、灌肠等均属外治范围。侯教授在临床中善于应用各种外治方法,调理患者体质,改善化疗毒副反应,减轻疼痛,消除腹水,控制肿瘤。

胃癌的化疗过程中,患者常常出现周围神经毒性。侯教授在内服活血通络、清热解毒中药基础上配合外用药物取得了很好疗效。侯教授自创柏川熏洗液,临床应用二十余年,取得了良好疗效。侯教授曾经观察柏川熏洗液外洗对奥沙利铂急、慢性神经毒性的防治作用。结论为清热解毒、活血化瘀中药外洗防治奥沙利铂急、慢性神经毒性疗效肯定。柏川熏洗液的主要组成为黄柏、黄芩、丹参、红花、鸡血藤、白芍、忍冬藤、丝瓜络、川芎、黄芪等。黄柏、黄芩清热解毒利湿,常用于下肢痿弱麻木等症,可有效减轻化疗药湿热火毒伤阴的毒性,且现代药理研究证明,黄柏与黄芩均有抗氧化、抗癌、抗炎、抗敏等作用,对促进局部血液循环、改善周围神经营养状况、防药敏发生及治疗原发病均具有辅助治疗作用;丹参、红花、鸡血藤、川芎等养血活血、通络止痛,为治疗血行不畅之手足麻木的常用药;白芍养阴活血、缓急柔筋、调和营卫;忍冬藤、丝瓜络清热解毒、活血通络;黄芪益气养血、活血通络。总之,全方诸药配合,共奏清热化湿、活血通络、益气养阴、调和营卫之功。

对于胃癌所致的腹痛,侯教授自制了化瘀止痛散膏外敷。侯教授认为,胃癌所致腹痛以痰瘀阻滞、不通则痛为主,选用活血理气止痛药外敷,再加用冰片等透皮药物直达病所,更有利于快速止痛。

化疗中极易出现恶心呕吐等副反应,侯教授常用灵芝、砂仁等药物研粉外敷神阙穴,在化疗当日及化疗后连用数天,可有效预防即发及延迟性恶心呕吐。

胃癌转移所致的腹水,侯教授自制消胀利水散外敷,疗效可靠。

另外,尚有三联免疫疗法(艾灸、穴位敷贴、TDP 治疗等联合应用辨证取穴)、脐疗、止痛酊等多种疗法,在此不再一一列举了。

六、处方原则采用辨证加辨病加对症治疗

侯教授处方用药可总结为辨证用方加辨病用药加对症用药。毫无疑问,辨证论治为中医治疗疾病的精髓所在,辨证准确,才能效如桴鼓。但侯教授在临床中发现,单纯辨证处方对于改善当下症状疗效较好,但远期疗效仍不乐观。因此,侯教授吸纳西医"辨病"治疗模式,选用经现代药理学研究有抗癌活性的药物,如半枝莲、白花蛇舌草、白英、龙葵、藤梨根、露蜂房、生薏苡仁、白屈菜、虎杖、半边莲、红豆杉等,临床可以灵活选用。对症治疗指的是缓解就诊时候最痛苦的症状、最需要解决的问题,如化疗期腹胀、恶心、纳差、失眠等不适症状,方中予以灵芝、枳壳、陈皮、木香、麦芽、谷芽、山楂、神曲等以健脾理气,和胃助运,加用酸枣仁等安神助眠。如此处方,即可达到事半功倍的效果。

七、毒性药物的应用

近年来,随着现代药理学发展,中药安全性问题得到了广泛关注。侯教授认为,对于临床报道有毒性的中药不应因噎废食,弃而不用。比如侯教授在治疗胃癌时常用红豆杉。红豆杉又名紫杉,古代统称为柏,明朝李时珍将柏列为补阴之要药,主治惊悸,可益气、除风湿、安五脏,并能治疗其他疑难杂症,《本草纲目》对此药做了详细的记载。目前认为,红豆杉味甘,性平,有小毒,归心、肾经,有消肿散结、通经利尿、解毒消积、化食驱虫的作用。侯教授认为,红豆杉应该在辨证论治、以偏纠偏的思想指导下应用。现代研究显示,红豆杉的毒性作用主要集中在胃肠

道反应、骨髓抑制、心脏毒性方面。侯教授在应用红豆杉的处方中,常常加用白及粉、竹茹、灵芝等保护胃肠道,并加用熟地黄、枸杞子、补骨脂等补肾强骨之品,且炙甘草药量一般为10g以上,以起到益气复脉、保护心脏的作用。另外,在临床应用中应辨证论治,对于虚损性症状突出患者,应该避免应用。

对于虫类药物的应用很多人畏惧过敏或者脏器毒性而畏首畏尾不敢应用。侯教授认为,应用虫类药物应胆大心细,不可畏惧虫类药物峻猛之性,也不可急于求成,滥用误用,应在辨证准确、量少开始、随症加减、密切监测的基础上应用。侯教授认为,肿瘤病机复杂,痰、瘀、毒互相胶结难化,犹如老树盘根错节。而虫类药善搜剔攻毒,可入里入络,其效或破或消,直达病所。正如吴鞠通所说:"以食血之虫,飞者走络中气分,走者走络中血分,可谓无微不入,无坚不破。"侯教授善用全蝎、蜈蚣、僵蚕、九香虫、露蜂房、土鳖虫等。她认为,全蝎、蜈蚣息风镇痉,通络止痛,攻毒散结,对于散结消肿、止痛疗效较好,且伴有骨转移时应选用蜈蚣;僵蚕被誉为"天虫",善祛人体上部之邪,对于胃癌伴颈部淋巴结转移者疗效较好;九香虫理气止痛、温中助阳,用于胃寒胀痛、肝胃气痛等疗效佳。侯教授在应用虫类药物时,经常监测患者肝肾功能、血常规,若有异常,及时停药并对症治疗。

八、预防转移,重视脾肾

防转移体现了中医"治未病"的预防观点,正如《金匮要略·脏腑经络先后病脉证并治》:"夫治未病者,见肝之病,知肝传脾,当先实脾"。在肿瘤转移之前提前预防,把握治疗主动权是最理想的治疗策略。侯教授认为,脏腑与脏腑之间存在着相互滋生、相互制约的关系,一脏有病,依照自身规律势必会影响他脏。对于胃癌的防转移,即为"先安未受邪之地",其中最为重要的是顾护脾肾。脾胃为后天之本、气血生化之源,抗癌西药有伤脾碍胃之虞,《脾胃论》指出"善治病者,唯在调和脾胃",此时应发挥中药健脾和胃之功,脾胃之气健旺,气血生化有源,患者正气充沛,有力抗邪,才能减缓发展及复发转移。肾为先天之本,久病及肾,阴精匮乏,加之放、化疗攻伐,骨髓造血功能下降,机体虚弱至极,故晚期胃癌患者常见脾肾阳虚等的衰败之象,此时可能伴有骨髓侵犯、骨转移等情况发生。所以在治疗中,采用补肾强骨等中药,如枸杞子、补骨脂、牛膝、山茱萸、骨碎补、透骨草等,既可提高机体免疫力,又可延缓肿瘤的转移复发。

九、注重顾护胃气

李东垣的学术思想对侯教授肿瘤治疗方面的影响深远。李东垣认为,饮食不节、劳役所伤、情绪失常易致脾胃受伤、正气衰弱,从而引发多种病变。治法上重视调理脾胃和培补元气,扶正以祛邪。李东垣脾胃论的核心是"脾胃内伤,百病由生"。这与《黄帝内经》中讲到的"有胃气则生,无胃气则死"的论点有异曲同工之妙,都十分强调胃气的作用。同时,他还将内科疾病系统地分为外感和内伤两大类,这对临床上的诊断和治疗有很强的指导意义。对于内伤疾病,他认为以脾胃内伤最为常见,其原因有三:一为饮食不节;二为劳逸过度;三为精神刺激。另外,脾胃属土居中,与其他四脏关系密切,不论哪脏受邪或劳损内伤,都会伤及脾胃。同时,各脏器的疾病也都可以通过脾胃来调和濡养、协调解决。但他不主张使用温热峻补的药物,而是提倡按四时的规律,对实性的病邪采取汗、吐、下的不同治法。他还十分强调运用辨证论治的原则,强调虚者补之,实者泻之,不可犯虚虚实实的错误。侯教授在肿瘤的治疗中,无论早期、中期、晚期,均体现了时时顾护脾胃,有胃气则生,健脾法贯穿恶性肿瘤治疗的始终。

十、处方中加用援药

《说文解字》曰:"援,引也。援药,顾名思义,支援、支持之药也。"王新陆教授在多年的临床实践中发现,许多中药对人体某些靶点有十分确切的作用,但不能用传统的中医理论或中药功效来解释,于是提出了"援药"的新概念。援药的定义,即通过现代中药药理研究证实,可直接作用于确切靶器官,对主病、主因、主症有明确治疗作用,配伍到方中能起到缓解症状或改善实验室检查指标的药物,与君、臣、佐、使并列成为方剂的重要组成部分,即君、臣、佐、使、援成为新的组方配伍方法。恰当使用援药,可直达病所,收到事半功倍的疗效。侯教授在此理论指导下,处方用药,事半功倍,在侯教授的处方中经常可以看到援药的使用。

十一、重视心理调摄,重视调整睡眠

侯教授善于根据五脏的相生相克关系,运用药物和五行音乐疗法,恰当调畅情志,可使肿瘤的治疗达到事半功倍的效果。因此,在侯教授处方中可见到玫瑰花、郁金、薄荷、生麦芽等疏肝之品。失眠是肿瘤患者常见的症状之一。据国内统计,59%的癌症患者都会存在睡眠障碍,而对于普通人群来说,这个数字是15%。失眠的发生导致患者的生活质量受到严重的影响,长此以往,更会对他们身体的免疫系统造成干扰,影响身体新陈代谢,自身的免疫力下降,癌症复发的风险也会大大增加。因此,侯教授在处方中加入了酸枣仁、夜交藤等安神之品,重者加入了珍珠母、龙骨、牡蛎等重镇安神之品。

(慕岳峻)

第四节　侯爱画治疗胰腺癌的临证治验

一、胰腺癌的病因病机

胰腺癌在中医文献中并无明确的病名,根据其上腹痛、黄疸、进行性消瘦、全身乏力及消化道症状等的临床表现,见于中医学中"黄疸""腹痛""癥瘕""伏梁""结胸"等疾病中。胰腺癌的病因病机,历代医家论述颇多。我国古医籍中最早对"胰"的记载见于《难经》,曰"散膏"。而与胰腺癌症状相关的古籍在《素问·腹中论》中就有记载:"病少腹盛,上下左右皆有根……病名伏梁……裹大脓血,居胃肠之外,不可治,治之每切按之致死……此下则因阴,必下脓血,上则迫胃脘,生鬲,夹胃脘内痈,此久病也,难治。"《圣济总录·黄疸门》中也有记载:"多因酒食过度,水谷相并,积于脾胃,复为风湿所搏,热气郁蒸,所以发生为黄疸。"其提出了该病的一些诱因,后世也将黄疸看作对胰腺癌的描述。巢元方在《诸病源候论》中提到的"积聚"通常也被看作是胰腺癌。清代王清任在《医林改错》中具体描述了胰腺的解剖位置及其与邻近器官的关系,非常接近于现代医学解剖的胰,还指出了胰腺与肝脏、脾脏在功能与病机方面的相互关联。古代医家对胰腺癌病位的认识大多集中在脾胃、肝胆;病机多责之湿热、痰瘀、脾虚、肝郁、脏腑元气虚弱等。当代医家对胰腺癌病因病机的理解,也各有不同。周仲瑛认为胰腺癌多因肝脾两伤,土败木贼,气不化水,湿热瘀毒互结所致。孙桂芝认为胰腺癌实为脾胃病变,在本为脾胃正气亏虚,在标为癌毒侵犯。邱佳信认为此病根于脾虚。王庆才认为胰腺癌的发生发展外因饮食、寒温失调,内因七情所伤,脾胃失养。尤建良认为胰腺癌的发生在于中焦脾胃失调所导致的正虚及湿、热、毒等实邪互结所致。刘鲁明认为湿毒、热毒及湿热毒邪互结是胰腺癌发病的关键。侯教授总结前人经验及自身多年临证体会,她认为,胰腺癌的病因病机可概括为内、外两个方面。内因为七情失调,肝郁气滞,气机升降失司,郁而化火;饮食失节,嗜食肥甘厚味,损伤脾胃,脾虚生湿,湿郁化热,湿热内蕴,日久瘀毒内生。外因为湿、热、毒邪直接侵袭人体。在内因和外因的作用下,湿、热、瘀、毒邪互结,久之成积成瘤。

二、胰腺癌分期的辨证施治

侯教授认为,胰腺癌为一种本虚标实的疾病,正虚为本,湿、热、瘀、毒为标。胰腺癌的治疗要辨早、中、晚期,辨主症、兼症,辨正虚标实。

侯教授认为不同肿瘤分期,主症、兼症亦不同,须辨证施治。对于早、中期胰腺癌,侯教授认为湿热内阻是其病机关键,此时抓其主症,往往为湿热内蕴证(症见上腹部胀满不适或胀痛,纳差,同时可有发热,口苦,口干,大便干燥或闭结,或黄疸,小便短赤。舌红或淡,苔黄腻,脉细弦),故以清热化湿为本期的主要治则,以自拟方清胰散结汤(白花蛇舌草、半枝莲、蛇六谷、绞股蓝、白豆蔻等)为基本方加减。再抓兼症,如有右胁疼痛,恶心纳差,口苦,口干,大便干燥或闭结,小便短赤,舌红或红绛,苔黄或腻,脉弦或弦滑数,辨为热毒壅盛证,治以清热解毒,可用清胰散结汤合用大柴胡汤加减,药用柴胡、黄芩、灵芝、大黄、枳实、白芍、生姜、大枣等;如有恶心纳差,口淡乏味,大便溏薄,舌淡,苔白腻,脉濡或细,辨为湿阻中焦证,治以燥湿健脾,常用清胰散结汤合黄连温胆汤加减,药用灵芝、陈皮、茯苓、甘草、枳实、竹茹、生姜等;若患者出现烦热口干,低热盗汗,形体消瘦,或鼻衄齿衄,舌红少苔或光剥有裂纹,脉细弦数或细涩,辨为阴虚内热证,治以养阴保津,常用清胰散结汤合沙参麦冬汤加减,常用药物有沙参、麦冬、生地黄、枸杞子、山药、天花粉等。另外,此阶段用药时要慎用温补、补益、滋腻之品,如人参、黄芪、鳖甲、龟板等及其制剂,以免助湿化热,加重病情。

针对晚期胰腺癌患者,证型以气血两亏、气阴亏虚多见,故以益气养血、益气养阴为法。气血两亏证临床多见头晕目眩,少气懒言,乏力自汗,舌淡,苔白,脉细弱,治宜益气养血,侯教授常用八珍汤合扶正护膜汤加减,药用党参、白术、黄芪、女贞子、黄精、仙鹤草、鸡血藤、玉竹、大枣、灵芝粉等。气阴两虚证常见神疲乏力,口干少饮,舌红或淡,脉细弱,治宜益气养阴,常用方剂为沙参麦冬汤、一贯煎、玉女煎,常用药物为沙参、麦冬、生地黄、当归、枸杞子等。

胰腺癌常见临床表现有黄疸、腹痛、痞块、出血、便秘、腹泻、厌食、腹水等。侯教授认为,胰腺癌的处方用药要在抓主症、兼顾兼症的基础上,对症加减。如伴有黄疸者,加茵陈、青蒿、栀子等;伴腹痛,加玄胡、木香、八月札、香附、川楝子等;有痞块者,加壁虎、干蟾皮、露蜂房、山慈菇、浙贝母、藤梨根等;伴有出血者,加三七、茜草、蒲黄、白茅根、大蓟、小蓟等;兼有便秘者,加大黄、虎杖、蒲公英等;伴有腹泻者,加防风、土茯苓等;厌食者加神曲、山楂、鸡内金、莱菔子等;有腹水者,加车前子、大腹皮、泽泻、猪苓等。

三、胰腺癌的辨病治疗

侯教授辨治胰腺癌还提倡辨病用药。何为辨病用药?通过诊断和鉴别诊断,准确分辨所患何病,可理解为辨病,然后确定使用何药治疗,可理解为辨病用药。《五十二病方》是现存最早的医书,书中五十二种疾病均按"辨病用药"的原则治疗。《黄帝内经》有十三方,亦采取"辨病用药"的原则。李时珍《本草纲目》中"百病主治药"是古代本草中依病用药的集中总结。侯教授认为,辨病用药可以弥补辨证用药的某些不足,并能提高中医药对部分疾病的疗效。辨病用药要在熟悉现代中药药理作用的基础上,参考检查、检验结果,结合临床病理变化准确掌握疾病,且要与辨证施治相结合才能更好地提高临床疗效。侯教授在治疗胰腺癌时,提倡在辨证论治的基础上加用 2 或 3 味具有明确抗肿瘤作用的中草药,如猫爪草、半边莲、半枝莲、山慈菇、夏枯草、红豆杉等。

猫爪草为毛茛科植物小毛茛的干燥块根,又称三散草、猫爪子、小毛茛、鸭脚板、金花草等,始记于《中药材手册》,性温,味微甘、辛,入肝、肺经,具有消肿解毒、散结化痰等功效。《中国药典》(1977 年版)将其收录,临床上可用于治疗肺结核、淋巴结结核、恶性肿瘤、咽喉肿痛、疟疾、蛇虫咬伤等病症。药理研究表明,猫爪草具有抗肿瘤、抗结核、调节免疫功能、减少氧化损伤、保护肝脏等作用。相关文献报道,猫爪草在治疗肝癌、肺癌、乳腺癌、胰腺癌、结肠癌、甲状腺癌、恶性淋巴瘤及子宫肌瘤等多种恶性肿瘤疾病中发挥着重要作用,具有多成分、多途径、多效应、不良反应轻等优点。

半边莲为桔梗科植物半边莲的干燥全草,又名急解索、半边花、细米草、鱼尾花、长虫草、瓜仁草等,主要分布于我国东南、中南、西南等地。该药始载于《滇南本草》,后在《本草纲目》中亦有记载。其味辛,性平,归心、小肠、肺经,有利尿消肿、清热解毒之功效,常用于治疗大腹水肿、面足浮肿、湿疹湿疮、痈肿疔疮、蛇虫咬伤、湿热黄疸。药理研究发现,半边莲具有抗肝癌、肺癌、胃癌、直肠癌、胰腺癌、食道癌、宫颈癌、乳腺癌等多种恶性肿瘤的作用,其抗肿瘤机制主要集中在抑制肿瘤细胞增长和诱导细胞凋亡两方面。

半枝莲为唇形科黄芩属植物,半枝莲的干燥全草始载于《药镜拾遗赋》。其味辛、苦,性寒,具有清热解毒、消肿止痛等功效,常用其单方或复方治疗各种肿瘤。《中华肿瘤治疗大成》中有记载,半枝莲主治原发性肝癌、胃癌、肺癌及宫颈癌等。现代药理学研究表明,半枝莲具有很好的抗肿瘤活性,其主要通过抑制肿瘤增殖、诱导肿瘤细胞凋亡、抑制肿瘤血管生成等途径发挥作用。有学者通过体内和体外研究表明,半枝莲能够显著抑制胰腺癌 PANC - 1 细胞的增殖和转移,改变肿瘤基因 YAP 与 $p - YAP$ 的表达,加快细胞的凋亡。

山慈菇系兰科植物杜鹃兰、独蒜兰和云南独蒜兰的干燥假鳞茎,其中杜鹃兰是主流品种。山慈菇,始载于《本草拾遗》,是一味常用中药,味甘、微辛,性凉,归肝、脾经,具有清热解毒、化痰散结的功效,用于痈疽恶疮、淋巴结核和蛇虫咬伤。现山慈菇在临床上常用于抗肿瘤,如治疗肝癌、胃癌、肺癌、食管癌、胰腺癌等,取得了良好的效果。研究发现,山慈菇的抗肿瘤机制表现在抑制肿瘤细胞的增殖、降低肿瘤的侵袭力、发挥较强的细胞毒作用及有效抑制瘤细胞的转移和黏附,其次还可有效提高机体自身的免疫能力。

夏枯草,为唇形科植物夏枯草的干燥果穗,始载于《神农本草经》,因"此草夏至后即枯"而得名,是一种药食同源的多年生草本植物,至今已有几千年的药用历史。夏枯草味苦、辛,性寒,归肝、胆经,可清肝火、明目、散结消肿,具有降糖、降压、抗菌消炎、免疫抑制、清除自由基、抗氧化、抗肿瘤、抑制病毒生长等多种作用,对瘰疬、瘿瘤、乳腺癌、淋巴结核、浸润性肺结核、单纯性甲状腺肿等多种疾病均有良好的临床治疗效果。现代药理研究表明,夏枯草对多种肿瘤(如肺癌、乳腺癌、淋巴细胞白血病、甲状腺癌、膀胱癌、结肠癌、胰腺癌、口腔癌、肝癌、肺癌、宫颈癌等)细胞均存在抑制作用,主要是通过促进细胞凋亡抑制肿瘤生长的。

红豆杉,为红豆杉科红豆杉属植物,是世界公认的天然珍稀抗肿瘤植物之一。《现代中药大辞典》记载:"其性味苦、平,有小毒,归心经;具消肿散结,温肾通经之功效;主治肿瘤、肾病、风湿等。"现代药理学研究发现,红豆杉具有抗肿瘤、抗白血病、抗炎、抗菌、保肝、降血糖、利尿、通经、抑制糖尿病和治疗心脏病等多方面的药理作用。目前被广泛用于临床治疗乳腺癌、卵巢癌、部分头颈癌、肺癌、胰腺癌的紫杉醇就是从红豆杉中分离出的一种紫杉烷类化合物,其衍生物多西他赛、卡巴他赛也被广泛用于临床。药理研究发现,其抗肿瘤机制主要表现在微管解聚、干扰信号传导通路、抑制新血管生成、诱导凋亡或自噬等。

四、胰腺癌的中西医协同治疗

侯教授认为,胰腺癌有不同的西医干预手段,其中医治疗也往往随之动态变化。如手术前后用药不同,化疗不同时期治法不同,不同西医治疗手段治则不同。侯教授主张手术、放疗、化疗前以祛邪为主,以清热利湿解毒为主要治则,加用现代药理研究抗肿瘤中药,使肿块缩小,及早控制转移,以利于后续手术、放疗、化疗等的治疗。此时侯教授常用方为其自拟方清胰散结汤。放疗、化疗期间中医治疗以扶正祛邪并重,其目的是为了减少西药或放射线的不良反应,增强疗效,起到减毒增效的作用。手术、放疗、化疗后患者身体虚弱,此时以扶正为主,其目的是为了减轻西医治疗手段的迟发不良反应,提高机体免疫力,防止复发转移。侯教授在西医治疗手段干预过程中及过程后,喜用自拟方扶正护膜汤加减。扶正护膜汤以益气养血、健脾和胃为法,党参、白术、黄芪益气扶正,女贞子滋补肝肾,神曲、鸡内金健胃消食,灵芝补气安神,大枣补血,佐以鸡血藤养血补血,陈皮理气健脾、使补而不滞,甘草调和诸药。对于既往化疗中出现明显骨髓造血功能抑制现象拟行再次化疗的患者或化疗后出现骨髓造血功能抑制的患者,侯教授常给予健脾补肾、益气养血的中药以预防或治疗骨髓抑制,常用方为人参养荣汤、归脾汤、八珍汤等加女贞子、枸杞子、麦冬、仙鹤草、茜草、鸡血藤、黄精等。

五、胰腺癌的内外同治

侯教授在治疗胰腺癌时重视中医外治法的应用。《理瀹骈文·略言》记载:"外治之理即内治之理,外治之药亦即内治之药,所异者法耳,医理药性无二,而法则神奇变幻。"其指出外治法与内治法都应在中医辨证论治为核心的指导思想下进行,应明阴阳,识脏腑,求病之本。因外治法主要针对局部病症,因此辨证的依据应以局部症状为先。

腹水是晚期胰腺癌患者较常见、难治的症状之一。腹水的出现使患者生存质量变差。因此,控制或消除腹水对晚期胰腺癌的治疗具有重要意义。目前西医对于胰腺癌腹水的治疗仍是以腹腔穿刺引流为主,腹腔穿刺引流只能暂时缓解症状,腹水会再生,且腹腔穿刺引流会导致体内白蛋白丢失,引发低蛋白血症,降低患者生存质量。消胀利水散为侯教授自拟方,药物组成有黄芪、白术、茯苓、猪苓、木香、乳香、桂枝、车前子、芫花、甘遂、牵牛子、冰片等。消胀利水散以健脾扶正为本,同时注重利水渗湿,使中焦土气得旺,助肾阳气恢复主水之力,气血生化得源,阴阳调和,脏腑各司其职,阴水自消,即执中州以溉四旁,扶阳气以祛水邪。消胀利水散方中以黄芪、白术为君药,奏健脾益气、利水消肿之功;桂枝、车前子温阳行气化水,茯苓、猪苓淡渗利水而不伤阴,共为臣药;乳香、木香行气活血止痛,甘遂、芫花、牵牛子泄水逐饮,共为佐药;冰片为使药,也是本方中的引经药,其性走而不守,有通络、率领诸药直达病所的作用。侯教授用消胀利水散外敷联合口服汤剂治疗胰腺癌腹水,效果显著。

化疗是胰腺癌常规治疗的手段之一,抗肿瘤药物的给药方法包括静脉注射、肌肉注射、腔内注入、动脉插管、口服等方式,目前大多数抗癌药物给药途径多以外周静脉注射的方式,操作简单,药物吸收迅速,价格较低廉,但约有 70% 的患者会在治疗时出现化疗性静脉炎。化疗性静脉炎是指在输注化疗药物当日或 3~5 天内,出现的输注部位及周围组织红斑、疼痛不适,静脉可见条索样改变,重者伴有静脉栓塞、组织坏死。化疗药物多为辛热之品,最易耗伤体内津血。化疗药物多以静脉输注,因此四肢血脉最先受侵,作用于局部血脉化为火热毒邪,热毒与血互结成瘀,气血运行受阻,不通则通;血热妄行,血溢脉外,故局部发红;瘀血内结日久,呈索条样改变。病机主要为热、毒、瘀互结,从而出现红、肿、热、痛等炎症反应,故治疗多用清热、解毒、祛湿、化瘀之品。侯教授自拟方四黄粉,组成为黄连、黄芩、黄柏、虎杖、当归、红花、白茅根、川芎等,以清热、解毒、祛湿、化瘀为组成大法。临床上外敷四黄粉治疗胰腺癌患者的化疗性静脉炎,效果显著,药物刺激 15 分钟后开始减轻,大约在 3 天消失。有些对血管内膜刺激性较大的药物注射后可出现静脉炎或栓塞,产生疼痛,静脉变硬呈索条状,或黑色素沉着,除稀释预防外,可配合中药(主要组成为牡丹皮、当归、红花、白茅根、川芎、三棱、伸筋草、怀牛膝、威灵仙等)泡洗,15 天后静脉明显变软,色素沉着减轻。

外周神经毒性是化疗药物常见的剂量限制性毒性,化疗药物剂量的增加可导致周围神经炎,一般表现为对称性,从指(趾)端开始的感觉障碍,自觉麻木,遇冷加重。随着病情进展,可表现为触觉、压觉、震动觉和四肢末梢知觉丧失,腱反射消失等,并出现针刺样疼痛感。外周神经毒性通常由化疗药物铂类、纺锤体抑制剂的副反应所致,可增加患者痛苦,延缓治疗周期,影响治疗效果。现代医学有多种治疗手段,但效果不佳。中药的有效成分可通过局部外洗由皮肤腠理直达病所发挥疗效,从而促进局部血液循环,同时也避免了对胃肠道的刺激,具有不良反应少、疗效可观、操作便捷及价格便宜等优点。侯教授认为外周神经毒性属"痹病""血痹"范畴,血瘀阻络为其基本病机。《金匮要略》云:"皮肤及经络中之血,凝而不流者为血痹。"《素问·五脏生成》篇曰:"血凝于肤者,为痹"。肿瘤患者多气血不足,加上化疗药物攻伐正气,使患者血气亏虚更甚,气虚不运,则血行不畅,四肢不荣,故手足麻木不仁;血行不畅,积而成瘀,脉管不通,不通则痛,故时有刺痛。侯教授以清热化湿、活血通络、调和营卫、益气养阴为根本大法,自拟柏川熏洗液熏洗,效果较好。

癌性疼痛主要是指肿瘤细胞直接或间接浸润、转移、扩散及压迫有关组织或抗肿瘤治疗引起的慢性疼痛,主要以持续或间断的烧灼、针扎、撕裂、刀割样疼痛为临床表现,为肿瘤患者常见的症状。现代医学对癌痛的治疗以口服阿片类药物为主,但消化道及中枢性反应对其应用有一定限制,因此研究中医外治法成为现代癌痛治疗的热点。《医学源流论》云"使药性从皮肤入腠理,通经贯络,较之服药尤有力,此至妙之法也",因为中药外用能提高局部血药浓度,精准作用于疼痛部位,并可以降低中药内服因胃肠道刺激导致的不良反应发生率,故中药外用是目前中医药治疗癌性疼痛的最常用手段。侯教授认为,胰腺癌患者的癌痛多以"不通则痛"为基本病机。清代唐容川《血证论》指出"瘀血在经络脏腑之间,则周身作痛",描述离经之血停滞经脉,气血不通则痛。侯教授以活血化瘀止痛为大法,根据多年经验研制了镇痛酊及化瘀止痛散膏。镇痛酊的主要组成为乳香、没药、炙马钱子、冰片等,外涂治疗胰腺癌引起的腹痛,可于 20 分钟内发挥止痛的作用。化瘀止痛散膏主要组成为乳香、莪术、全蝎、蜈蚣、壁虎、木香等,外敷患处,可很好地改善肿瘤引起的腹痛,改善生活质量。

(周佳静)

第五节　侯爱画治疗结直肠癌的临证治验

结直肠癌是结直肠黏膜上皮起源的恶性肿瘤,是最常见的消化道恶性肿瘤之一,为结肠癌和直肠癌的总称。尽管对 CRC 的早期筛查和诊疗技术不断完善,但近年来结直肠癌的发病率和死亡率仍居高不下。根据世界卫生组织/国际癌症中心团队在 2018 年发表的最新全球癌症统计数据显示,结直肠癌的发病率为19.7/10 万、死亡率为 8.9/10 万,我国结直肠癌的发病率和死亡率分别为 23.7/10 万和 10.9/10 万,均高于世界平均水平。

目前现代医学对于结直肠癌的治疗手段主要有手术、放疗、化疗、靶向治疗及免疫治疗等,但是对患者的机体均会产生不同程度的损伤。中医药综合疗法注重整体观念,立足于"辨证论治",结合患者的精神状态、心理活动、生活环境等进行分阶段、个体化治疗,能改善症状,控制疾病进展,提高生活质量,延长生存期。

侯教授三十余年来一直致力于中西医结合防治肿瘤的工作,博采众长,将李佃贵教授浊毒理论、刘嘉湘国医大师扶正治癌理论、王新陆血浊理论等融会贯通,守正创新提出"正虚邪滞"的病因病机。她认为正气亏虚、毒浊瘀滞是肠癌的核心病机所在,提出"扶正祛邪并重"治疗大法,且取得了较好的临床疗效。现将侯教授治疗肠癌的经验总结如下。

一、文献概述

中医无"大肠癌"之病名,其临床表现以排便习惯与粪便性状改变、腹痛、肛门坠痛、里急后重甚至腹部结块为主。文献中对该病的论述散见于"积聚""肠游""脏毒""下痢""便血""锁肛痔"等。《外科大成·论痔漏》载"锁肛痔……里急后重,便粪细而带扁,时流臭水",具体描述了大肠与肛门病变的临床症状。《血证论》说:"脏毒者,肛门肿硬,疼痛流血。"明代陈实功《外科正宗·脏毒论》认为本病乃"蕴毒结于脏腑,火热流注肛门,结而为肿,其患痛连小腹,肛门坠重,二便乖违,或泻或秘,肛门内蚀,串烂经络,污水流通大孔,无奈饮食不餐,作渴之甚,凡犯此未得见其有生。"所述之脏毒症状近似于直肠癌,指出本病预后极差。《医宗金鉴》中论述脏毒时说:"此证有内外、阴阳之别。发于外者,由醇酒厚味,勤劳辛苦,蕴注于肛门,两旁肿突,形如桃李,大便秘结,小水短赤,甚者肛门重坠紧闭,下气不通,刺痛发锥……发于内者,兼阴虚湿热,下注肛门,内结蕴肿,刺痛如锥。"对肛管癌的记载,如《外科大成》谓:"锁肛痔,肛门内外犹如竹节锁紧,形如海蛇,里急后重,粪便细而带扁,时流臭水。"这里所述之"痔",不单独是指普通的痔疮,其中还包括一部分直肠癌、肛管癌,故《医学纲目》指出"凡有小肉突出者,皆曰痔,不独于肛门边生也"。

从以上历代古籍文献的描述中,可以看到中医关于"脏毒""锁肛痔"等症状和体征的描述与现代医学大肠癌中的结肠癌、直肠癌、肛管癌很相似。

二、病因病机

肠癌以正气虚损为内因,邪毒入侵为外因,两者相互影响,为本虚标实之病。外感湿邪入侵困脾;饮食不节、膏粱厚味易损伤脾胃,滋生痰湿;情志不舒,肝气郁结克伐脾脏;先、后天之本亏虚(脾肾虚弱),都可造成痰湿内生,阻碍气机,气滞血瘀,痰湿瘀蕴结肠道,日久化毒,积聚成块阻塞肠道而致病。

大肠,属手阳明经,与肺相表里。"传导之官,变化出焉。"大肠为六腑之一,"六腑者传化物而不藏"。大肠对水谷的传化,需要不断地受纳、消化、传导和排泄,是个虚实更迭、动而不居的过程,宜通而不宜滞。如各种致病因素影响大肠正常的传导功能,湿热瘀毒蕴结于肠内,瘀结不通,日久可为本病。肠癌的病因如窦汉卿《疮疡经验全书》中提到:"多由饮食不节,醉饱羌时,恣食肥腻……任情醉饱,耽色,不避严寒酷暑,或久坐湿地,恣已耽着,久不大便,遂致阴阳不和,关格壅塞,风热下冲乃生五痔。"《景岳全书》指出:"饮食失节,起居不时,以致脾胃受伤,则水反为湿,谷反为滞,精华之气不能输化,致合污下降而泻利作矣。"

侯教授认为,肠癌的发病是一个多因素导致的疾病,包括素体虚弱、饮食失常、起居不节、情志不畅、感受外邪等方面,其核心病机是"正虚为本,邪实为标"。脾胃为后天之本、气血生化之源,脾胃虚弱,则气血生化乏源,运化失司,进而酿生痰浊。外邪、饮食、情志、劳逸等致病因素导致痰凝、气滞、血瘀、热毒形成。若邪气长期闭阻经脉,则气血不畅,脉络不通,精血、津液凝聚,湿痰、邪毒瘀结于肠道,渐成肠癌。在肠癌晚期阶段,癌毒内蕴,攻伐正气,耗伤气血,加之手术、化疗等治疗手段,致人体正气损伤,正气亏虚不能制约邪气,从而出现周身乏力、神疲倦怠、食欲不振等临床症状。日久正气大衰而形体消瘦、面容枯槁,出现恶病质。痰湿、瘀血、热毒等病理产物蕴结肠腑,致使肠络受损,气血运行不畅,可见大便夹血、血色暗淡、肌肤甲错、舌紫暗或有瘀斑瘀点。肠道功能受损,大肠失于传导,可见脘腹胀满、腹痛、便秘、恶心呕吐等症状。日久癌毒可循经传至其他脏腑,导致癌毒转移。由此可见,晚期肠癌的核心病机仍以正气不足、脾肾亏虚为本,湿热、瘀毒互结为标。

综上所述,肠癌的病因病机主要有以下几种。

(1)脾肾阳虚:先天禀赋不足或久病体虚,致正气内虚,脾肾受损,复感湿热邪毒,邪毒留滞,渐成本病。

(2)肝肾阴虚:烦劳过度,因劳致虚,日久成损伤,脏气损伤,肝肾阴伤,内生邪火,炼液成痰,阻滞经络,而成肿块。

(3)气血两亏:久病体虚或术后伤气耗血,脾胃受损,摄入不足,气血化生乏源,气虚则推动无力,湿热、瘀毒下注大肠,日久而生癌肿。

(4)痰湿内停:饮食不节,日久则脾胃功能受损,导致脾失健运,痰湿内停,下迫大肠,阻滞肠络成块而成癌毒。

(5)瘀毒内结:忧思抑郁,情志失调,肝失疏泄调达,肝胃失和,湿浊内生,郁而化火,湿热蕴毒下注,滞于肠道,气滞血瘀,日久蕴结成瘤,发为本病。

三、辨证要点

肠癌临床上以大便改变为特征,随着肿瘤的不断增长,可出现肠道刺激症状,如便频、腹痛、腹泻、便秘交替出现,不规则大便,黏液便,肿瘤溃破出现肠道出血、贫血等。

在辨证时,首先应区别寒、热、虚、实。一般而言,如大便黄褐恶臭,黏液脓血,里急后重,肛门灼热,腹痛拒按,多属实热证;病程迁延不愈,大便泻下赤白黏液,肛门下坠,腹痛隐隐,体瘦神衰,得温可减,多属虚寒证。

辨便血,直肠癌患者便血为常见症状。其血色鲜红,伴大便不爽、肛门灼热等,此为湿热下注、热伤血络所致。辨大便形状,大便变细、变扁,夹有黏液或鲜血,症状进行性加重,这是由于肿块不断增大堵塞肠道所致。辨腹痛,腹痛时作时止,痛无定处,排便、排气稍减,为气滞;痛有定处,腹内结块,为血瘀;腹痛隐隐,得温可减,为虚寒;痛则虚汗出或隐痛绵绵,为气血两虚。辨腹泻,大便干稀不调多为气滞;泻下脓血、腥臭,为湿热瘀毒;久泻久痢,肠鸣而泻,泻后稍安,常为寒湿;泻下稀薄,泻后气短头晕,多为气血两虚。

四、临证经验

根据治疗阶段不同、肠癌程度不同而辨别虚实,结合临床表现辨证分型,灵活施治,随症加减。

1. 肠癌手术后
治疗以健脾补肾、益气养血为主,可予以八珍汤、十全大补汤等。

2. 放疗期
肠癌患者放疗后常致阴虚津亏,阴虚者又多伴气虚,表现为气阴两虚。在治疗上滋阴和健脾的方法常配合应用,中医治以益气养阴为法。方用沙参麦冬汤合益胃汤加减。

3. 化疗期

化疗期间中医药辅助治疗措施的目的是减低化疗毒性,增加化疗效果,帮助患者平稳度过化疗期。

侯教授认为,此阶段化疗为强有力的祛邪手段,故中医药重点以扶正为主,以填培脏腑、顾护脾胃、固护本元为治疗准则。化疗戕伐正气,对胃之气戕伐尤重,而脾胃同源,导致脾升胃降失衡。脾虚清气不升,胃虚浊气不降,气滞津液不行,酿生湿浊,困阻中焦,常伴有着胃部堵闷感、腹胀、腹泻,可配合灵芝泻心汤(灵芝、黄芩、黄连等)辛开苦降,升降浮沉,降逆除满,运用"和法"来调节中焦气机;化疗致气血亏虚,机体失于滋养,则体虚无力,多用黄芪、当归补气养血,菟丝子、补骨脂补肾阳;胃虚浊气不降,秽浊之气上逆,则恶心呕吐、反酸呃逆,多配合旋覆代赭汤(旋覆花、灵芝、代赭石等)治疗以降气化痰、和胃止呕。对于化疗药物伊立替康等导致的化疗性腹泻,常予以扶正止泻汤(黄芪、白术、山药、西洋参、防风、陈皮、山茱萸、白芍、甘草等)健脾止泻。

侯教授重视脾肾同补,肾藏精,精生髓,髓是肾精所生,肾精充沛,则血气旺盛,骨髓强壮。如肾阳虚愈,失却温煦,多出现腰酸膝冷、五更泄泻、夜尿多、舌淡、苔白、脉沉细等表现,可用益肾复阳的右归丸;肾虚精亏,髓不化生,阴血乏源,虚热内生,多出现乏力、潮热盗汗、心中烦闷、腰膝酸痛、舌红苔少、脉细数等表现,可予以滋阴补肾的六味地黄丸。化疗期间患者常出现情志不舒、烦躁、胸胁胀痛等肝气不舒的症状,肝气不畅,痰随气停,助生痰湿,故用药可酌配柴胡、八月札、白芍、玫瑰花之品疏肝解郁。

4. 晚期肠癌

对于年老体弱者,或有化疗、靶向禁忌者,或经治疗达到临床缓解者,侯教授建议通过中医药综合治疗,提高机体正气,激发机体免疫自稳机制,从而达到控制瘤体或抑制瘤体的作用,争取人瘤共存,和平共处。《素问·生气通天论》言"阴平阳秘,精神乃治,阴阳离决,精气乃绝",中医强调通过辨证施治达到机体的整体平衡。"自稳态"是指在各种内外因素作用下,机体内环境保持相对的动态稳定性。维持机体内环境稳态、协调机体与肿瘤平衡、提高生存质量已经成为当下治疗癌症的热点话题。这与目前最新治疗手段——免疫治疗不谋而合,免疫治疗是通过药物截断程序性细胞死亡受体(PD-1)和程序性细胞死亡受体配体-1(PD-L1)结合所致的免疫抑制,可增加免疫细胞抗癌活性,实现微环境稳态平衡,防止肿瘤的免疫逃逸。

(孟 鹏)

第六节　侯爱画治疗舌癌的临证治验

舌癌是常见的口腔癌之一,早期无自觉症状,可因舌面白斑、溃烂等使得口腔检查结果不准确。其病因目前尚不明确,多数学者认为与遗传、精神、环境、免疫、内分泌等因素有关。国内外文献报道,长期吸烟、饮酒、辛辣饮食、慢性机械损伤等均可引起口腔的不良刺激,从而提高口腔癌的发病率。故而,因生活方式差异,男性发生舌癌的概率高于女性。舌癌的治疗手段仍首选外科手术为主的综合治疗。在长期的临床实践中,医者逐渐发现,鳞状细胞癌在舌癌中的比例最高,且80%以上的鳞状细胞癌可呈高度局部破坏性,严重侵犯咽喉、食管、颈部淋巴、分泌腺等周围重要组织器官及远处转移。因此,对鳞状细胞癌及区域性淋巴转移患者进行早期确诊、早期局灶性切除,是治疗舌癌及提高患者生存质量的关键。舌癌术后,尤其是舌癌早期局灶性切除术后,常有原发灶复发和颈部淋巴结转移的情况,除了术前鳞癌区域性淋巴结转移外,还要考虑术后化疗、放疗不当,或患者身体状态无法承受化疗、放疗等因素。

中医学无"舌癌"的病名,但有"舌菌"的记载。《薛己医案》记载"咽喉口舌生疮,甚则生红黑菌,害人甚速",说明古代医家已认识到舌癌具有起病迅速、发展较快等特点。清代医家吴谦在《医宗金鉴》中记载"其证最恶,初如豆,次如菌,头大蒂小,又名舌菌,疼痛红烂无皮……久久延及项颔,肿如结核,坚硬痛,皮色如常",具体地描述了舌癌的相关症状,并认识到舌癌易于向颈部及颔下淋巴结转移的情况。舌为心之苗,心开窍于舌。舌癌为诸脉不畅,痰、火、毒、邪等郁结舌下所致,当以清心化痰、泻火解毒、散结祛邪施治。中医药在治疗舌癌方面具有独特的优势,而采用清热解毒中药治疗舌癌能够取得很好的疗效。

一、侯爱画对于舌癌的认识

（一）病因病机

侯教授认为,内外致病因素共同导致舌癌的产生。感受毒邪以及偏食辛热是疾病产生的外因,机体情志失调、郁而化火是舌癌的外因。机体阳气循而向上,而阳气有余则化为火热之邪,头面部为诸阳聚集的地方,更容易化火生毒。因此,机体的火热毒邪易聚集于头面部,故舌癌的发病因素与火热邪气有着重要的关系,而且在疾病的发生、发展中起着重要的作用。火性炎热,故燔灼而向上行,因此容易生疮、生痈、生痈。手、足诸阳经均走行至头面部,因此,头面部的疾病常以热证为多见。

（二）舌癌发病的相关脏腑

舌与脏腑经络之间的关系密切。舌通过经络与五脏六腑相连。而舌癌的发病与心、脾二脏尤为相关。舌为心之窍，手少阴心经之别系舌本；口为脾之窍，舌为脾之外候，足太阴脾经"连舌本，散舌下"。心脾积热，循经上犯，毒热上聚，聚集日久，影响气血的运行，气血积聚，则见舌部癌肿突起、硬肿疼痛、口气臭秽。气血运行不畅，热聚血壅，可导致颈部形成肿大的淋巴结。

二、舌癌的中医辨证分型

1. 热毒炽盛型

舌体癌肿胀、疼痛不适，肿块硬结突出于舌体表面，进食可有疼痛加重，口干口渴，大便秘结，小便短赤等。舌红或暗红，苔黄腻，脉滑。治宜清热解毒，散结消痈。以清热解毒汤加减，方中选用黄连、黄芩、金银花、升麻、生地黄、淡竹叶、全蝎、夏枯草、绞股蓝、连翘、牡丹皮、栀子等，并随症加减。

2. 痰热内盛型

舌体癌肿部可见表面呈菜花样，气味臭秽，流脓渗液，纳差，心烦，眠差，痰多，颌下、颈部多可触及肿大之淋巴结。舌红或红绛，苔黄厚腻，脉滑数。治宜化痰散结，清热解毒。以清热化痰汤加减，方中选用茯苓、陈皮、灵芝、桃仁、连翘、厚朴、半枝莲、金银花、白花蛇舌草、夏枯草、半枝莲、猫爪草等，并随症加减。

3. 阴虚火旺型

舌体癌肿部可见表面破溃，触之可流血，纳差，眠差，形体消瘦，颌下、颈部多可触及肿大之淋巴结。舌红，少苔，脉弦细数。治宜滋阴清热，解毒散结。以青蒿鳖甲汤加减，方中选用青蒿、鳖甲、龟板、知母、牡丹皮、连翘、厚朴、金银花、白花蛇舌草、夏枯草、半枝莲、猫爪草等，并随症加减。

三、遣方用药

在治疗舌癌的过程中，根据疾病所处的时期以及疾病的分型，将辨证与辨病相结合进行遣方用药。因为火热毒邪为舌癌发病的重要因素，因此，清热解毒散结法在舌癌的治疗过程中贯穿始终。常用中药如黄连、黄芩、栀子、绞股蓝、连翘等可清热解毒；升麻既可清热解毒，又有"火郁发之"宣解郁热的作用；夏枯草、全蝎既可解毒散结，又可发挥抗肿瘤的作用。痰热内盛证常用夏枯草、桃仁、猫爪草、灵芝等化痰散结。阴虚火旺证常加龟板、鳖甲滋养阴液，知母、牡丹皮等养阴清热。

四、心理状态及饮食调护

舌癌患者术后会出现不同程度的吞咽、语言和咀嚼功能障碍,特别是语言清晰度会明显降低。加之手术影响其面容美观度,正常社交受到影响,可导致其出现自卑、焦虑、抑郁等负面情绪。常规护理通常难以对患者的内外境况进行全面掌握,使得护理干预无法对患者的负面情绪进行有效疏导,不利于患者自理能力的培养和提高,可采用中医护理结合奥瑞姆护理模式干预。中医护理包括以下两方面。

(1)术前护理:①情感支持,与患者积极沟通,建立护患信任关系,消除患者紧张和恐惧情绪,提高患者护理的依从性。②饮食护理,根据舌癌的疾病特征,叮嘱其不可食用辛辣食物和酒精类制品。术前2天,患者应食用半流质食物,并进行中药沐足缓解情绪。沐足的中药配方为夜交藤、合欢皮、首乌各30g,黄连15g,混合后研制成粉末,采用5000mL温水沐足,水温控制在50~60℃,每晚1次,每次30分钟。手术前2天让患者食用红枣猪肝汤进行营养补充,以扶正、健肝、养血。

(2)术后护理:①完全补偿,患者麻醉尚未清醒时,不具备自理能力,会发生呼吸以及排泄等自我护理缺陷,参照病情和医嘱为其低流量吸氧,实施心电监护。②部分补偿,麻醉作用消失后,患者自理能力部分丧失,护理人员需协助患者运动,指导其呼吸和有效咳嗽。③饮食管理,根据中医辨证法为患者进行饮食指导,若患者气虚则可让其加用补气类食物,如桂圆、莲子、山药等;若患者血虚,则让其加用一些补血类食物,如大枣、枸杞子等;若患者阴虚,则可加用滋阴类食物,如百合、蜂蜜、黑木耳等。

奥瑞姆法护理模式是通过搜集患者基础资料,包括患者健康状况、自护潜力、健康知识掌握度等,制订患者自我护理计划;参照评估结果,规划与患者相适应的护理体系,可按全补偿、部分补偿或辅助-教育系统开展构思,尽可能多采取患者自我护理方式;方案执行过程中根据患者的实际情况对护理措施进行及时改进。奥瑞姆护理模式强调对患者的自我护理,其一切护理工作的开展均需要以患者的自理为基础,有效提升患者的自理能力,使其机体状况逐步得到恢复,使得外界的护理干预工作量不断减少,甚至完全消失。

综上所述,中医护理结合奥瑞姆护理模式可有效改善舌癌患者的负面情绪,减少不良反应的发生,提高患者生活质量和护理满意度。饮食调摄对于疾病的康复极其重要。舌癌患者病变部位在舌,手术或者放疗后均会影响咀嚼、吞咽功能,尤其放疗后还会损伤味觉细胞,影响食欲,导致营养失调。因此,舌癌患者应该选择容易消化且富有营养的食物,忌食煎炒、辛热、肥甘厚味和生冷酸辣之品;同时也应考虑患者的饮食习惯,尽量符合患者的胃口,品种宜多样化。

五、案例举隅

仵某某,男,80 岁。

初诊:2017 年 9 月 14 日。

【现病史】患者因拒绝手术治疗,于 2017 年 9 月 14 日因"舌右侧疼痛 5 个月"于门诊就诊。患者 5 个月前发现舌右侧有一约"黄豆粒"大小的溃疡,溃疡经久不愈,生长速度较快,无消长史,进食时疼痛明显。静脉抗炎治疗无效。后于 2017 年 8 月 18 日至外院行切除活检术,术中见肿物位于舌右侧,大小约 3cm×2cm,突出于黏膜表面,表面见溃疡面,有白色伪膜覆盖,术后病理示(舌肿物)鳞状上皮重度不典型增生、部分癌变。口腔、舌及下颌部 MRI 示舌右侧明显不均匀强化信号,考虑恶性肿瘤。颈部 MRI 示颈部多发淋巴结显示。为求进一步中西医治疗,来本院肿瘤科就诊。患者舌右边疼痛明显,进食后加重,伴言语困难,伸舌疼痛难以伸出,无口干,无头晕,无头痛。近期体重无明显变化。舌红,苔黄腻,脉滑数。

【中医诊断】舌癌(热毒炽盛证)。

【西医诊断】舌癌。

【治则】清热解毒。

【处方】金银花、炒僵蚕、郁金、北沙参、白术、麦冬各 15g,重楼、甘草各 10g,桔梗、全蝎、红豆杉、鹅不食草各 6g,灵芝 3g,连翘、绞股蓝、酒女贞子、山慈菇、六神曲各 20g,黄芪、半枝莲 30g,黄芩 12g。7 剂,水煎服,每日 1 剂。

二诊:2017 年 9 月 21 日。自诉舌右侧疼痛减轻,进食后疼痛较前减轻,舌头可以伸出,无口干,无头晕,无头痛。舌红,苔黄腻,脉滑数。原方山慈菇改为 30g,去掉白术、灵芝。效不更方,原方继服。

三诊:2017 年 10 月 10 日。患者舌右侧疼痛减轻,舌侧肿物消失,溃疡愈合,继续进行巩固治疗,后续辅助检查未见异常,患者情况基本稳定。

【按语】本例综合分析诊断为舌癌,根据中医辨证为热毒炽盛证。患者平素嗜食辛辣,热毒炽盛,气血壅滞,故舌部形成肿块。由于疾病处于较早期,治疗当以清热解毒散结为主,以连翘、绞股蓝、重楼、半枝莲等清热解毒,全蝎、僵蚕等祛除机体的毒邪,同时加用现代药理研究的抗肿瘤中药如山慈菇、红豆杉等,辅以白术、黄芪、六神曲增强脾胃的运化功能。全方相互配合,共奏清热解毒、散结消肿的作用。因而患者症状改善明显,效果较好。

外感火热邪气,内伤情志郁火,火热邪气循经络上犯,致使痰、火、瘀、毒等病理产物积聚于舌。由于在舌癌的发病全过程中,火热贯穿在疾病的全程,因此清热解毒散结法起到重要的作用,尤其在舌癌的早期,火热毒盛,机体处于邪实而正气不虚的状况,因此治疗宜重在清解热毒散结;当疾病处于晚期时,机体正气虚弱,而清热解毒散结法也发挥着重要的作用,治疗宜在清热解毒散结的基础上,加用滋养阴液的中药,以缓解机体的阴虚状态。在用药方面,可运用金银花、重楼、绞股蓝、连翘等中药清解热毒,兼以散结消肿,同时伍以山慈菇、全蝎、僵蚕等药化痰解毒散结,诸药配合使用,方能在治疗舌癌上取得良效。

(李 寅)

第七节 侯爱画治疗食管癌的临证治验

食管癌为高复发、高转移的消化道恶性肿瘤,预后差,目前位列全球肿瘤性死因中的第六位,在我国的发病率居第六位、死亡率居第四位。现代医学治疗手段包括放疗、化疗、手术、免疫治疗、靶向治疗等,但临床疗效并不理想,其局部复发率为23%~58%,5年生存率仅为15%~25%。食管癌常见的转移部位为淋巴结、肺、胸膜、腹膜、肝脏、骨骼和肾上腺等,少部分患者甚至会出现罕见的气管转移瘤。放、化疗是治疗中晚期食管癌的主要手段。化疗能在一定程度上杀死癌细胞、抑制病情恶化、减少转移、降低复发率。但同时,化疗所带来的不良反应可能严重影响患者的生活质量。中医药防治肿瘤有数千年历史,具有整体调节的优势和特色。大量临床实践和基础实验研究结果显示,在肿瘤防治过程中,能够正规配合中医药长期治疗的患者,其生存期和生活质量能得到明显改善。

一、病因病机

食管有"传化物"的作用,以通降为用,依靠津液的濡润、血的滋养、气的推动保持通畅,助食物传送胃腑。《素问·通评虚实论》中提到:"隔塞闭绝,上下不通则暴忧之病也。"食管癌属于中医学"噎膈"等范畴,"噎"和"膈"既存在区别,又相互联系。其中,前者是因为上段食管病变导致进食困难、有噎塞感;后者则是因为食管胃结合部、贲门口病变,导致饮食虽可以进入,但难以入胃,少顷复吐,二者虽本质上存在差异,但是由于均是咽至贲门的病变,因此后世医家将其合称为"噎膈"。正如《明医指掌》提到:"道路狭窄,不能宽畅,饮则可入,食则难入,而病已成矣。"其病名早在《黄帝内经》就有所描述。其发病机制见解众多,《黄帝内经》认为噎膈的发病与情志及津液失调关系密切,如《素问·阴阳别论》曰:"三阳结谓之隔",宋代以前多从"寒""阴盛"来认识,金元时期多从"热"和"阴虚阳盛"认识。《医案必读·积聚》曰"积之成也,正气不足,而后邪气踞之",在正气亏虚的基础上,不外乎外因、内因所致。《医碥》云:"酒家多噎膈,饮热酒者尤多,以热伤津,咽管干涩,食不得入也。"可见,饮食不节,津液耗伤,脾虚湿热、浊毒内生可致病。《景岳全书·噎膈》认为与"酒色过度"有关。《诸病源候论》有"忧患则气结,气结则不宣流,使噎,噎者,塞不通也"的论述,认为与情志、气机有关。明代徐灵胎认为,瘀血、顽痰逆气,阻隔胃气也可造成噎膈之证。总之,正气虚弱、内伤饮食、情志不舒相互影响,共同致病,最终气滞、痰浊、瘀血交杂,以至膈塞不通,日久化热呈毒,腐蚀血肉,皆可酿成肿瘤。

　　侯教授在上述理论的基础上,又提出了浊毒致癌理论,她认为气血津液为脏腑功能活动的物质基础,脏腑功能异常也可影响气血津液的运行,津液的输布首先受累。湿、浊、痰均为津液异常凝聚的不同状态,虽为同源,性质有所不同。《医宗必读》云"清者难升,浊者难降⋯⋯凝聚为痰",湿乃浊之源,浊为湿之甚,湿盛呈痰,常相互夹杂为害,且彼此转化。侯教授指出,在正常的生理状态下,"浊"本身是机体的基本构成物质之一,也是代谢产物。叶天士《临证指南医案·噎膈反胃》云:"气滞痰聚日拥,清阳莫展,脘管窄隘,不能食物,噎膈斯至矣",指出噎膈的病机为"脘管窄隘"。《灵枢》云:"营卫相随,阴阳已和,清浊不相干,如是则顺之而治。"这可以理解为清阳与浊阴互不相干,同时又相互协调,清升浊降,则阴平阳秘,脏腑功能维系正常。如果脏腑功能失调,"浊"就成了病理产物。如脾胃功能减退或失调,不能正常运化水湿,则湿浊内生,造成"浊气在上则生胀",也就是水谷运化失司,食物消化后稠浊部分当降不降,形成浊邪,造成胀。如肾气化功能失司,调节水液平衡失调,导致浊邪内生,同时浊邪也会加重脏腑功能的失调,浊毒之邪阻碍气机升降,阻塞经络气血运行,可以加重肝郁、脾虚、肾虚等。湿浊中阻,郁而不解,蕴积成热,热壅血瘀成毒。中医病因学说中,毒既可由机体的脏腑气血阴阳失调而产生,也可由药物作用于人体而产生的毒副作用导致,也可以是七情内伤或饮食失宜所导致的病理产物,它是一种有别于外感六淫的病因学概念。癌毒是特指可衍生恶性肿瘤的特殊毒邪,癌毒的存在是恶性肿瘤形成的先决条件,也是恶性肿瘤不同于其他疾病的根本所在,癌毒是肿瘤所特有的,异于中医基础理论所述的其他病因病机。放疗、化疗、手术等治疗手段也能成为改变患者体质的重要因素,放疗多为火热邪气,易耗伤阴液;化疗多是全身性的影响,损伤脾胃,耗伤肾精,易致气血不足;手术则大伤元气。毒与热同类,热乃毒之渐,毒乃热之甚。热毒易蕴于血肉,聚而不散,血蚀肉腐而致肿瘤。临床上尤其是晚期食管癌患者常常伴有局部肿物溃疡、热痛、口干、尿赤或便秘、苔黄腻、舌红、少苔等实热证或虚热证表现,均提示热毒与食管癌密切相关。浊毒内蕴既是食管癌的致病因素,又是病理产物。临床上发现,肿瘤患者血液常处于高凝状态。现代医学认为,恶性肿瘤分泌黏蛋白、组织因子等致纤维蛋白原升高;肿瘤血管通透性高,大量肿瘤代谢产物进入血液等因素可造成机体高凝状态。肿瘤高凝理论与中医浊毒黏滞、重浊、稠厚的理论不谋而合。

二、虚实夹杂,培本固元为首要

《济生方》云:"阴阳平均,气顺痰下,膈噎之疾,无由作矣。"脏腑气血功能正常,阴平阳秘,则邪无所依。《素问·评热病论》曰:"正气存内,邪不可干。"若机体气血充盛,阴平阳秘,邪气无法撼动人体分毫。正气亏虚,恰逢癌毒侵袭,则无力祛邪外出,邪毒肆虐,积于人体脏腑之中,日久成瘤。侯教授指出,"邪之所凑,其气必虚"有两层含义,一是正气虚,卫外功能减弱,可导致六淫之邪乘虚而入,痰瘀、浊毒因虚而起;二是邪实外侵或内生,痰浊内蕴,易结滞脉络,阻塞气机,伤阴耗气。日久化毒,性烈善变,损害气血营卫,多直伤脏腑经络,日久损其正气,故正气在疾病发生发展过程中居主导地位。正虚主要责之于先天之肾和后天之脾胃。《脾胃论》言:"脾胃之气伤……诸病所由生。"朱丹溪认为,机体之阳气如天之有日也,理脾则如烈日当空,痰浊阴凝自消。肾主命门之火,主水液,主纳气,调节体内水液平衡,参与津液的气化。"壮水之主,以制阳光,益火之源,以消阴翳",故健脾补肾与固护先、后天之本为治病首要。

侯教授认为早期食管癌虽经手术、放疗、化疗后邪实已去大半,但正气未复,元气未充,如不注重调摄,脾虚运化失司,清者难升,浊者难降,气机不畅,仍可造成气血津液疏布异常,浊毒内生,随气机出入,内损脏腑,外阻经络,出现肿瘤的传舍。食管癌的病机围绕气、血、津液、阴阳,故要及时扶助正气,调节脏腑功能,使气机顺畅,水湿代谢平衡,阴平阳秘。晚期食管癌多表现为邪实毒盛,邪实阻塞气机,会导致气滞、气结等,气有余便是火,又会反过来加重毒热,日久伤阴耗气,肾阴为一身阴液之本,肾阴亏虚,虚热内生,加重浊毒,促进癌瘤生长。肾阳为人体阳气之根本,久病会造成肾阴阳两虚,肾阳虚衰,温煦失职,气化失权,阳虚水泛,故也会加重湿盛浊聚。

肾主骨生髓,现代医学认为,骨髓乃造血之器官,是免疫细胞的发源地,骨髓内众多造血干细胞可进一步分化为免疫细胞,故补肾升髓可提高机体免疫功能。褚世金曾行相关试验证实,扶正固本法能提高机体化疗后的免疫功能。中焦脾胃主运化水谷精微,水谷精微中滑利的部分化生为卫气,顾护机体不受外邪侵扰;精华部分化生为营气,营血实为一体,以荣四末,内注五脏六腑,故脾旺不受邪,百病皆由脾胃衰而生也,与现代医学增强机体免疫力的功效不谋而合。洪宏喜等研究发现,晚期肿瘤通过健脾补肾法治疗,不仅可以提高机体免疫功能,而且可以提高自身抗肿瘤能力,从而改善患者生活质量。临床上常用四君子汤、香砂六君子汤、六味地黄丸等为基础方,配合红景天、陈皮、姜灵芝等理气化浊,女贞子、黄精、鸡血藤等补肾养血生血,炒谷芽、炒麦芽、鸡内金、佩兰、佛手、沙参、石斛、玉竹、砂仁等开胃醒脾、护胃养阴。

三、调畅气机贯穿始末

痰、湿、浊、毒相互夹杂致病,痰浊、毒邪随气机流注于脏腑经络之中,阻滞气血而致恶性肿瘤转移。"人之气道,贵乎调顺,则津液流通,何痰之有",故调畅气机是关键。《丹溪心法》曰:"善治痰者,不治痰而治气,气顺则一身之津液亦随气而行。"调畅气机贯穿治疗的始末,"高者抑之,下者举之,疏其气血,令其条达。"明代皇甫中也在《明医指掌》中进一步阐述,说噎膈"多起于忧郁,忧郁则气结于胸臆而生痰,久则痰结成块,胶于上焦,道路狭窄,不能宽畅,饮或可下,食则难入,而病已成矣",对噎膈的病因、病机、症状做出了详细论述。故可得出,噎膈也可由情志不遂引起。肝主疏泄,对一身气机起着引导和调畅的作用,若情志失调,气机不得畅达,可发为肝气郁结。从肝论治,疏泄气机,使补而不壅,补不滞邪。故调气先治肝,肝脏疏泄正常,枢机升降有序,则气血津液运行如常;肝气条达冲和,则气血循行通畅,则癌毒无处传舍。正如《丹溪心法》云:"气血冲和,万病不生。"相关研究表明,食管癌患者焦虑、抑郁的问题是普遍存在的;食管癌的发生发展和预后转归与心理因素密切相关,二者互相影响。临床上多用丹栀逍遥散、柴胡疏肝散、香砂六君子汤等为治疗。常选用香附、青皮、橘核、川楝子、佛手、香橼、木香、八月札等疏肝理气;注重调畅中焦气机,中焦为气机升降之枢、是逆转五脏气机逆乱的关键,"升清降浊"则水谷津液输布正常,常用橘皮、枳壳、木香、乌药、沉香、降香、厚朴、大腹皮等理气和胃,枳实、炒莱菔子等降腑气、去浊气。另外,也注重因势利导,六腑以通为顺,临床上也采用通腑降浊的方法使肺气宣、胃气降、毒热降。

四、以病为纲,以证为目,化痰祛浊解毒

食管癌进展的重要病理环节是痰瘀互结、浊毒内蕴。"津血同源"是同源于脾胃化生之水谷精微,脾虚水谷精微运化失司,津血留滞,凝痰呈瘀,痰凝能导致血瘀,血瘀又可导致痰凝。浊与清对立统一,浊能生痰、生热、生火,而热、火能转变为毒。侯教授认为,痰浊、瘀毒借助气血的运行,无处不到,可侵及全身五脏六腑、四肢百骸,停滞于局部,变证丛生。痰浊、瘀毒既是病理产物,又是致病因素,治疗上徒化浊则毒热愈盛,徒解毒则浊邪胶固不解。活血化瘀与化痰散结药物配合能增强消肿散结的作用,可以使癌瘤缩小或消失;化瘀有助于痰消,祛痰有利于瘀散,两者相辅相成。现代研究显示,化痰中药不仅有抗癌活性,还能改善癌周微环境乃至宿主内环境;化痰中药可以改善高黏滞综合征,纠正肿瘤细胞缺氧的状态,使肿瘤细胞的侵袭性下降,两者配伍有协同增效的作用。治疗上遵循"甚者从之""坚者

消之""结者散之""留者攻之""损者益之"等治疗原则,健脾痰无源可生,温肾痰无根易消,疏肝痰无以聚,围绕邪实,以化痰祛浊解毒为治疗大法。临床上针对化痰可采用疏肝理气化痰法、祛瘀化痰法、养阴祛痰散结法、健脾温肾化痰法等。祛浊可采用达表透浊法、通腑泄浊法、渗湿利浊法、清热化浊法、化痰涤浊法、解毒消浊法等。解毒可采用益气解毒、清热解毒法、散结解毒法、化瘀解毒法等。根据患者舌、脉,辨证与辨病相结合,上述治法可相互组合。常用药物:祛痰选用山慈菇、制南星、姜灵芝、海浮石等;清热解毒常用白英、龙葵、白花蛇舌草、石见穿、山慈菇等;化瘀选用莪术、壁虎、冬凌草、急性子、威灵仙、郁金、三棱等;化浊常用猪苓、泽泻、水红花子、石菖蒲、薏苡仁等。根据"以毒攻毒""有故无损"的学术思想,临床常选用土鳖虫、水蛭、斑蝥、全蝎、蜈蚣等虫类药,通过上述治疗大法,达到祛积、扶正气、激动气化之目的。

五、强调分期论治

1. 早期食管癌

早期食管癌多缘由痰浊阻碍气机,致气机升降失司,痰气搏结,壅塞食管,此阶段患者进食时可出现轻度梗阻感,情志抑郁时加重。①无法手术或拒绝手术:此类患者多年老体衰,气血亏虚,脏腑失调,治疗应予以补益气血、扶正祛邪,常给予八珍汤加减,配合郁金、香附、灵芝、陈皮等行气化痰、疏肝解郁。②手术治疗:中医认为,手术耗伤人体气血,损伤脏腑经络,因此,手术后患者多表现为正气亏虚。术后中药常以益气养血、行气化痰、抗癌祛邪为法。可选用人参养荣汤、启膈散、旋覆代赭汤、八珍汤等方剂加减,适当配合抗癌类中药,如山慈菇、急性子、威灵仙等。对于术后患者,侯教授喜用白及,现代药理研究,白及多糖可促进术后黏膜恢复。

2. 中期食管癌

食管癌中期正邪抗争剧烈,正气尚存,邪气更盛,停滞之痰浊与瘀血交结,证多属痰瘀互结。此时痰瘀耗伤人体气血及津液而导致阴伤热结,主要病理因素为痰、热、瘀。患者常有进食梗阻、胸骨后刺痛、口渴等症状,治疗时应以化痰祛瘀、养阴清热为主。①无法手术者:此阶段与早期不同,病理因素由痰气转为痰、热、瘀,应以益气养血、化痰祛瘀、养阴清热为法,常用养阴清热汤、沙参麦冬汤,同时配合威灵仙、三七粉、郁金、急性子、陈皮、灵芝、白花蛇舌草、半枝莲等药物。②放疗后患者:放疗是食管癌重要的治疗手段,特别是食管鳞癌患者对放疗较为敏感,但放疗在杀伤癌细胞的同时对正常组织细胞也会造成一定的损伤,从而出现相应的副作用。侯教授认为放射线属"热毒"范畴,易耗伤阴津,气阴两伤,如《伤寒论》提及"因火而动,必咽燥,吐血。"故临床常见口干欲饮、气短气急、恶心呕吐、疲倦、皮肤发红发黑甚至脱皮、胸痛等放射性食管炎的表现。此期治疗当以养阴清热为主,化痰祛瘀为辅,方选沙参麦冬汤、生脉散、增液汤等加减。若放射治疗热邪过剩,还可能引起放射性肺炎,如患者出现反复咳嗽,还应注意润肺化痰、止咳散结,可选用川贝母等药物。③化疗后患者:食管癌化疗的常用药物有顺铂、紫杉醇、5-Fu 等,化疗易损伤脾胃运化,且现代中医多认为化疗药物为寒毒之邪,可影响肾阳温煦的功能,临床常表现为骨髓抑制、恶心呕吐、肝肾功能损害等。治疗上对于化疗期间的患者应时刻注意顾护胃气及益气养血、养肝滋肾,侯教授常使用香砂六君子汤、旋覆代赭汤、六味地黄丸等方剂随症加减。常用的中药有竹茹、灵芝、陈皮、玉竹、黄精、女贞子等,并且常配伍炒麦芽、鸡内金、神曲健脾开胃。另外,紫杉醇等药物常引起脱发,侯教授认为脱发的原因为肝肾不足、气血亏虚,常用鹿角胶、何首乌、杜仲、桑寄生等滋肾养肝;对于化疗引起的骨髓抑制,常使用贞芪扶正颗粒配合地榆升白片,同时配合参麦注射液提升白细胞,疗效显著。

3.晚期食管癌

随着病情进展,食管癌晚期由阴损而导致阳微,脾胃之阳衰微,生化之源告竭,多表现为吞咽梗阻、饮食不下、面色㿠白、精神疲惫、形寒气短、腹胀等症状。此阶段治疗以温肾助阳为主,化痰祛瘀为辅,兼顾益气养血,侯教授常使用金匮肾气丸、十全大补汤等方剂加减。另外,晚期食管癌多发生转移,食管癌发生肝转移是肝阴耗伤、肝失疏泄所致,侯教授常选用柴胡、郁金、赤芍、当归、香附等药物以达到敛阴柔肝、行气疏肝的目的;骨转移多因肾气不足、癌毒流窜所致,故在治疗癌毒的基础上佐以桑寄生、牛膝、续断等补肾强骨。另外,侯教授强调,晚期食管癌若需配合放、化疗应严格控制放、化疗的剂量,以免伤正太过。

六、重视中医外治法

在食管癌的发展过程中,会伴随许多症状的出现,如手术后的消化功能不良、放疗后的放射性食管炎、化疗后的骨髓抑制及胃肠道反应等,晚期患者由于其生理结构的特殊性,主要临床表现为进食困难,无法有效吞咽,导致营养摄取不足,严重者甚至无法进水,因此中医外治法在改善症状方面表现出了其独特的优势。侯教授在临床工作中根据中医"内病外治"的理论,总结出了许多外治方法,临床疗效显著。

1.中药穴位敷贴

中药贴敷药物渗透、吸收快,并避免了肝脏的首过消除而直接作用胃肠道,可疏通经络、有效促进肠蠕动。如化疗后的恶心呕吐,可使用姜灵芝、砂仁等共研末密封待用,用时将上药以适量蜂蜜调成糊状,放于纱布上,贴敷于神阙、天枢(双)

穴,可起到降逆止呕的功效;使用理气健胃散外敷上脘、下脘、神阙等穴位,针对食管癌患者的腹胀不适疗效佳;自制化瘀止痛散膏适于食管癌包块疼痛的治疗,可在短时间内起效。

2. 穴位注射法

化疗呕吐针刺内关、足三里、公孙,施以平补平泻法,以降胃气止呕;对于乏力患者,常使用薄芝糖肽穴位注射足三里,以调节免疫力。

3. 脐灸

食管癌晚期多以气虚阳微为主要特点,临床上可通过隔姜灸配合自制药饼及脐部全息疗法,以达到温中补虚、培元固本、通调阴阳之效。

4. 中药足浴法

很多食管癌患者因身体不适及心理因素而出现失眠、多梦的症状,对此侯教授自拟足浴一号方宁心安神;对于化疗药物所致的神经毒性,她自拟柏川熏洗液活血通络,以改善手足麻木之症。

5. 中药漱口及外洗法

食管癌放疗后因热毒耗伤阴津,常有口干、口渴、口腔溃疡、吞咽疼痛等症状,侯教授自制花香漱口液增液生津,修复黏膜;化疗药物注射时如不慎漏于皮下,可立即予以湿润烧伤膏及自制中药粉末调麻油外敷;某些血管内膜刺激性较大的药物注射后可出现静脉炎或栓塞,产生疼痛,可予以中药泡洗。

6. 二联免疫疗法

二联免疫疗法以灸法刺激双足三里、脾俞、肾俞等穴位,联合自制扶正散穴位敷贴,以达到提高免疫、恢复骨髓造血功能等的作用。

7. 针刺疗法

此法常用于食管癌的特殊并发症。如食管梗阻,目前主要的治疗方法是手术、放疗或支架置入术,侯教授常配合针刺天突、上脘、中脘、下脘、气海、关元等穴位,以期达到缓解梗阻的症状;顽固性呃逆是因膈肌出现阵发性痉挛而导致的一种症状,食管癌患者常常出现,多因胃肠功能失调、胃气和肝气上逆而致,主要针刺攒竹、呃逆点、内关、足三里、丰隆、天突、内关等达到理气降逆的功效。

七、合理饮食及生活调护

1. 合理饮食

合理、健康的饮食不仅可以为机体提供足够的营养,还能起到预防复发转移的作用。《黄帝内经》云:“大毒治病,十去其六;常毒治病,十去其七;小毒治病,十去其八;无毒治病,十去其九;谷肉果菜,食养尽之,无使过之,伤其正也。”很多食物既可以是食物,也可以是药物,比如山药、山楂、饴糖、赤小豆、蜂蜜、枸杞子、粳米等。食管癌患者的饮食应注意:①热量要够,因为肿瘤患者蛋白质代谢旺盛,往往处于负氮平衡状态,进食蛋白以优质蛋白为主;②营养要均衡,除补充蛋白质外,还应注意低脂、适当补充维生素、纤维素等;③忌食辛辣、刺激、油腻、腌制、烧烤食品,这些食品不仅营养成分被破坏,还常含致癌物质;④食管癌患者饮食应尽量做到少食多餐,粗细搭配,以软食为宜,勿食坚硬食品,不要因饮食不当而加重病情。

2. 调畅情志

食管癌发病多由痰浊阻碍气机,致气机升降失司,痰气搏结,故以调畅肝脏气机为主要治疗手段。平时应注意及时对患者进行心理疏导及激励,这有助于患者保持积极的心态。另外可根据患者的喜好,适当选择五行音乐、古典音乐、轻音乐、小夜曲或圆舞曲等以辅助治疗患者的失眠、烦躁、忧郁、疼痛等症状。

(王　文)

第（五）章

侯爱画临床及基础研究精华

第一节　侯爱画治疗肺癌的临床研究

一、文献研究

在中医古代文献中完全查不到"肺癌"的名称,不过肺癌类似的症状有很多的记载和说明,《黄帝内经》中关于"昔瘤"等的表述,具有与肺癌的相似症状,《黄帝内经》试着从多个方面论述"昔瘤"的发病原因,指出外邪、内伤均能致病,饮食和起居不注意也能够导致疾病的发生,还提出应该注意情绪的调控,积极预防类似症状的出现。在《黄帝内经》《难经》《景岳全书》中均有类似肺癌症状的记载,如"肺咳之状咳而喘息,甚至唾血……而面浮气逆""肺之积,名曰息贲,在右胁下,覆大如杯,久不已,令人洒淅寒热,喘咳,发肺壅""劳嗽,声哑,声不能出或喘息气促者,此肺脏败也,必死。"这些症状的描述类似于现代晚期肺癌发展到后期因为纵隔转移或者疾病的发展压迫喉返神经导致声音嘶哑的临床表现,并指出出现这种症状时该病的预后不良。

二、矾贝散结颗粒研发创制的理论基础

中医认为,肺癌的病变部位在肺,但其与脾、胃、肝、肾等有着密切的关系。肺为华盖,感受外邪,首先犯肺;肺亦为娇脏,喜润恶燥,易为燥伤。《黄帝内经》中有"正气存内,邪不可干,邪气所凑,其气必虚"的记载,气阴两虚,邪壅于肺,肺失宣降,气滞、痰凝、瘀血胶结而成肺积。中医认为,肺癌发病机制多是由肺脾肾虚、外邪乘虚而入,阻滞气道及肺部经脉,导致气血运行不畅、瘀血内生、津液不得输布、聚而为痰,痰浊、瘀血互相蕴结,日久成积,肿块乃生,同时,痰浊与瘀毒等胶结凝

滞,肿块日渐增大;由于正气亏虚,流痰走窜,也可出现转移病灶,耗伤气血,损伤脏腑,病情日渐加重,身体逐渐衰败。患者正虚与邪实互相作用,从而促进肺癌患者的病情恶化。这说明肺癌多因正气亏虚、留滞客邪、气滞血瘀痰凝、邪毒积聚成块而形成,其基本病理机制是癌毒痰瘀胶结,虚实夹杂是主要病机变化;治疗方面从痰瘀论治,从邪毒论治,从虚论治,是基本手段。侯教授继承前人研究成果,结合多年临床经验,深入研究肺癌的病因病机,结合国内医家达成共识的从痰瘀、从毒、从虚论治肺癌,提出应用化痰祛瘀、解毒扶正治疗中晚期肺癌。

1. 肺癌的流行病学

肺癌是目前对人类健康及生命危害最大的恶性肿瘤之一,在很多国家肺癌已成为肿瘤患者的第一大死因。由于吸烟人群数量庞大、环境污染日趋严重、工业的发展以及人口老龄化,近年来我国肺癌发病率和死亡率均呈明显上升趋势,其中,城市肺癌的发病率和死亡率增长最快,在全部恶性肿瘤的排序中已由20世纪70年代的第四位上升到目前的第一位。根据全国肿瘤防治办公室提供的资料显示,自2000至2005年间,中国肺癌的发病患者数增加12万人,其中,男性肺癌患者从2000年的26万人增加到2005年的33万人,同期女性肺癌患者从12万人增加到17万人。目前,我国肺癌发病率每年增长26.9%,如不及时采取有效控制措施,预计到2025年,我国肺癌患者将达到100万,成为世界第一肺癌大国。

2. 中医药的独特优势

近年来,肿瘤的微环境学说得到了越来越多学者的关注,也在一定程度上探讨了肿瘤微环境对于肿瘤复发转移的影响。最新研究发现,在转移之前原发肿瘤可能已经在准备"土壤"以营造生存环境。正常细胞与其周围的组织环境之间存在动态平衡,两者共同作用可以调控细胞活性,决定细胞增殖、分化、凋亡以及细胞表面相关因子的分泌和表达。而肿瘤发生恶变的过程则是不断打破这一平衡的恶性循环过程。肿瘤细胞无限增殖,就需要不停地建立适于自己生长的外部组织环境。这一规律贯穿于整个肿瘤进展的过程,是肿瘤不断恶变并发生转移的基础。这种肿瘤微环境的状态,类似于中医对于人体阴阳平衡的认识,肿瘤启动、进展、复发、转移的一系列过程,就是人体全身或者局部的阴阳平衡不断被打破的过程。从宏观或者微观的角度看,中医的整体观念和辨证施治都与微环境学说不谋而合。中医药在调整人体阴阳平衡、正邪斗争上历来处于优势地位。

中医学能够辩证地看待局部与整体,以留存生命、改善生存质量、调动机体内在抗病能力为治疗先机,在此基础上以进一步抑杀癌瘤。中医药治疗肿瘤是一种多途径、多层次、多渠道及多靶点的整体综合治疗,"带瘤生存"和生活质量提高是其显著特点。

3. 肺癌的病因病机

侯教授认为,肺癌的发病因素:有因饮食不节,损伤脾胃,脾气亏虚,无力运化水湿,脾为生痰之源,肺为储痰之器,痰瘀阻滞,日久形成积块;有因长期吸烟,烟毒损伤,烟为辛热之魁,耗伤肺阴,炼液成痰,痰瘀互结,形成积块;有因肺系疾病日久,损伤肺气,肺失宣降,痰气郁结,气机不畅,血行瘀阻,痰瘀互结,形成积块;有因先天脾肾亏虚,脾失健运,肾不主水,水谷津液代谢失常,日久血行瘀阻,痰瘀互结,形成积块。本病整体属虚,局部属实,正虚为本,邪实为标。正如《杂病源流犀烛·积聚癥瘕痃癖痞源流》所提到的"邪积胸中,阻塞气道,气不宣通,为痰,为食,为血,皆得与正相搏,邪既胜,正不得而制之,遂结成形而有块",说明肺中积块的产生与正虚邪侵、气机不通、痰血搏结有关。因此,扶正祛邪、标本兼治是治疗肺癌的基本原则。侯教授从痰瘀论治,从邪毒论治,从虚论治,研制出院内制剂矾贝散结颗粒,具有破血消瘀、化痰消积、解毒散结、扶正补虚的功效。

4. 中西医结合发挥中药优势

临床使用矾贝散结颗粒已经几十年,对化疗药物有增效作用,并能改善患者免疫功能、生存质量,保护骨髓造血功能,改善临床症状,降低化疗的毒副反应,从而使化疗按时、按剂量、按阶段进行,达到理想的治疗效果,并且无肝肾损害、无明显骨髓抑制的毒副作用,获得了较好的临床疗效。

5. 矾贝散结颗粒的组成及功能主治

矾贝散结颗粒由白矾、露蜂房、浙贝母、猫爪草、莪术、仙鹤草、郁金、枳壳等组成,具有破血消瘀、化痰消积、解毒散结、扶正补虚的作用,可用于治疗肺癌脾肺气虚、痰瘀互结所致的乏力、纳差、咳嗽、咳吐白痰或黄痰、咯血、胸痛、胸闷喘急、胸胁胀满或刺痛、舌淡暗或暗红、苔白腻或黄腻、脉濡滑或涩等。

三、矾贝散结颗粒的临床研究

(一)矾贝散结颗粒联合 EGFR – TKI 治疗中晚期非小细胞肺癌

1. 研究背景

肺癌是人类因癌症死亡的主因之一,其中非小细胞肺癌(NSCLC)占 85% ~ 90%,大部分确诊时已属中晚期,常规化疗一般疗效不佳。表皮生长因子受体阻滞剂 - 酪氨酸酶抑制剂(EGFR – TKI)对于治疗 *EGFR* 基因突变的肺癌有效率超过80%,与传统化疗相比疗效明显提高,并具有耐受性好、毒副作用小及生存质量高等优点,但易发生耐药。多项大型国际多中心临床研究表明,EGFR – TKI 治疗 *EGFR* 基因突变的 NSCLC 的中位无进展生存期(PFS)仅有 10 个月左右,如何延缓靶向治疗耐药的产生成为研究的热点和难点。

研究表明，EGFR–TKI耐药产生的机理涉及基因突变、信号转导通路调控的失常以及miRNA表达的异常引起机体的一系列复杂变化。针对EGFR–TKI耐药的治疗策略包括联合作用于其他靶点的靶向药，如MET抑制剂、不可逆性的TKI和下游抑制剂，抑制其他信号通路等，目前尚未取得令人满意的效果。多靶点调节成为逆转靶向治疗耐药的研究方向，而中医药治疗肿瘤的优势恰是多层次、多靶点综合调节，因而中医药延缓肺癌靶向治疗耐药成为研究重点之一。

EGFR–TKI治疗肺癌的特点是针对性强，对局部病灶的控制较好，而中医药是多层次、多靶点整体综合调节。二者结合，取长补短，相得益彰，既可弥补中医药在病灶控制方面的不足，又可避免靶向治疗较早耐药之弊。这种高效低毒的治疗方法可让患者在简便易行的条件下达到"带瘤生存"。

在非小细胞肺癌的治疗中，中医药在术后应用可增强免疫，促进康复；与放、化疗配合可增效减毒；对于晚期体力状态差，无法耐受放、化疗者，用以维持治疗，可改善生存质量，延长生存期。从2006年开始，《NCCN非小细胞肺癌临床实践指南（中国版）》将中医药治疗纳入其中，近年中医药亦常用于与EGFR–TKI等靶向药物联合治疗肺癌，但目前仍缺乏晚期肺癌患者靶向治疗联合中医药治疗的循证医学证据。有研究发现，EGFR–TKI联合中药加减治疗非小细胞肺癌，在病灶缓解率以及临床症状、生存质量等方面，较单纯EGFR–TKI组具有优势。但由于病例较少，难以作为循证医学证据以指导中医临床实践。

近年来，我们应用康肺散结汤治疗肺癌（康肺散结汤维持治疗非小细胞肺癌与维持化疗的对照性临床研究——山东省中医药科技发展计划项目），临床观察该方联合化疗维持治疗有较好疗效，在此基础上优化而来的矾贝散结颗粒配合靶向治疗也取得了一定疗效。我们在大量临床观察与分析总结的基础上，提出肺癌病因病机为"正气亏虚、痰瘀毒互结"，肺腺癌核心病机以"肺脾气虚、痰瘀互结"为主；中晚期肺癌的治疗应以扶正化痰、祛瘀解毒为主，肺腺癌则以补脾益肺、化痰祛瘀为主，并根据这一治则研制出矾贝散结颗粒。矾贝散结颗粒的主要药物组成为黄芪、白术、莪术、白矾、浙贝母、猫爪草、露蜂房、全蝎、炒鸡内金、枳壳、陈皮、甘草等，其中，黄芪、白术益气扶正，浙贝母、猫爪草化痰散结，陈皮、枳壳燥湿化痰、理气散结；莪术、全蝎祛瘀通络，露蜂房解毒散结，炒鸡内金消食健胃、化石散结，甘草补脾益气、调和诸药。全方扶正与祛邪并用，辨病与辨证结合，扶正重视补益肺脾之气，祛邪则化痰祛瘀，上药合用共奏扶正抗癌之功。

基于前期的研究基础，我们以矾贝散结颗粒联合EGFR–TKI靶向治疗与单纯靶向治疗对晚期肺腺癌生存影响为研究方向，观察该方联合EGFR–TKI是否对肺腺癌的治疗有增效或延缓耐药的作用，探索中医药联合靶向药物治疗肺癌的优化

第五章　侯爱画临床及基础研究精华

方案,并提供循证医学证据,从而使更多患者受益。

2. 研究对象

该研究选取了 2016 年 3 月至 2018 年 3 月在烟台市中医医院就诊的经病理或细胞学诊断证实的Ⅲ期和Ⅳ期非小细胞肺癌患者。用随机数字表法随机分为两组进行研究:共入组 66 例患者,观察中有 4 例脱落,最终有 62 例符合病历分析。其中,治疗组 32 例,接受矾贝散结颗粒联合 EGFR – TKI 治疗;对照组 30 例,应用安慰剂联合 EGFR – TKI 治疗。

3. 临床研究方案

(1)治疗组:矾贝散结颗粒联合 EGFR – TKI 治疗。

矾贝散结颗粒:口服,每次 1 包,每日 3 次,连用 30 天为 1 个疗程。

EGFR – TKI 可选用三者之一:吉非替尼 250mg/d,每日 1 次;厄洛替尼 150mg/d,每日 1 次;埃克替尼每次 125mg,每日 3 次。

(2)对照组:安慰剂予以糊精和焦糖色为原料制成外观及包装与矾贝散结颗粒完全相同的安慰剂。

EGFR – TKI 可选用三者之一:吉非替尼 250mg/d,每日 1 次;厄洛替尼 150mg/d,每日 1 次;埃克替尼每次 125mg,每日 3 次。

观察指标:无进展生存期(PFS)、总生存时间(OS)、治疗前后肿瘤病灶变化、临床证候、治疗前后生存质量变化。

4. 研究结果

(1)基本情况:该研究纳入病例 66 例,采用随机对照研究方法,通过 SPSS 软件生成的随机数字以密闭信封分为治疗组和对照组,患者按先后次序对应随机号进入各组治疗。观察中有 4 例脱落,最终有 62 例符合病历分析,治疗组 32 例,对照组 30 例。其中,治疗组为男 18 例,女 14 例;年龄范围为 44～86 岁;TNM 分期Ⅲ期有 9 人,Ⅳ期有 23 人;行基因检测发现敏感突变的有 29 人。对照组为男 19 例,女 11 例;年龄范围为 47～83 岁;TNM 分期Ⅲ期有 8 人,Ⅳ期有 22 人;行基因检测发现敏感突变的有 28 人。治疗组和对照组两组资料在性别、临床分期、基因突变情况等方面比较无统计学差异,说明治疗组和对照组两组之间具有可比性。(表 5 – 1)

表 5 – 1　两组患者的基线特征

项目		治疗组(例)	对照组(例)	P 值
n		32	30	—	—
性别	男	18	19	>0.05
	女	14	11	

续表 5 - 1

项目		治疗组(例)	对照组(例)	P 值
临床分期	Ⅲ期	9	8	> 0.05
	Ⅳ期	23	22	
基因突变情况	突变	29	28	> 0.05
	未检测	3	2	

注:两组间比较无统计学差异($P > 0.05$)。

(2)两组患者的无进展生存期:对两组患者的无进展生存期进行数据分析,发现治疗组的中位无进展生存时间为 11.9 个月,对照组的中位无进展生存时间为 9.8 个月,经检验,$P < 0.05$,其差异有统计学意义。(表 5 - 2)

表 5 - 2 两组患者的中位 PFS

组别	n(例)	中位 PFS(月)	P 值
治疗组	32	11.9	0.034
对照组	30	9.8	

(3)两组患者的中位总生存时间:截止到随访时间结束,治疗组共有 19 人出现统计终点,对照组有 21 人出现统计终点。对两组患者的生存时间进行数据分析,发现治疗组的中位 OS 为 26.8 个月,对照组的中位 OS 为 22.5 个月,经检验,$P < 0.05$,其差异无统计学意义。(表 5 - 3)

表 5 - 3 两组患者的中位 OS

组别	n(例)	中位 OS(月)	P 值
治疗组	32	26.8	0.239
对照组	30	22.5	

(4)两组患者的客观有效率、疾病控制率:治疗 6 个月后对两组患者短期治疗疗效进行评价,治疗组的有效率及控制率(46.88% 和 93.75%)均高于对照组(37.67% 和 90.00%),但差异无统计学意义($P > 0.05$)。(表 5 - 4)

表 5 - 4 两组患者的近期疗效

组别	n(例)	CR(例)	PR(例)	SD(例)	PD(例)	有效率(%)
治疗组	32	2	13	15	2	46.88
对照组	30	0	11	16	3	37.67

注:两组间比较无统计学差异($P > 0.05$)。

(5)两组患者的中医证候积分:治疗 3 个月后分析两组患者的中医证候积分情况,治疗组中医证候改善的总体有效率明显高于对照组($P < 0.05$)(表 5 - 5);在中医证候积分方面,治疗后中医证候积分治疗组比对照组明显下降($P < 0.05$)(表

5-6)。

表5-5 两组患者的中医证候疗效比较

组别	n(例)	显著改善(例)	部分改善(例)	无变化(例)	恶化(例)	有效率(%)
治疗组	32	11	17	3	1	87.50
对照组	30	4	16	8	2	66.67

注:两组间比较无统计学差异($P < 0.05$)。

表5-6 两组治疗前后中医证候积分对比

组别	n(例)	治疗前证候积分	治疗后证候积分
治疗组	32	25.76 ± 2.69	8.04 ± 3.89
对照组	30	27.99 ± 3.08	17.88 ± 4.17

注:两组间比较有统计学差异($P < 0.05$)。

(6)两组患者的临床证候:治疗3个月后比较,两组患者在咳嗽、气促治疗的有效率上均有统计学意义($P < 0.05$),在胸痛、咯血治疗有效率上有差异,但差异无统计学意义。治疗组较对照组能改善患者临床证候,并能改善患者生存质量。(表5-7)

表5-7 治疗后两组患者的临床证候比较

证候	组别	n(例)	有效(例)	稳定(例)	进展(例)
咳嗽	治疗组	32	19*	11	2
	对照组	30	10	15	5
胸痛	治疗组	32	8	20	4
	对照组	30	6	21	3
气促	治疗组	32	12*	14	6
	对照组	30	7	16	7
咯血	治疗组	32	6	23	3
	对照组	30	4	21	5

注:*表示两组间比较有统计学差异($P < 0.05$)。

(7)两组患者的生存质量:对比具体如下。

KPS评分:治疗3个月后分析两组患者的生存质量改善情况,两组治疗前后KPS评分相比较,治疗组患者KPS评分好转率为53.13%,优于对照组患者KPS评分的好转率(30.00%),$P < 0.05$,差异有统计学意义。(表5-8)

肺癌症状量表积分:运用肺癌症状量表(LCSS)对转归进行评估,其包括6个LCSS量表(食欲丧失、疲劳、咳嗽、呼吸短促、咯血、疼痛),每项按0~10分划为11个等级,0为无症状,10为最严重症状。治疗后两组患者症状都得到改善,治疗

组症状改善显著优于对照($P < 0.05$)。(表5 - 9)

表5 - 8   两组治疗前后 KPS 评分的比较

组别	n(例)	上升(例)	稳定(例)	下降(例)
治疗组	32	17*	14	1
对照组	30	9	18	3

注:*表示两组间比较有统计学差异($P < 0.05$)。

表5 - 9   两组治疗前后症状改善比较

组别	n(例)	治疗前证候积分	治疗后证候积分
治疗组	32	45.36 ± 12.62	28.04 ± 11.78*
对照组	30	50.39 ± 14.23	36.05 ± 14.70

注:*表示两组间比较有统计学差异($P < 0.05$)。

肺癌患者生存质量测定量表积分:运用肺癌患者生存质量测定量表(FACT - L)进行评估,其包括两组患者生理状况、社会家庭状况、情感状况、功能状况及附加的关注等项目。每项按0~4分划分为5个等级,0为一点也不,4为非常明显。治疗组患者肺癌生存质量中生理状况、情感状况治疗前后比较均有显著性差异($P < 0.05$)。治疗组社会家庭状况、功能状况、附加的关注状况治疗前后无显著性差异($P > 0.05$)。(表5 - 10至表5 - 14)

表5 - 10   两组治疗前后生存质量比较(生理状况)

组别	n(例)	治疗前积分	治疗后积分
治疗组	32	14.28 ± 3.368	10.13 ± 3.724*
对照组	30	13.64 ± 1.377	11.72 ± 2.703

注:*表示治疗前后比较有统计学差异($P < 0.05$)。

表5 - 11   两组治疗前后生存质量比较(社会家庭状况)

组别	n(例)	治疗前积分	治疗后积分
治疗组	32	12.34 ± 3.314	13.62 ± 4.143
对照组	30	11.83 ± 1.022	11.54 ± 2.161

注:治疗组治疗前后无统计学差异($P > 0.05$)。

表5 - 12   两组治疗前后生存质量比较(情感状况)

组别	n(例)	治疗前积分	治疗后积分
治疗组	32	13.71 ± 1.724	10.17 ± 2.708*
对照组	30	13.76 ± 1.097	11.78 ± 3.318

注:*表示治疗前后比较有统计学差异($P < 0.05$)。

表 5 - 13　两组治疗前后生存质量比较(功能状况)

组别	n(例)	治疗前积分	治疗后积分
治疗组	32	10.78 ± 2.362	11.14 ± 11.78
对照组	30	9.89 ± 2.409	11.05 ± 3.205

注:治疗组治疗前后无统计学差异($P > 0.05$)。

表 5 - 14　两组治疗前后生活质量比较(附加的关注状况)

组别	n(例)	治疗前积分	治疗后积分
治疗组	32	11.12 ± 3.324	10.42 ± 3.335
对照组	30	13.24 ± 1.136	10.23 ± 2.742

注:治疗组治疗前后无统计学差异($P > 0.05$)。

(8)两组患者不良反应情况:两组患者用药后 3 个月内记录结果,治疗组与对照组比较,皮疹反应发生率明显降低,差异有统计学意义($P < 0.05$)(表 5 - 15);治疗组与对照组比较,腹泻反应的发生率明显降低,差异有统计学意义($P < 0.05$)(表 5 - 16)。

表 5 - 15　两组治疗后药物性皮疹反应比较

组别	n(例)	0 级(例)	1 级(例)	2 级(例)	3 级(例)	4 级(例)	5 级(例)
治疗组	32	16*	5	5	3	2	1
对照组	30	6	6	9	5	3	1

注:*表示两组间比较有统计学差异($P < 0.05$)。

表 5 - 16　两组治疗后腹泻反应比较

组别	n(例)	0 级(例)	1 级(例)	2 级(例)	3 级(例)
治疗组	32	22*	8	1	1
对照组	30	9	17	3	1

注:*表示两组间比较有统计学差异($P < 0.05$)。

(9)两组药物安全性结果:两组患者用药前、用药 1 个月后、用药 3 个月后,复查患者血常规、肝功能、肾功能、心电图等,发现治疗组 1 例 AST 2 级升高,其余情况较服药前无明显变化;对照组发现 1 例白细胞 1 级降低,2 例 AST 2 级升高,其余较服药前无明显变化;两组药物安全性分析无意义,均可安全使用。

5. 讨论

基于前期的研究基础,本研究采用前瞻性随机双盲对照试验,通过研究矾贝散结颗粒联合 EGFR - TKI 靶向治疗中晚期 NSCLC 的临床疗效,我们发现治疗组的中位无进展生存时间为 11.9 个月,对照组的中位无进展生存时间为 9.8 个月,治疗组的中位 OS 为 26.8 个月,对照组的中位 OS 为 22.5 个月。在治疗 6 个月后对两组患者短期治疗疗效进行评价,治疗组的有效率及控制率(46.88%和93.75%)均高于对照组(37.67%和90.00%)。治疗3个月后治疗组中医证候改善的总体有效率明显高于对照组,治疗后中医证候积分治疗组比对照组明显下降,治疗组在咳嗽、气促、胸痛、咯血等方面治疗有效率高于对照组,治疗组患者肺癌生存质量明显改善,两组的安全性良好。在不良反应方面,治疗组皮疹、腹泻的发生率分别低于对照组。研究发现,矾贝散结颗粒可以有效延缓靶向治疗耐药的作用,为中医药结合靶向治疗提供了科学的循证医学证据,为研究中药延缓靶向治疗耐药的中药制剂打下扎实的基础。

(二)矾贝散结颗粒辅助 EGFR – TKI 靶向治疗晚期肺腺癌

1. 研究对象

选取2014年2月至2016年2月烟台市中医医院收治的晚期肺腺癌患者90例进行研究分析。采用系统随机的方法分为对照组和治疗组,每组45例。

2. 临床研究方案

(1)治疗组:矾贝散结颗粒联合 EGFR – TKI 治疗。

矾贝散结颗粒:口服,每次1包,每日3次,连用30天为1个疗程。

EGFR – TKI 可选用三者之一:吉非替尼250mg/d,每日1次;厄洛替尼150mg/d,每日1次;埃克替尼每次125mg,每日3次。

(2)对照组:安慰剂予以糊精和焦糖色为原料制成外观及包装与矾贝散结颗粒完全相同的安慰剂。

EGFR – TKI 可选用三者之一:吉非替尼250mg/d,每日1次;厄洛替尼150mg/d,每日1次;埃克替尼每次125mg,每日3次。

观察指标:近期疗效、生存周期、不良反应及生存质量改善情况,并观察患者治疗前后免疫功能指标的表达。

3. 研究结果

(1)基本情况:对照组和治疗组,每组45例。其中,观察组女21例,男24例;年龄为19~71岁,平均年龄为42.15±11.93岁;体重为61~81kg,平均体重为65.84±5.2kg。对照组女29例,男16例;年龄为20~75岁,平均年龄为45.22±10.89岁;体重为59~79 kg,平均体重为62.84±5.6kg。两组间一般资料比较,差异无统计学意义($P>0.05$),具有可比性。

(2)短期疗效比较:治疗后,观察组的有效率及控制率均高于对照组[42.22%(19/45)和93.33%(42/45)][37.78%(17/45)和82.22%(37/45)],但差异无统计学意义($P > 0.05$);观察组的稳定率[51.11%(23/45)]明显高于对照组[22.22%(10/45)]($P < 0.05$)。

（3）免疫功能比较：治疗前，两组患者免疫功能比较，差异无统计学意义（$P > 0.05$）。治疗后，两组患者免疫功能较治疗前显著改善（$P < 0.05$），且观察组免疫功能改善情况显著优于对照组（$P < 0.05$）。（表 5 – 17）

表 5 – 17　免疫功能比较

项目	治疗组		对照组	
	治疗前	治疗后	治疗前	治疗后
CD3$^+$	62.02 ± 3.21	63.58 ± 3.51 $^{*\triangle}$	62.02 ± 3.22	64.32 ± 3.87 *
CD4$^+$	37.78 ± 3.89	39.92 ± 4.01 $^{*\triangle}$	37.76 ± 3.86	41.93 ± 4.15 *
CD8$^+$	36.57 ± 3.42	33.46 ± 3.06 $^{*\triangle}$	36.54 ± 3.44	29.44 ± 2.87 *
CD4$^+$ / CD8$^+$	1.05 ± 0.17	1.32 ± 0.11 $^{*\triangle}$	1.04 ± 0.16	1.48 ± 0.19 *

注：与同组治疗前比较，* 表示 $P < 0.05$；与对照组治疗后比较，△ 表示 $P < 0.05$。

（4）生存质量比较：治疗后，治疗组生存质量的改善率明显高于对照组（$P < 0.05$）。（表 5 – 18）

表 5 – 18　生存质量比较

组别	显著（例）	改善（例）	稳定（例）	减退（例）	有效率（例）
治疗组	13（28.89%）	23（51.11%）	6（13.33%）	3（6.87%）	36（80.00%）
对照组	5（11.11%）	11（24.44%）	19（42.22%）	10（22.22%）	16（35.55%）

（5）24 个月内生存率比较：治疗组 24 个月内生存率明显高于对照组（$P < 0.05$）。（表 5 – 19）

表 5 – 19　生存率比较

组别	n（例）	生存（例）	生存率（%）
治疗组	45	30	66.67
对照组	45	15	33.33

（6）不良反应比较：两组患者乏力、恶心、呕吐情况不良反应的发生率差异无统计学意义（$P > 0.05$），治疗组的消化道反应及肝功能异常情况的发生率明显低于对照组（$P < 0.05$）。（表 5 – 20）

表 5 – 20　治疗后不良反应比较

组别	n（例）	乏力（例）	恶心呕吐（例）	消化道反应（例）	肝功能异常（例）
治疗组	45	2（4.44%）	1（2.22%）	0（0）	2（4.44%）
对照组	45	7（15.56%）	4（8.89%）	5（11.11%）	9（20.00%）

4. 讨论

机体内的免疫功能指标表达水平在恶性肿瘤的产生及发展的过程中有着重要

的作用,且随着患者病情的发展,其免疫功能也会随之下降。因此,在对恶性肿瘤患者治疗的过程中,观察免疫功能指标的表达水平是十分有必要的。免疫细胞因子中 NK 是一种非特异性细胞,其可以通过对机体内的 T 细胞等的调节从而达到调节免疫功能的目的。T 淋巴细胞也是一种重要的免疫细胞因子,其中,CD3$^+$、CD4$^+$细胞分泌细胞因子,调节或者协助免疫反应;CD8$^+$T 细胞具有较强的细胞毒性作用。在该研究中,治疗后两组患者免疫功能指标表达水平较治疗前均得到了明显改善,且治疗组的免疫功能指标表达水平改善明显优于对照组,提示矾贝散结颗粒辅助 EGFR – TKI 靶向对晚期肺腺癌患者的治疗可以明显提高患者的机体免疫功能,诱导患者细胞免疫应答,增强机体免疫。

临床研究表明,矾贝散结颗粒在肺腺癌方面疗效确切,且具有改善患者生存质量及延长生存期的作用。在该研究中,治疗组近期治疗有效率及控制率均高于对照组,且治疗组的稳定率明显高于对照组。此外,该研究还观察了两组患者治疗后的生存质量改善情况及 24 个月内的生存率:治疗后,治疗组生存质量改善率明显高于对照组,且治疗组 24 个月内生存率明显高于对照组,提示矾贝散结颗粒辅助 EGFR – TKI 靶向治疗对改善患者的生存质量及提高患者生存率有着一定的作用。该研究中,患者均未出现严重不良反应。该研究通过对 90 例晚期肺腺癌患者的近期疗效、远期生存、免疫功能指标水平及生存质量改善情况等进行分析,证明采用矾贝散结颗粒辅助 EGFR – TKI 靶向药物治疗晚期肺腺癌,疗效确切,可以有效改善免疫功能及生存质量,延长生存时间,安全性高。

(刘　伟　马静华)

第二节　侯爱画治疗晚期肝癌的临床研究

一、文献研究

肝癌是西医学的病名,在中医古籍文献中没有"肝癌"的病名。但关于"癌"字,宋代《仁斋直指附遗方论》中有记载:"癌者,上高下深,岩穴之状……毒根深藏,穿孔透里。"中医古典文献中虽无"肝癌"的病名,但有肝癌的临床表现,如肝脏进行性肿大伴胁痛、黄疸、腹水及消化道出血等,可与中医文献中的"胁痛""积聚""臌胀""黄疸"等相对应。关于伏梁,《素问·腹中论》中将其描述为"病有少腹盛,其上下左右皆有根。"《灵枢·邪气脏腑病形》记录:"肝脉……微急为肥气,在胁下若覆杯……微缓为水瘕痹也"。在《景岳全书》卷之二十三《心集·杂证谟》论述了积和聚的区别:"积者,阴气也,其始发有常处,其痛不离其部,上下有所终始,左右有所穷处;聚者,阳气也,其始发无根本,上下无所留止,其痛无常处,谓之聚,故以是别知积聚也。"《圣济总录·积聚心腹胀满》记载:"积气在腹中,久不瘥,牢固推之不移者,癥也……按之其状如杯盘,牢结,久不已,令人身瘦而腹大,至死不消。"《难经·五十六难》又曰:"肝之积,名曰肥气,在左胁下,如覆杯,有头足,久不愈,令人发咳,疟,连岁不已。"葛洪《肘后备急方》在癥瘕中曰:"凡癥坚之起,多以渐生,如有卒觉,便牢大,自难治也,腹中癥有结积,便害饮食,转羸瘦"。《素问·腹中论》云:"黄帝问曰:'有病心腹满,旦食不能暮食,此为何病?'岐伯对曰:'名臌胀。'"由此可见,在历代医家对于"肥气""肝积""脾积""臌胀""癥瘕""积聚"等的描述中,疾病多有腹部肿物活动性差,伴有疼痛、黄疸、腹胀、消瘦等特点,同现代医学原发性肝癌的临床表现类似。

二、愈肝散结颗粒研发创制的理论基础

愈肝散结方为侯教授应用十余年的经验方。侯教授认为,肝癌的病因为情志不舒,肝气郁结,肝郁犯脾,脾失健运,痰湿瘀血阻滞;或者肝炎邪毒损伤,气机不畅,血行受阻,湿热瘀毒阻滞所致。她提出肝癌的总病机为"肝郁脾虚、湿瘀痰毒"的学说。肝主疏泄,肝体阴而用阳,故应注重疏肝理气与养阴柔肝并用,标本兼治,以恢复肝主疏泄之功能;"见肝之病,知肝传脾,当先实脾",且脾为后天之本、气血生化之源,脾主运化,脾之运化功能正常,则气血运行流畅,湿瘀毒邪有出路,从而可减轻和缓解病情。故她提出肝癌的治法为"疏肝健脾,养阴柔肝,化痰祛瘀,解毒散结"。在此理论基础上组方的愈肝散结汤具有疏肝健脾、养阴柔肝、化痰祛瘀、解毒散结的功效,体现了"肝脾同调"的治疗大法及"扶正祛邪"治疗原则。方中,鳖甲滋养肝阴,软坚散结;龟板滋阴潜阳,益肾健骨,体现了"滋水涵木"的思想;山慈菇消肿散结,化痰清热解毒;八月札疏肝理气,软坚散结;白芍养阴柔肝,缓急止痛;茯苓、白术健脾化湿,培助"后天之本",肝脾同治;大枣补中益气,养血安神。

三、愈肝散结颗粒的临床研究

1. 研究背景

肝癌具有起病隐匿、潜伏期长、高度恶性、进展快、侵袭性强、易转移、预后差等特点,其发病率呈逐年上升趋势,对于晚期肝癌患者而言,因其不能切除肿瘤,中位生存期仅为 2~3 个月,总体治疗效果不理想。综述现有肝癌临床研究的文献资料,国内外专家一致认为,手术、射频消融术或肝移植等治疗仍是最有效的方法。虽然近年来,上述治疗手段得到了快速发展,但 70% 以上的患者确诊时已属中晚

期,加之我国患者多伴慢性肝病,患者大量的能量消耗导致严重的乏力、虚弱和抑郁,使其无法耐受多次手术治疗的负荷,因此大多患者已丧失手术、射频消融术或经导管动脉化疗栓塞(TACE)治疗的最佳时机。因此,寻求高效低毒的治疗方式成为当今研究的热点。

愈肝散结颗粒是体现侯教授治疗肝癌根本大法的基本方,已在临床应用多年。该研究通过观察愈肝散结颗粒对晚期肝癌患者中位生存期及近期疗效、生活质量、中医症状、用药安全性等方面的影响,评估愈肝散结颗粒在晚期肝癌患者中的治疗效果,通过对两组肝癌患者血清 MMP－9、MMP－2 的检测与对照,探索愈肝散结颗粒抑制肿瘤的可能分子机制,以期为晚期肝癌提供低毒、经济有效的治疗手段,并为中医药治疗肝癌提供理论基础。

2. 研究对象

该研究的全部病例均为 2014 年 1 月至 2017 年 2 月烟台市中医医院门诊或住院患者,共入组 64 例临床分期为Ⅲb 期至Ⅳ期肝癌患者,随机分为两组。治疗组接受愈肝散结颗粒口服;对照组接受安慰剂颗粒口服。

3. 临床研究方案

(1)治疗方法:两组患者均不采用手术、放疗、化疗及介入治疗,而采用华蟾素注射液 20mL、复方苦参注射液 10mL,每月 1 次,每次 10 天,并予对症支持疗法。治疗组同时给予中药愈肝散结颗粒,对照组给予安慰剂颗粒。分早、晚 2 次温服,6 周为 1 个疗程,两组均治疗 2 个疗程。

治疗组(愈肝散结颗粒组):设基本方为愈肝散结颗粒,即茵陈、鳖甲、山慈菇、龙胆草、郁金、藤梨根、仙鹤草、白芍、枸杞子、当归、八月札、炙甘草。按照中医辨证分型,将肝癌分为肝气郁结、气滞血瘀、湿热毒聚、肝阴亏虚四种证型,在基本方基础上随症加减。

对照组(安慰剂组):安慰剂颗粒主要成分为焦糖,其质地、颜色均与治疗组相似。两组维持治疗持续到疾病进展或患者死亡。

(2)观测内容:具体如下。

安全性观测:每个治疗周期前均对以下指标进行检测记录。①一般体检项目,如体温、脉搏、呼吸、血压、身体状况评分(ECOG 评分)。②血、尿、大便常规检查,心电图。③肝功能 AST、ALT,肾功能 BUN、Cr 及血糖。④其他观察内容,如血液系统、消化系统、心血管系统、泌尿系统、神经系统、过敏、皮肤等症状。

疗效评价指标:①中位总生存时间(OS),为治疗首日起至死亡日或失访日。②客观有效率可于治疗前后或出现原有症状加重、新发症状时进行影像学检查,参照 RECIST 实体瘤评定标准。③生活质量评估用生命质量测定量表 EORTC QLQ－C30(V3.0)及中医临床证候积分表和 KPS 评分量表,每位患者入组时及治疗 2 个疗程后进行评估。④中医临床证候评价,参考国家药品监督管理局《中药新药临床研究指导原则》中的原发性肝癌症状分级量化表。将胁痛、腹胀、乏力、发热、口苦、便溏、黄疸等常见症状按无、轻、中、重分为 4 级,分别记为 0、1、2、3 分,治疗前后各测定记录一次,在治疗前后按积分值变化情况评定疗效。显著改善为治疗后积分比治疗前积分下降≥70%。部分改善为治疗后积分比治疗前积分下降≥30% 而 <70%。无改善为治疗后积分比治疗前积分减少 <30% 或增加。有效率 =(显著改善例数 + 部分改善例数)/总例数。⑤检测血清中 MMP－2 和 MMP－9 的含量,入组患者每月取空腹肘静脉血 3～5mL,室温静置 30～60 分钟,高速离心 10 分钟,取上清 EP 管分装,－80℃保存,避免反复冻融。ELISA 法测定血清中 MMP－2 和 MMP－9 的值。测定重复 3 次,以确保检测结果稳定可靠。

4. 研究结果

(1)一般资料:该研究最终纳入病例 64 例,采用随机对照研究方法,将符合纳入标准病例通过 SPSS 软件生成的随机数字以密闭信封分为治疗组和对照组,患者按先后次序对应随机号进入各组治疗。其中,1 例病例出现消化道大出血,2 例病例中途转做介入治疗而出组,故实际可评价疗效的病例共 61 例,治疗组 31 例,对照组 30 例。治疗组为男 28 例,女 3 例;年龄 <65 岁者 9 例,≥65 岁者 22 例;肝功能 Child－Pugh 分级 A 级 17 人,B 级 14 人;TNM 分期Ⅲb/Ⅲc 期 17 人,Ⅳa/Ⅳb 期 14 人;KPS 评分 80～100 分有 9 人,70 分有 15 人,60 分有 7 人。对照组为男 25 例,女 5 例;年龄 <65 岁者 15 例,≥65 岁者 15 例;肝功能 Child－Pugh 分级 A 级 22 人,B 级 8 人;TNM 分期Ⅲb/Ⅲc 期 18 人,Ⅳa/Ⅳb 期 12 人;KPS 评分 80～100 分有 5 人,70 分有 22 人,60 分有 3 人。两组患者在纳入时性别、年龄、肝功能分级、TNM 分期、KPS 评分方面均无统计学差异。

(2)治疗后两组患者的疗效观察:具体如下。

两组患者近期疗效观察:两组患者在 3 个月内行疗效评价,瘤体疗效方面,治疗 2 个疗程后两组患者均无患者达到 CR 或 PR,治疗组 SD 患者 2 例,对照组 SD 患者 1 例,其余患者均 PD。治疗组总有效率为 6.5%,对照组总有效率为 3.3%。经 Ridit 分析,$P > 0.05$,两者无统计学差异。(表 5－21)

表 5－21　两组患者瘤体疗效比较

组别	n(例)	CR(例)	PR(例)	SD(例)	PD(例)	总有效率(%)
治疗组	31	0	0	2	29	6.5
对照组	30	0	0	1	29	3.3

两组患者中位 OS 比较:至随访截止时间时,治疗组死亡 27 例,存活 4 例;对照组死亡 29 例,存活 1 例。治疗组的中位 OS 为 7.28 个月,对照组的中位 OS 为

5.46 个月,两组间比较有统计学差异($P<0.05$)。两组间生存率自 5 个月后差异表现明显,治疗组 6 个月的生存率为 71%,对照组为 30%。(图 5-1)

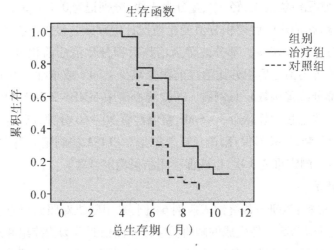

图 5-1 患者中位 OS 曲线

(3)两组中医症状的比较:具体如下。

两组患者中医症状基线评分比较:将入组的 61 例有效病例入组时的中医症状评分进行组间比较,两组患者中医症状总积分的均数及标准差分别为治疗组 16.33 ± 8.53,对照组 15.27 ± 7.98,经 t 检验,$P>0.05$,差异无统计学意义。将入组时各单项症状评分进行组间比较,经 Ridit 分析,除乏力困倦评分治疗组高于对照组,有统计学差异($P<0.05$)之外,其余项目之间均无显著性差异($P>0.05$)。故两组患者治疗前中医症状评分基本均衡,具有可比性。(表 5-22)

表 5-22 两组患者中医症状基线评分比较

症状	治疗组(例)					对照组(例)					P 值
	0 分	1 分	2 分	3 分	总分	0 分	1 分	2 分	3 分	总分	
胁痛	5	17	6	3	38	6	9	13	2	41	0.42
发热	23	6	1	1	11	25	3	2	0	7	0.56
口干	8	15	6	2	39	7	16	4	3	33	0.94
口苦	10	14	5	2	30	8	16	4	2	30	0.85
乏力困倦	1	2	16	12	70	5	6	12	7	51	0.04
眩晕	22	8	1	0	10	19	11	0	0	11	0.66

症状	治疗组（例）					对照组（例）					P 值
	0分	1分	2分	3分	总分	0分	1分	2分	3分	总分	
心烦易怒	10	12	7	2	32	9	15	3	3	30	0.84
失眠	6	20	3	2	31	3	21	5	1	34	0.49
黄疸	16	10	4	1	21	13	9	6	2	27	0.41
食欲不振	4	11	12	4	47	5	8	12	5	47	0.79
恶心呕吐	17	12	2		16	13	17	0	0	17	0.60
腹胀	1	6	9	15	69	0		8	18	70	0.60
盗汗	8	12	10	1	35	14	8	6	2	26	0.21
便溏	11	12	5	3	22	10	13	7	0	27	0.88
便干	23	4	2	2	14	24	5	1	0	7	0.60
总积分	165	163	89	50	491	161	165	79	45	458	0.65

治疗后两组患者单项中医症状评分比较：治疗 2 个疗程后，两组患者在各单项症状均有不同程度改善，其中治疗组口苦、心烦易怒、失眠、食欲不振、便干 5 项症状的改善率较高（均在 85% 以上），对照组在便干上的改善率最好（83.3%），对照组所有单项症状的改善率均低于 85%。在发热、口干、口苦、乏力困倦、眩晕、心烦易怒、失眠、食欲不振、恶心呕吐、腹胀、盗汗 11 项症状上，治疗组的改善情况优于对照组，两者有统计学差异（$P < 0.05$）。在胁痛、黄疸、便溏、便干 4 项症状上，两组患者改善情况无明显差异（$P > 0.05$）。（表 5 – 23）

表 5 – 23 两组患者单项中医症状评分比较

症状	治疗组			对照组		
	治疗前（例）	有效例数（例）	有效率（%）	治疗前（例）	有效例数（例）	有效率（%）
胁痛	26	14	53.8	24	13	54.2
发热	8	5	62.5 *	5	2	40.0
口干	23	18	78.3 *	13	2	15.4
口苦	21	18	85.7 *	22	10	45.5
乏力困倦	30	25	83.3 *	25	16	64.0
眩晕	9	7	77.8 *	11	4	36.4
心烦易怒	21	18	85.7 *	21	6	28.6

症状	治疗组			对照组		
	治疗前（例）	有效例数（例）	有效率(%)	治疗前（例）	有效例数（例）	有效率(%)
失眠	25	22	88.0*	27	5	18.5
黄疸	15	4	26.7	17	5	29.4
食欲不振	27	25	92.6*	25	6	24.0
恶心呕吐	14	9	64.2*	17	4	23.5
腹胀	30	20	66.7*	30	10	33.3
盗汗	23	18	78.3*	16	6	37.5
便溏	20	2	10.0	20	3	15.0
便干	8	7	87.5	6	5	83.3

注:与对照组相比,* 表示 $P < 0.05$。

两组患者治疗前后中医症状积分比较:两组患者治疗后症状积分均较前改善,经 t 检验,治疗组症状积分治疗前后差异明显($P < 0.05$),对照组治疗前后症状积分无统计学差异($P > 0.05$)。组间比较,治疗组症状积分改善优于对照组,差异有统计学意义($P < 0.05$);症状积分差值与对照组比较,治疗组仍有优势($P < 0.05$)。(表 5 - 24)

表 5 - 24　两组患者治疗前后中医症状积分比较

组别	n(例)	治疗前	治疗后	治疗前后积分差值
治疗组	31	16.33 ± 8.53	$10.45 \pm 5.59^{*\triangle}$	$7.01 \pm 5.41^{\triangle}$
对照组	30	15.27 ± 7.98	14.58 ± 8.87	1.95 ± 1.72

注:* 表示与同组治疗前相比 $P < 0.05$,△表示与对照组相比 $P < 0.05$。

中医证候临床疗效比较:治疗后,两组患者中医临床证候疗效有效率比较,治疗组高于对照组,经 Ridit 分析,有统计学意义,$P < 0.05$。其中,对照组和治疗组总有效率分别为 60.0%、83.9%,经 χ^2 检验,$P < 0.05$,差异有统计学意义。(表 5 - 25)

表 5 - 25　两组患者中医症状临床疗效对比

组别	n(例)	显效(例)	有效(例)	无效(例)	总有效(例)
治疗组	31	5(16.1%)	22(71.0%)	4(12.9%)	26(83.9%)*
对照组	30	2(6.7%)	16(53.3%)	12(40.0%)	18(60.0%)

注:与对照组相比,* 表示 $P < 0.05$。

（4）两组患者 KPS 评分比较：入组治疗2个疗程后，治疗组患者 KPS 评分升高者明显多于对照组，而降低者明显少于对照组，稳定者基本相当，提示治疗组生活质量改善情况均明显优于对照组，经 Ridit 分析，有统计学意义，$P < 0.05$。其中，对照组和治疗组总有效率分别为63.4%、87.1%，经 χ^2 检验，有统计学差异（$P < 0.05$）。（表5 – 26）

表5 – 26 两组患者 KPS 评分治疗前后对比

组别	n(例)	增加(例)	稳定(例)	降低(例)
治疗组	31	8(25.8%)	19(61.3%)	4(12.9%)
对照组	30	2(6.7%)	17(56.7%)	11(36.7%)

（5）两组治疗前后 EORTC QLQ – C30(V3.0)生活质量评分比较：具体如下。

两组治疗前后 EORTC QLQ – C30(V3.0)生活质量评分比较（功能领域）：治疗组与同组治疗前比较，躯体功能、社会功能较治疗前评分升高，差异有统计学意义（$P < 0.05$）；与对照组比较，躯体功能评分较高，差异有统计学意义（$P < 0.05$）。这说明治疗用药后患者躯体功能、社会功能改善，患者生活质量提高。（表5 – 27）

表5 – 27 功能领域评分比较

组别 n(例)	时间	躯体功能	社会功能	角色功能	情绪功能	认知功能
治疗组 31	治疗前	82.16 ± 11.34	61.27 ± 17.75	84.11 ± 13.99	75.02 ± 13.74	79.72 ± 14.36
	治疗后	88.24 ± 8.54#△	70.50 ± 11.65#	88.5 ± 10.48	77.98 ± 11.41	83.78 ± 13.53
对照组 30	治疗前	83.23 ± 11.44	60.10 ± 18.13	83.23 ± 11.44	72.73 ± 13.89	80.65 ± 14.16
	治疗后	82.63 ± 8.49	67.78 ± 14.99	82.63 ± 8.49	75.40 ± 10.81	79.38 ± 12.22

注：#表示与同组治疗前比较 $P < 0.05$；△表示与对照组同期比较 $P < 0.05$。

两组治疗前后 EORTC QLQ – C30(V3.0)生活质量评分比较（症状领域）：对照组治疗前后比较，疼痛、食欲减退、恶心呕吐较治疗前改善，差异有统计学意义。治疗组治疗前后比较，疼痛、疲倦、失眠、食欲减退、恶心呕吐、腹泻较治疗前改善，差异有统计学意义；且与对照组比较，疼痛、疲倦、失眠、食欲减退、恶心呕吐、腹泻改善方面，差异也有统计学意义，即治疗组改善效果更明显。（表5 – 28）

两组治疗前后 EORTC QLQ – C30(V3.0)生活质量评分比较（总体健康情况）：两组患者总体健康方面比较，治疗组治疗前后比较差异有统计学意义，与对照组比较差异仍有统计学意义。这说明治疗组用药后整体健康情况改善明显，患者生活质量提高。（表5 – 29）

表 5 - 28　症状领域评分比较

组别	n(例)	时间	气促	疼痛	疲倦	失眠	食欲减退	恶心呕吐	腹泻	便秘	经济困难
治疗组	31	治疗前	5.68 ± 12.91	30.49 ± 15.06	23.35 ± 16.08	25.89 ± 21.90	10.78 ± 17.83	4.90 ± 10.48	3.92 ± 10.90	10.18 ± 15.83	39.21 ± 20.85
		治疗后	2.95 ± 9.63	16.19 ± 12.64[#△]	16.01 ± 15.03[#△]	15.48 ± 16.59[#△]	5.70 ± 10.79[#△]	4.20 ± 11.00[#△]	1.90 ± 11.98[#△]	6.82 ± 14.94	43.14 ± 19.37
对照组	30	治疗前	6.76 ± 13.45	28.79 ± 14.60	21.31 ± 15.55	27.37 ± 21.17	15.15 ± 18.80	4.55 ± 9.57	5.05 ± 12.14	6.06 ± 13.54	42.43 ± 20.86
		治疗后	3.63 ± 9.43	18.77 ± 13.13[#]	27.31 ± 14.95	26.46 ± 18.38	9.30 ± 19.30[#]	3.27 ± 19.01[#]	3.15 ± 10.57	4.14 ± 10.74	46.46 ± 18.26

注:#表示与同组治疗前比较 $P < 0.05$;△表示与对照组同期比较 $P < 0.05$。

表 5 - 29　总体健康比较

组别	n(例)	治疗前	治疗后
治疗组	31	59.56 ± 12.83	70.34 ± 9.88[#△]
对照组	30	60.61 ± 13.06	65.15 ± 10.32

注:#表示与同组治疗前比较 $P < 0.05$;△表示与对照组同期比较 $P < 0.05$。

(6)安全性评估:治疗组出现Ⅰ度胃肠道反应3例,Ⅰ度肝功能损伤1例,未出现其他药物毒性不良反应。对照组出现的药物毒性不良反应有:Ⅰ度胃肠道反应4例,Ⅰ度血液毒性1例,Ⅰ度肝功能损伤2例。未见发热、感染、过敏、皮肤、肺、肾等毒性。治疗组与对照组毒副反应发生率均较低,治疗组毒副反应发生率低于对照组。(表5-30)

表 5 - 30　两组患者治疗后毒副反应的情况

毒副反应	治疗组(例)				对照组(例)			
	Ⅰ	Ⅱ	Ⅲ	Ⅳ	Ⅰ	Ⅱ	Ⅲ	Ⅳ
胃肠道	3	0	0	0	4	0	0	0
血液	0	0	0	0	1	0	0	0
肝脏	1	0	0	0	2	0	0	0
心脏	0	0	0	0	0	0	0	0
脱发	0	0	0	0	0	0	0	0
发热	0	0	0	0	0	0	0	0
感染	0	0	0	0	0	0	0	0
过敏	0	0	0	0	0	0	0	0

续表 5 - 30

毒副反应	治疗组（例）				对照组（例）			
	I	II	III	IV	I	II	III	IV
皮肤	0	0	0	0	0	0	0	0
肺	0	0	0	0	0	0	0	0
肾	0	0	0	0	0	0	0	0

（7）血清 MMP - 2 和 MMP - 9 含量的检测结果：具体如下。

肝癌患者与健康人群血清 MMP - 2 和 MMP - 9 比较：纳入 20 例健康查体者抽取空腹血与入组 64 例晚期肝癌患者比较血清中 MMP - 2 和 MMP - 9 的含量，结果显示，健康人群血清的 MMP - 2、MMP - 9 分别为 27.90 ± 6.46ng/mL 和 38.30 ± 9.50ng/mL，均明显低于肝癌患者（209.88 ± 60.36ng/mL 和 237.54 ± 50.54ng/mL），两者差异均有统计学意义（$P < 0.01$）。（表 5 - 31）

表 5 - 31　肝癌患者与健康人群血清 MMP - 2 及 MMP - 9 比较

人群	n（例）	MMP - 2（ng/mL）	MMP - 9（ng/mL）
健康人群	20	27.90 ± 6.46	38.30 ± 9.50
肝癌患者	64	209.88 ± 60.36	237.54 ± 50.54

两组患者治疗前 MMP - 2 及 MMP - 9 含量比较：比较两组患者治疗前血清 MMP - 2、MMP - 9 含量，结果显示两组患者血清 MMP - 2 及 MMP - 9 含量无统计学差异（$P > 0.05$）。这提示两组治疗前组间均衡，具有可比性。（表 5 - 32）

表 5 - 32　两组患者治疗前 MMP - 2 及 MMP - 9 含量比较

组别	n（例）	MMP - 2（ng/mL）	MMP - 9（ng/mL）
对照组	30	213.77 ± 62.96	238.56 ± 39.50
治疗组	31	206.11 ± 50.25	236.56 ± 37.81

两组患者治疗前后血清中 MMP - 2（ng/mL）含量的变化：两组肝癌患者血清 MMP - 2 含量在治疗后 1 个月、2 个月、3 个月均逐渐增加。其中，治疗组在治疗后 2 个月、3 个月的增加幅度均低于对照组，即血清 MMP - 2 含量低于对照组；在治疗后 3 个月，治疗组与对照组的差异有统计学意义（$P < 0.05$）。这说明治疗组药物可以降低肝癌患者血清 MMP - 2 的含量。（表 5 - 33）

表5-33 两组患者治疗前后血清中 MMP-2 含量的变化

组别	n(例)	治疗前 （ng/mL）	治疗后1个月 （ng/mL）	治疗后2个月 （ng/mL）	治疗后3个月 （ng/mL）
对照组	30	213.77±62.96	240.21±60.67	294.07±60.92	350.26±93.34
治疗组	31	206.11±50.25	250.86±41.15	282.34±63.98	307.21±60.90

两组患者治疗前后血清中 MMP-9（ng/mL）含量的变化：两组肝癌患者血清 MMP-9 含量在治疗后1个月、2个月、3个月均逐渐增加。其中治疗组的增加幅度低于对照组，即治疗组血清 MMP-9 含量低于对照组；在治疗后3个月，治疗组与对照组的差异有统计学意义（$P<0.05$）。这说明治疗组药物可以降低肝癌患者血清 MMP-9 的含量。（表5-34）

表5-34 两组患者治疗前后血清中 MMP-9 含量的变化

组别	n(例)	治疗前 （ng/mL）	治疗后1个月 （ng/mL）	治疗后2个月 （ng/mL）	治疗后3个月 （ng/mL）
对照组	30	238.56±39.50	286.39±49.32	320.76±52.47	372.17±59.02
治疗组	31	236.56±37.81	270.04±54.46	300.83±69.86	333.35±57.20

5. 讨论

（1）晚期肝癌西医治疗的现状：肝癌是世界上最常见的恶性肿瘤之一，在全球及发展中国家分居第八位、第七位，其中90%以上为肝细胞癌（HCC）。中国是世界上 HCC 发病率较高的国家之一，约占全球病例的50%，在城乡及农村恶性肿瘤死亡率中占第二位。对于早、中期 HCC 患者，手术及介入等治疗应作为首选。但由于多种原因，临床上大部分 HCC 确诊时已属晚期（Ⅳ期），手术、介入及放射治疗等已不适合。在我国，目前对于Ⅳ期 HCC 患者的治疗主要是依赖全身化疗和中医药治疗。由于 HCC 对化疗药物不敏感，加之多数患者存在慢性肝病的病史，单纯全身化学治疗 HCC 临床较少使用。该类患者多放弃治疗或仅采用一般护肝支持治疗，仅有部分患者尝试中医药治疗。中医药治疗 HCC，多采用辨证用药结合口服或动静脉等途径给予中成药。

（2）MMP-2、MMP-9 与肝癌的关系：基质金属蛋白酶（MMP）是一类蛋白水解酶，能水解多种细胞外基质，在胚胎发育、分化、肿瘤血管发生、肿瘤侵袭和转移等过程中发挥重要作用。近来研究显示，MMP-2 和 MMP-9 能破坏细胞外基质中最重要成分Ⅳ型和Ⅴ型胶原与明胶，同时可以激活并促进新生血管的生成，它们的过度表达与肿瘤的侵袭转移和预后密切相关。

蒋扬富等采用 RT-PCR 检测了39例肝癌组织的 MMP 基因表达，MMP-9 高表达者复发率、转移率较高，预后不良。还有人发现 MMP-9 的过度表达与小肝癌的转移扩散性有明显的关系,当癌组织 MMP-2 的表达高于癌旁组织时,肿瘤表现出侵袭转移性。Zhang 等发现结合 TNM 分期,MMP-2、MMP-9 可以很好地预测 HCC 患者肝移植后的预后。Bu 等报告高侵袭转移倾向的 HCC 组织及患者血浆 MMP-2 水平显著高于低侵袭转移倾向患者的。Gohji 等用 Elisa 方法从外周血检测 HCC 患者术前 MMP-2 水平将可能为预测 HCC 根治性切除后转移复发提供简易生物学指标。可见,金属蛋白酶 MMP-2、MMP-9 水平可以反映肝癌的侵袭、转移能力。

(3)中医治疗的现状:中医中药是我国的传统医学,作为恶性肿瘤综合治疗中的一个重要组成部分,中医药具有稳定瘤体生长、改善临床症状、提高生活质量、延长生存期等方面的独特优势,故寻找临床有效的中医药肝癌综合治疗方案是延长肝癌患者生存时间及改善生活质量的重要手段,具有十分重要的现实意义。肝癌病情复杂,临床表现多为虚实夹杂,各家对肝癌中医证型的认识各有所见。张俊总结顾丕荣治疗肝癌的经验,一辨虚,扶正以抗癌,虚又分气虚、阳虚、阴虚;二辨证,祛邪以制癌,证型分为气滞、湿痰、血瘀;三辨病,选药以治癌,采用三忌三要,即忌破血、忌烟酒、忌讳医,要勤于食疗、要善自摄养、要坚持练功。张效霞等将原发性肝癌辨为脾虚气滞、湿热阻滞、脾虚水泛、瘀血内停四型,分别选用不同的健脾理气药。何秀兰等报道王沛教授一般将肝癌分为四型论治,即肝郁脾虚型、气血瘀滞型、湿热蕴结型、气阴两虚型。因各家对肝癌辨证的差异,他们在治疗上会采用不同的治法。彭海燕等将确诊为原发性肝癌的 100 例患者,采用补肝软坚方治疗,以 2 个月为 1 个疗程,治疗后完全缓解 0 例,部分缓解 8 例,稳定 75 例,恶化 17 例,近期缓解率为 8%,瘤体稳定率 83%。龚惠民等选用人参、三七、蜈蚣、蟾蜍等十余种中药组成复方健肝软坚丸,治疗原发性肝癌 74 例,完全缓解 3 例,部分缓解 1 例,好转 5 例,稳定 49 例,进展 16 例,近期有效率为 78.38%。王佩等采用龙胆泻肝汤治疗肝癌发热 52 例,总有效率为 76.9%。杨秋敏等运用缓急止痛经典方芍药甘草汤治疗原发性肝癌所致肝区疼痛,完全止痛率达 41.7%,部分止痛率达 33.3%,总有效率为 75%。赵付芝等应用疏肝化瘀汤治疗原发性肝癌 30 例,完全缓解 0 例,部分缓解 1 例,稳定 22 例,恶化 7 例。综上所述,目前中医各家认为肝癌为正虚而湿热、痰浊、瘀血、气滞等邪气积聚所成,与肝、脾、肾等脏腑有关;治疗主要以扶正祛邪为原则,以健脾疏肝益肾为基础,兼以理气活血、清热利湿、解毒散结等辨证与辨病相结合的方法。

中晚期原发性肝癌患者常因肿瘤广泛转移、体力状况较差、肝功能恶化等失去手术机会,或不能耐受放疗、化疗、介入化疗栓塞等细胞毒性治疗,而中医药在改善晚期患者生活质量、延长生存等方面则具有独特的优势。王敏等以疏肝健脾汤(黄芪、人参、白术、陈皮、当归、甘草)治疗 58 例原发性肝癌患者,观察其改善患者生活质量的效果,结果证候改善率达 86.2%。蒋建龙等用理肝实脾汤(升麻、柴胡、山药、冬虫夏草、太子参、薏苡仁、白花蛇舌草、平地木、莪术、当归等)治疗原发性肝癌,结果治疗组有效率、稳定率分别为 8% 和 66%,疼痛控制有效率为 67%,6 个月、12 个月生存率分别为 58% 和 33%,生活质量、体力状况明显改善,血清谷丙转氨酶、谷草转氨酶、总胆红素等较治疗前明显降低。

目前晚期肝癌分为肝气郁结、气滞血瘀、湿热毒聚、肝阴亏虚四种证型,纵观各家用药覆盖面广,几乎涉及各类药物。如赵向丽等曾分析 51 篇文献,得出治疗肝癌的药物类别分别为补虚药、清热药、活血化瘀药、利水渗湿药,累积频率为 71.81%;其次为理气药、消食药、解表药、化痰止咳平喘药。由此可见,补虚、清热解毒、活血化瘀为大多数医家所接受。如曾学文等研究证实补益类中药能够抑制肝癌细胞的生长和增殖、诱导肿瘤细胞凋亡、增强机体免疫力,抗肝癌的复发和转移。周建峰等研究提示不同扶正中药,如养阴药(北沙参、天冬、麦冬)、益气药(黄芪、白术)、温阳药(附子、肉桂)、补肾药(淫羊藿)配伍后的药物血清具有诱导 SMMC – 7721 人肝癌细胞分化的作用。包素珍等的研究提示,十全大补汤能够有效诱导肿瘤细胞的凋亡。古文学等研究证实清热解毒药白花蛇舌草能诱导恶性肿瘤瘤体 HSP70 的高表达,增强机体对肿瘤的免疫作用。半枝莲具有清热解毒、散瘀止血定痛的作用。王洪琦等研究提示,半枝莲能引起小鼠腹水肝癌 H22 细胞的大量坏死和凋亡,并能诱导腹水中 $CD4^+$、$CD8^+$ 的表达升高。故大多数医家在肝癌的治疗中都辅以清热解毒中药。活血化瘀常用的药物有莪术、郁金、丹参、川芎、桃仁、虎杖等。田雪飞等研究提示,归肝经中药莪术、水蛭、丹参提取物均能抑制 HepG2 细胞的增殖作用、诱导细胞凋亡。金海峰等研究提示,郁金能诱发肿瘤细胞凋亡,抑制肿瘤血管生成,阻断肿瘤细胞的信号通路。

愈肝散结颗粒是我院历代老中医的经验总结,经侯爱画教授改良,已在临床应用了多年,取得了良好的临床效果。临床观察,其可提高肝癌患者的生活质量,延长患者的生存期。愈肝散结颗粒中所用中药在古籍中均有详细记载,其中,《本草经疏》记载,茵陈感天地苦寒之味,而兼得春之生气以生者也。其味苦、平、微寒,无毒,故主风湿、寒热邪气热结之黄疸、通身发黄、小便不利及头热,皆湿热在阳明、太阴所生病也。苦寒能燥湿除热,湿热去则诸症自退矣。茵陈宣发发陈,外入之邪外出,陈去而新生矣。轻身面悦白者,久服则新新非故。益气者,即益新新宣发之气耳。《本草备要》载,龙胆草,泻肝胆火、下焦湿热;大苦大寒,沉阴下行;益肝胆而泻火,兼入膀胱、肾经;除下焦之湿热,与防己同功;酒浸亦能外行、上行;治骨间寒热、惊痫邪气、时气温热、热痢黄疸、寒湿脚气、咽喉风热、赤睛胬肉、痈疽疮疥。刘元素云:"柴胡为主,龙胆为使,目疾要药。"茵陈、龙胆草清利肝胆实火并兼以燥湿退黄。鳖甲,乃是厥阴肝经血分之药;味咸、性平,为血肉有情之品,入肝、肾经,可滋补肝肾、柔肝养阴。《本草纲目》云："龟鳖之属,功各有所主。鳖色青入肝,故所主者,疟劳寒热,痃瘕惊痫,经水痈肿阴疮,缘厥阴血分之病也。全禀天地至阴之气,故其味咸、平,无毒。润下作咸,像水明矣。本乎地者亲下,益阴何疑?"《本草经疏》曰："鳖甲主消散者,以其味兼乎平,平亦辛也。咸能软坚,辛能走散,故《本经》主癥瘕坚积寒热,去痞疾、息肉、阴蚀、痔核、恶肉。"山慈菇,味甘、微辛,性寒,小毒,在玉枢丹中为君,可治怪病。"大约怪病多起于痰,山慈菇为消痰之药,治痰而怪病自除也。或疑山慈菇非消痰之药,乃散毒之药也。不知毒之未成者为痰,而痰之已结者为毒,是痰与毒,正未可二视也。"郁金,味辛、苦,性寒,无毒,行气解郁兼能散结,以确保肝气条达。《本草汇言》云："郁金清气化痰、散瘀血之药也,其性轻扬,能散郁滞,顺逆气,上达高巅,善行下焦,为心肺肝胃、气血火痰郁遏不行者最验。故治胸胃膈痛,两胁胀满,肚腹攻痛,饮食不思等症;又治经脉逆行,吐血衄血,唾血血腥。此药能降气,气降则火降,而痰与血亦各循其安所之处而归原矣。"纵观全方,诸药合用,扶正与祛邪相结合,散瘀、化湿、理气兼顾。

该课题通过观察愈肝散结颗粒对晚期肝癌患者中位 OS 近期疗效、生活质量、中医临床证候、用药安全性等方面的影响,评估愈肝散结颗粒在晚期肝癌患者中的治疗效果,通过对两组肝癌患者血清 MMP-2 和 MMP-9 的检测、对照,探索愈肝散结颗粒抑制肿瘤的可能分子机制,以期为晚期肝癌提供低毒、经济、有效的治疗手段,并为中医药治疗肝癌提供理论基础。

（谭　松　刘志霞）

第三节　侯爱画治疗胃癌的临床研究

一、回顾性分析健胃散结汤在胃癌术后患者中的疗效

胃癌发病率位居我国恶性肿瘤第二位、死亡率第三位。目前胃癌治疗以根治性手术切除为主要手段,但术后复发转移率高。术后发生复发转移是肿瘤治疗失败的主要标志,防治胃癌术后复发转移在胃癌的诊治研究中具有重要的临床意义。我国中医药防治胃癌复发转移的临床试验发现,中医药配合化疗可明显改善胃癌术后脾虚的症状,改善生活质量,提高机体免疫功能,可有效控制胃癌术后的复发及转移。

侯教授从虚、痰、瘀、毒、浊入手,以健脾益气、化浊祛瘀、解毒散结为治则,创立了健胃散结汤,广泛应用于胃癌患者,通过回顾性分析胃癌根治术后应用健胃散结汤的患者,证实健胃散结汤能够延长胃癌术后患者生存期,改善症状,减轻化疗不

良反应。主要研究内容和关键技术如下。

1. 中医辨证标准

肝胃不和型:胸脘满闷不舒,胁肋部胀痛,恶心呕吐,纳食见少。舌淡红,苔薄白,脉弦。

气滞血瘀型:胸腹胀满,疼痛拒按,痛有定处,腹部可触及包块。舌紫暗或有瘀斑,苔淡黄,脉弦数。

脾虚痰湿型:胸闷膈满,呕吐痰涎,纳呆食少,胃脘痞块。舌淡胖或淡暗,苔滑腻,脉弦滑或濡细。

胃热阴虚型:胃脘灼热,口干欲饮,或喜凉饮,胃脘嘈杂不舒,食少,便干。舌红,少苔,脉细。

气血双亏型:全身乏力,面色㿠白,纳少神疲,头晕目眩,心悸气短,自汗。舌淡,少苔,脉沉细无力。

脾肾阳虚型:胃脘部隐痛,喜温喜按,腹部胀大,如囊裹水,朝食暮吐或暮食朝吐,便溏甚至脱肛不禁,小便不利,下肢浮肿,面白无华,神疲肢冷。舌淡胖、有齿痕,苔薄滑,脉细无力。

2. 试验病例

(1)纳入病例:有明确的胃癌病理学诊断依据,并已行胃癌 D2 根治术;术后行 XELOX、FOLFOX 或 SOX 方案化疗;TNM 分期在术后病理分期明确为Ⅱ期至Ⅲ期;年龄≥18 岁;ECOG 评分小于 2 分;患者知情同意并接受调查及随访。

(2)排除病例:未行胃癌 D2 根治术者;病理诊断为腺鳞癌、伴淋巴样间质癌(髓样癌)、肝样腺癌、鳞状细胞癌、未分化癌的胃癌患者,以及胃神经内分泌肿瘤、胃间叶性肿瘤、胃恶性淋巴瘤等胃其他恶性肿瘤患者;二重或多重癌患者;孕妇、哺乳期妇女和精神病患者;并有严重或者其他可能明显影响治疗和预后的急、慢性疾病(如胃癌术后严重并发症、心肌梗死、脑梗死等)者。

3. 病例分组

共收集病例 1064 例,根据纳入标准和排除标准选取 2012 年 1 月至 2020 年 1 月分期为Ⅱ期(ⅡA、ⅡB)至Ⅲ期(ⅢA、ⅢB、ⅢC)胃癌根治术后患者 160 人。按照治疗方法不同,将其分别归入两组。

4. 治疗方法

(1)单纯化疗组:只行术后化疗。化疗方案为 XELOX、FOLFOX 或 SOX 方案。

(2)健胃散结汤加化疗组:在化疗基础上联合健胃散结汤口服。

健胃散结汤的组成:黄芪、太子参、炒白术、茯苓、枳壳、女贞子、藤梨根、薏苡仁、白屈菜、郁金、金荞麦、白花蛇舌草、壁虎、全蝎。

中药开始时间为术后或化疗后,水煎至 400mL,每日 1 剂,分 2 次服用。每 1 ~

2 周根据临床辨证情况,调整用药。

5. **观察内容**

观察内容:无病生存期,总生存期,1、3、5 年生存率,治疗前后 ECOG 评分,中医证候积分,中医证候疗效改善情况,肿瘤标志物,不良反应。

6. **一般资料**

该研究纳入 160 例患者,105 例为男性,55 例为女性,男女比例为 1.91:1,提示胃癌多发于男性,与流行病学调查趋势相同。平均年龄为 65.39 ± 10.56 岁,多发于 60 岁以上的老年人群,其次是 50~60 岁的人群。行远端胃切除术者最多,其次是全胃切除者,近端胃切除者最少,提示胃癌好发于胃窦部。术后组织学类型以低分化腺癌占比最高,而恶性程度最高的印戒细胞癌位居第二位。术后 TNM 分期情况,ⅡA 期患者占 14.3%,ⅡB 期患者占 19.4%,ⅢA 期患者占 19.3%,ⅢB 期患者占 27.5%,ⅢC 期患者占 19.3%,以ⅢB 期患者居多。术后辨证分型情况,肝胃不和型发病率最高,脾肾阳虚型发病率最低。两组患者的性别、年龄、手术部位、病理、分期及辨证分型经统计学检验无显著性差异($P>0.05$),具有可比性。

7. **疗效评价**

(1)复发转移情况:两组复发转移人数有明显差异,健胃散结汤组较单纯化疗组的复发转移人数明显降低。(表 5 - 35)

表 5 - 35 两组的复发转移情况

组别	未复发转移(例)	复发转移(例)	总计(例)	χ^2	P
治疗组	42(48.3%)	45(51.7%)	87	32.835	0.000
对照组	5(6.8%)	68(93.2%)	73		

(2)死亡情况:两组患者死亡情况有明显差异,健胃散结汤组的死亡率较单纯化疗组明显降低。(表 5 - 36)。

表 5 - 36 两组患者死亡情况

组别	存活(例)	死亡(例)	总计(例)	χ^2	P
治疗组	64(73.6%)	23(26.4%)	87	12.181	0.000
对照组	34(46.6%)	39(53.4%)	73		

(3)影响胃癌患者 D2 根治术后无病生存期的单因素及多因素分析:具体如下。

治疗方法对无病生存期的影响:健胃散结汤加化疗组与单纯化疗组相比无病生存期差异大($P=0.000$),健胃散结汤组表现出显著性优势。(表 5 - 37)

分层分析治疗方法对患者无病生存期的影响:无论是Ⅱ期还是Ⅲ期患者,健胃散结汤组与单纯化疗组相比无病生存期差异均较大($P=0.000$),健胃散结汤组表

现出显著性优势。(表5-38)

表5-37 两组无病生存时间情况

组别	平均无病生存期(月)			中位无病生存期(月)		
	$(\bar{x} \pm s)$	95% 置信区间		$(\bar{x} \pm s)$	95% 置信区间	
		下限	上限		下限	上限
治疗组	55.388±4.892	45.799	64.977	39.170±10.845	17.914	60.426
对照组	16.365±1.446	13.531	19.200	12.100±1.058	10.026	14.174
总体	37.770±3.228	31.444	44.096	19.320±2.922	13.594	25.046

表5-38 不同分期下两组无病生存时间情况

分期	组别	平均无病生存期(月)				中位无病生存期(月)			
		估算	标准错误	95% 置信区间		估算	标准错误	95% 置信区间	
				下限	上限			下限	上限
Ⅱ期	治疗组	64.888	7.547	50.096	79.679	60.600	—	—	—
	对照组	19.424	3.529	12.508	26.341	12.290	2.692	7.015	17.565
Ⅲ期	治疗组	47.964	5.735	36.724	59.205	32.810	6.728	19.623	45.997
	对照组	14.498	1.067	12.406	16.589	11.700	1.347	9.059	14.341

中医辨证分型与无病生存期的关系:辨证分型有肝胃不和型、气滞血瘀型、脾虚痰湿型、胃热阴虚型、气血亏虚型、脾肾阳虚型六型,经统计有显著性差异($P=0.003$),其中,气滞血瘀型与气血亏虚型无病生存期较短,而脾虚痰湿型无病生存期较长。(表5-39)

表5-39 辨证分型与无病生存期情况

辨证分型	平均无病生存期(月)			中位无病生存期(月)		
	$(\bar{x} \pm s)$	95% 置信区间		$(\bar{x} \pm s)$	95% 置信区间	
		下限	上限		下限	上限
肝胃不和型	39.396±5.228	29.149	49.644	30.290±5.056	20.381	40.199
气滞血瘀型	22.341±4.598	13.329	31.353	12.330±1.253	9.874	14.786
脾虚痰湿型	56.439±10.416	36.024	76.854	59.230±33.055	0.000	124.017
胃热阴虚型	34.841±7.171	20.786	48.897	22.000±4.848	12.498	31.502
气血亏虚型	25.788±6.160	13.714	37.862	14.800±3.277	8.377	21.223
脾肾阳虚型	37.674±6.934	24.082	51.265	34.290±5.749	23.022	45.558
总体	37.770±3.228	31.444	44.096	19.320±2.922	13.594	25.046

影响无病生存期的多因素分析:治疗方法($P=0.000$)、手术部位($P=0.005$)、分期($P=0.019$)、辨证分型($P=0.000$)是影响无病生存期的独立性因素。中药联合化疗相比于化疗、远端胃切除术,Ⅱ期相比于Ⅲ期,辨证分型中肝胃不和型、脾虚

痰湿型、胃热阴虚型,均是胃癌复发转移的保护因素;而近端胃切除术[Exp(B) = 2.514],Ⅲ期[Exp(B) = 0.561],辨证分型中气滞血瘀型[Exp(B) = 1.739]、气血亏虚型[Exp(B) = 2.886],均是导致胃癌复发转移的不利风险因素。(表5-40)

表5-40 影响无病生存期的多因素分析表

影响因素	B	SE	瓦尔德	自由度	显著性	Exp(B)	95% Exp(B) 的 CI	
							下限	上限
治疗方法	-1.741	0.227	58.761	1	0.000	0.175	0.112	0.274
年龄段	0.040	0.096	0.174	1	0.676	1.041	0.862	1.256
性别	-0.357	0.206	2.983	1	0.084	0.700	0.467	1.049
手术部位	—		10.484	2	0.005	—		
近端胃	0.922	0.595	2.403	1	0.121	2.514	0.784	8.065
远端胃	-0.526	0.242	4.731	1	0.030	0.591	0.368	0.949
术后分期	-0.578	0.247	5.479	1	0.019	0.561	0.346	0.910
病理	—		2.796	3	0.424			
腺癌	0.402	0.375	1.152	1	0.283	1.496	0.717	3.118
黏液腺癌	0.379	0.591	0.412	1	0.521	1.461	0.459	4.649
管状腺癌	-0.929	1.094	0.722	1	0.396	0.395	0.046	3.369
辨证分型	—	—	23.608	5	0.000	—	—	—
肝胃不和型	-0.067	0.407	0.027	1	0.870	0.935	0.421	2.079
气滞血瘀型	0.553	0.436	1.609	1	0.205	1.739	0.740	4.089
脾虚痰湿型	-0.606	0.501	1.462	1	0.227	0.546	0.204	1.457
胃热阴虚型	-0.049	0.453	0.012	1	0.914	0.952	0.392	2.315
气血亏虚型	1.060	0.446	5.642	1	0.018	2.886	1.204	6.922

(4)影响胃癌患者 D2 根治术后总生存期的单因素及多因素分析:具体如下。

不同治疗方法对总生存期及生存率的影响:健胃散结汤加化疗组与单纯化疗组相比,总生存期差异较大,表现出显著性优势($P = 0.000$)。(表5-41)

健胃散结汤加化疗组生存率明显高于单纯化疗组,其中3年生存率、5年生存率有明显差异。(表5-42)

表 5-41　两组患者总生存期情况

组别	平均值估算	标准错误	95% 置信区间	
			下限	上限
治疗组	76.201	5.136	66.134	86.268
对照组	33.685	2.582	28.623	38.746
总体	61.022	4.089	53.008	69.036

表 5-42　两组患者生存率情况

组别	n(例)	1 年生存率(%)	3 年生存率(%)	5 年生存率(%)
治疗组	87	0.989 ± 0.011	0.833 ± 0.045	0.576 ± 0.076
对照组	73	0.973 ± 0.019	0.329 ± 0.073	0.185 ± 0.077

中药的持续性对生存时间的影响:将化疗开始后 1 年内累计服用中药半年及以上者列入持续服用中药组,将不足半年列入未持续服用中药组,将未服用中药者列入未服用中药组。持续服用中药组对比未服用中药组、持续服用中药组对比未持续服用中药组的平均生存时间有显著性差异($P < 0.05$),而未持续服用中药组对比未服用中药组平均生存时间无明显差异($P > 0.05$)。(表 5-43)

表 5-43　是否持续服用中药患者生存时间情况

是否持续	平均生存时间(月)		
	($\bar{x} \pm s$)	95% 置信区间	
		下限	上限
持续服用中药组	89.412 ± 5.206	79.208	99.617
未持续服用中药组	35.379 ± 3.934	27.668	43.089
未服用中药组	33.168 ± 2.529	28.212	38.125
总体	61.022 ± 4.089	53.008	69.036

辨证分型对总生存时间的影响:气滞血瘀型、胃热阴虚型、气血亏虚型生存期较短,而脾虚痰湿结聚型生存期较长。(表 5-44)

影响患者生存时间的多因素分析:治疗方法($P = 0.000$)、术后分期($P = 0.034$)、辨证分型($P = 0.004$)是影响患者生存期的独立预后因素,而年龄段($P = 0.813$)、性别($P = 0.363$)、手术部位($P = 0.721$)、病理类型($P = 0.624$)对生存期无显著影响。(表 5-45)

(5)肿瘤标志物的比较:具体如下。

两组患者 CA19-9 比较:两组患者治疗前 CA19-9 水平无显著性差异,具有可比性;治疗后两组 CA19 – 9 水平差异具有统计学意义($P<0.01$)。两组患者治疗前后 CA19 – 9 差异均具有统计学意义($P<0.01$)。（表 5 – 46）

表 5 – 44　辨证分型与总生存时间情况

辨证分型	平均生存期（月）		
	$(\bar{x}\pm s)$	95% 置信区间	
		下限	上限
肝胃不和型	57.069 ± 5.882	45.540	68.598
气滞血瘀型	46.558 ± 8.263	30.363	62.753
脾虚痰湿型	85.996 ± 9.253	67.861	104.131
胃热阴虚型	47.835 ± 7.884	32.382	63.287
气血亏虚型	47.385 ± 8.705	30.322	64.448
脾肾阳虚型	60.774 ± 6.333	48.361	73.186
总体	61.022 ± 4.089	53.008	69.036

表 5 – 45　影响患者生存时间的多因素分析表

影响因素	B	SE	瓦尔德	自由度	显著性	Exp(B)	95% Exp(B)的 CI	
							下限	上限
治疗方法	– 1.713	0.316	29.307	1	0.000	0.180	0.097	0.335
年龄段	0.033	0.138	0.056	1	0.813	1.033	0.788	1.354
性别	– 0.258	0.283	0.828	1	0.363	0.773	0.444	1.346
手术部位	—	—	0.653	2	0.721	—	—	—
术后分期	– 0.664	0.313	4.513	1	0.034	0.515	0.279	0.950
病理类型	—	—	1.757	3	0.624	—	—	—
辨证分型	—	—	17.507	5	0.004	—	—	—

表 5 – 46　两组患者治疗前后 CA19 – 9 情况

组别	n(例)	治疗前(U/mL)	治疗后(U/mL)	t	P
治疗组	87	59.70(48.90,72.70)	17.80(6.50,25.70)	21.35	0.00
对照组	73	62.60(48.85,70.40)	34.20(17.05,39.50)	13.93	0.00

两组患者 CEA 比较:两组患者治疗前 CEA 水平无显著性差异,具有可比性;治疗后两组 CEA 水平比较差异具有统计学意义($P<0.01$)。两组患者治疗前后 CEA 差异均具有统计学意义($P<0.01$)。（表 5 – 47）

表 5 - 47　两组患者治疗前后 CEA 情况

	n(例)	治疗前(ng/mL)	治疗后(ng/mL)	Z	P
治疗组	87	13.70(6.90,17.90)	3.60(1.60,7.60)	-7.256	0.00
对照组	73	13.60(7.40,18.40)	11.70(4.65,18.65)	-0.833	0.00

两组患者 CA72 - 4 比较:两组患者治疗前 CA72 - 4 水平无显著性差异,具有可比性;治疗后两组 CA72 - 4 水平差异具有统计学意义($P < 0.01$)。两组患者治疗前后 CA72 - 4 差异均具有统计学意义($P < 0.01$)。(表 5 - 48)

表 5 - 48　两组患者治疗前后 CA72 - 4 情况

组别	n(例)	治疗前(U/mL)	治疗后(U/mL)	Z	P
治疗组	87	4.40(3.40,6.10)	2.60(2.00,4.20)	-4.212	0.00
对照组	73	4.70(3.45,6.55)	6.40(2.90,12.50)	-4.181	0.00

(6)ECOG 评分比较:两组患者治疗前 ECOG 评分无显著性差异,具有可比性;治疗后两组 ECOG 评分差异具有统计学意义($P < 0.01$),同时化疗后患者 ECOG 评分有上升趋势。两组患者治疗前后 ECOG 评分差异均具有统计学意义($P < 0.01$)。(表 5 - 49)

表 5 - 49　两组患者治疗前后 ECOG 评分情况

组别	n(例)	治疗前	治疗后	Z	P
治疗组	87	1.00(1.00,1.00)	0.00(0.00,0.00)	-7.139	0.00
对照组	73	1.00(1.00,1.00)	1.00(1.00,2.00)	-3.428	0.001

(7)中医证候积分比较:治疗前两组中医证候积分比较无显著性差异,具有可比性;治疗后两组中医证候积分差异具有统计学意义($P < 0.05$)。治疗组治疗前后中医证候积分差异具有统计学意义($P < 0.05$)。对照组治疗前后中医证候积分不具有统计学意义($P > 0.05$)。(表 5 - 50)

表 5 - 50　两组患者治疗前后中医证候积分情况

组别	n(例)	治疗前证候积分	治疗后证候积分	Z	P
治疗组	87	12.00(9.00,14.00)	2.00(0.00,4.00)	-7.804	0.00
对照组	73	12.00(9.00,14.00)	13.00(9.00,16.00)	-1.187	0.235

(8)中医证候疗效改善情况比较:两组中医证候疗效改善情况差异具有统计学意义($P < 0.05$),两组治疗方法均能使中医证候好转,但联合健胃散结汤治疗优势更明显。(表 5 - 51)

表 5 - 51　两组患者中医证候疗效改善情况比较

组别	n(例)	临床控制(例)	显效(例)	有效(例)	无效(例)	总有效(例)
治疗组	87	38(43.7%)	19(21.8%)	18(20.7%)	12(13.8%)	75(86.2%)
对照组	73	3(4.1%)	2(2.7%)	8(11.0%)	60(82.2%)	13(17.8%)

(9)两组治疗过程中不良事件的比较:治疗组在骨髓抑制、腹泻、呕吐三个化疗常见毒副反应的发生情况上较对照组差异有统计学意义($P < 0.05$),但在末梢神经炎、谷丙转氨酶升高、肌酐升高三个方面无显著性差异($P > 0.05$)。(表5 - 52)

表5 - 52　不良事件发生情况

毒副反应	治疗组(例)					对照组(例)					Z	P
	I	II	III	IV	V	I	II	III	IV	V		
骨髓抑制	35	14	1	0	0	43	13	1	0	0	-0.204	0.041
腹泻	6	1	0	0	0	18	2	0	0	0	-3.377	0.001
呕吐	11	2	0	0	0	35	10	0	0	0	-6.082	0.000
末梢神经炎	50	6	0	0	0	45	5	0	0	0	-0.478	0.633
谷丙转氨酶升高	2	1	0	0	0	3	2	0	0	0	-0.984	0.325
肌酐升高	1	0	0	0	0	2	1	0	0	0	-1.197	0.231

二、健胃散结汤对胃癌术后患者无病生存期的影响

前面回顾性分析证实了健胃散结汤在胃癌术后患者中的疗效,通过前瞻性随机对照试验能够更客观地评价其对术后患者无病生存期的影响。

1. 临床资料

选取行全胃或胃大部切除术后患者,术后根据2018年国际抗癌联盟/美国癌症联合委员会(AJCC/UICC)发布的第8版胃癌的TNM分期标准进行病理分期。采用随机数字表法分为治疗组和对照组,治疗组51例,接受中药健胃散结汤联合化疗;对照组48例,行单纯化疗。治疗组男性33例,女性18例;平均年龄为64.20 ± 10.64岁;高、中分化腺癌12例,低分化腺癌22例,黏液腺癌、印戒细胞癌17例;II期17例,III期34例。对照组男性33例,女性15例;平均年龄为63.54 ± 8.50岁;高、中分化腺癌7例,低分化腺癌21例,黏液腺癌、印戒细胞癌20例;II期14例,III期34例。两组患者性别、年龄、原发病灶部位、组织学分型及分期经统计学分析,差异无统计学意义($P > 0.05$),具有可比性。

2. 治疗方法

对照组:单纯化疗。

治疗组:中药健胃散结汤联合化疗。

3. 疗效指标

主要疗效评价指标:无病生存期。

次要疗效评价指标:1年生存率、2年生存率、3年生存率,化疗完成率。

4. 研究结果

(1)化疗完成情况:治疗组完成≥6周期FOLFOX方案患者45人,未完成者6人,化疗完成率为88.2%;对照组完成≥6周期FOLFOX方案患者40人,未完成者8人,化疗完成率为83.3%。两组经比较无明显差异($P=0.484$)。

(2)无病生存期情况:治疗组中位无病生存时间为39.230 ± 1.776个月,对照组为21.400 ± 3.185个月($P=0.012$),两者均有显著性差异,表明健胃散结汤联合化疗组与单纯化疗组对比无病生存期差异较大,联合组表现出显著性优势。(表5-53)

表5-53 两组无病生存期情况

治疗分组	平均无病生存期(月)		中位无病生存期(月)	
	$\bar{x}\pm s$	95% 置信区间	$\bar{x}\pm s$	95% 置信区间
治疗组	32.639 ± 1.870	28.973　36.304	39.230 ± 1.776	35.749　42.711
对照组	24.770 ± 2.051	20.749　28.791	21.400 ± 3.185	15.158　27.642
总体	28.625 ± 1.448	25.787　31.463	33.530 ± 5.209	23.320　43.740

(3)生存率情况:治疗组的生存率均高于单纯化疗组,其中治疗组2年生存率、3年生存率明显高于单纯化疗组。(表5-54)

表5-54 两组患者生存率情况

组别	n(例)	1年生存率	2年生存率	3年生存率
治疗组	51	0.875 ± 0.048	0.739 ± 0.065	0.604 ± 0.076
对照组	48	0.748 ± 0.063	0.446 ± 0.073	0.340 ± 0.073

(4)影响无病生存期的多因素分析:治疗方法($P=0.043$)、分期($P=0.031$)是影响无病生存期的独立性因素,而性别($P=0.621$)、手术部位($P=0.086$)、病理类型($P=0.982$)、化疗情况($P=0.197$)对无病生存期无显著影响。(表5-55)

表5-55 影响无病生存期的多因素分析

影响因素	B	SE	瓦尔德	自由度	显著性	Exp(B)	Exp(B)的95%置信区间	
							下限	上限
治疗方法	-0.524	0.259	4.062	1	0.046	0.592	0.356	0.984
性别	—	—	0.244	0.621				
分期	0.709	0.329	4.642	1	0.031	2.032	1.066	3.873
手术部位	—	—	2.949	0.086				
病理类型	—	—	0.001	0.986				
化疗情况	0.476	0.369	1.665	1	0.197	1.610	0.781	3.320

5. 讨论

胃癌术后复发转移是影响胃癌患者生存期的主要因素,术后辅助化疗能够延长生存期,但总体胃癌患者的生存仍然较差,特别是Ⅲ期患者从辅助化疗获益不明显,而化疗毒副反应使化疗周期不足、中断或终止是影响术后化疗疗效的另一重要因素。如何保证术后化疗顺利进行、提高患者生存期是胃癌治疗亟须解决的问题。

中医药在胃癌治疗中发挥着重要作用,中医辨证施治已成为治疗中晚期胃癌的新研究热点。金元名家李东垣在《活法机要》云:"壮人无积,虚人则有之,脾胃虚弱,气血两虚,四时有感,皆能成积。"脾胃虚弱是胃癌发生、发展的主要因素。经过手术、化疗等治疗使脾胃进一步受损,因此,正气亏虚、伏邪流注经络脏腑是胃癌发生复发转移的主要病因病机,癌毒遗留或传舍是胃癌术后复发转移的基本病理过程。总之,胃癌术后病理特点是以正虚为本,以邪实为标,病变多是本虚标实、虚实夹杂,故应多从虚、瘀、毒等入手辨证论治。

健胃散结汤为侯教授拟定治疗胃癌的基本方,即是从脾虚出发,健脾益气,解毒散结,标本兼治。通过回顾性分析近年来我院胃癌术后患者,发现健胃散结汤联合化疗较单纯化疗组在延长Ⅱ期、Ⅲ期患者无病生存期及总生存期上表现出显著优势,并且在降低 CEA、CA19-9、CA72-4 水平、增加患者 3 年生存率及 5 年生存率、改善 ECOG 评分和中医证候积分上疗效更加突出,较单用化疗在降低骨髓抑制、腹泻、呕吐等化疗常见毒副反应的发生上表现出优势。前瞻性随机对照研究也证实了健胃散结汤能够延长胃癌术后患者的无病生存期,但需要后期进一步随访以评估 5 年生存率和总生存期。

（慕岳峻 林春环）

第四节 侯爱画对晚期结直肠癌的研究

结直肠癌在我国发病率逐年攀升。据最新统计数据显示,其发病率占恶性肿瘤第三位,病死率占第五位。50%~60% 的患者确诊为结直肠癌时已发生转移,有少部分患者即便有幸进行了根治手术,仍然有 40%~50% 的患者出现复发转移而进入晚期,一旦出现复发转移,则不可治愈,其治疗目标也由治愈改为减轻临床症状、提高生活质量、延长生存期。化疗是晚期结直肠癌主要的、重要的治疗手段之一。伊立替康联合氟尿嘧啶的化疗方案(FOLFIRI)作为一线治疗方案的临床有效率大于40%,但是消化道反应、骨髓抑制等作为其主要毒副反应,限制了它的广泛应用。如何提高患者化疗耐受性、减轻毒副反应、保持其生活质量,一直是临床医生研究的焦点。近年来,许多临床研究发现在化疗期间运用中医药治疗有确切的减毒增效作用。

现代医学认为,肠道菌群作为人体的"第二大器官",参与机体的消化吸收、免疫防御等。据研究,结直肠癌与肠道菌群中各菌种的比例、数量及其代谢产物的改变等方面关系密切。另外,如果肠道菌群平衡遭到破坏,就会出现胃肠不适的症状,出现腹泻、纳差、便秘等中医脾胃病症的临床表现。

一、结肠直癌的回顾性研究

侯教授认为,结直肠癌的发病是一个复杂的过程,但脾虚是其发生、发展过程中至关重要的致病因素。她认为正虚邪实,正气亏虚,特别是脾胃功能失调,邪实为水湿内停,日久呈毒化热,湿、热、毒互结于肠道,阻碍气机,气滞血瘀,可致湿毒瘀滞凝结。尤其是晚期肠癌患者存在着正与邪之间的复杂关系,具有"脾虚湿瘀"的病机特点,以"健脾益气、利湿化浊消积"为主要治法,发掘研制的"健脾祛浊消积颗粒"临床疗效显著,已申请为发明专利。前期曾对健脾祛浊消积方联合化疗进行临床观察,并且对健脾祛浊消积汤在 FOLFIRI 和 FOLFOX 化疗方案治疗结直肠癌所致化疗毒副反应中的疗效进行了回顾性分析。筛选范围为 2013 年 1 月至 2015 年 1 月期间门课题组就诊的 108 例连续病例。剔除不符合纳入标准的,最终 96 例进入回顾性分析。接受 FOLFIRI 方案化疗者 30 例,接受 FOLFOX 方案化疗者 66 例;结果显示,应用健脾祛浊消积汤治疗上述化疗方案所致化疗毒副反应其症状缓解率为 78.5%。在 96 例病例中,部分病例因不能耐受化疗所致的腹泻欲终止化疗时,在寻求中医治疗的过程中予以健脾祛浊消积汤口服,使其继续完成标准的化疗方案及化疗周期数。因此,健脾祛浊消积汤可减轻化疗所致的毒副反应特别是消化道反应,提高化疗完成率的效果是明确的。侯教授认为,作为口服中药进入胃肠道后不可避免与肠道微生物发生相互作用,从而影响肠道菌群。肠道菌群在营养物质的吸收、生长发育、免疫及药物的代谢等方面起着重要的作用,与中医脾胃学说有着紧密联系,并且是口服中草药的首要作用场所与主要代谢途径。近年很多研究发现,结直肠癌发生发展过程常常伴随着肠道菌群的失调。另有研究发现,肠道菌群参与调节多种化疗及免疫治疗的疗效。

由此推测,中药在胃肠道消化吸收,与肠道菌群有一定关系。那么联合化疗时,中药可以减轻消化道反应,是否与中药影响了肠道菌群有关?其治疗的基本理论依据是阴阳平衡说,即机体的自稳状态是否也调节肠道菌群的平衡?但是上述种种疑问缺乏更深入探索。在此基础上,以健脾祛浊消积颗粒联合 FOLFIRI 方案观察晚期结直肠癌化疗后生活质量及肠道菌群的研究,进而探讨健脾祛浊消积法在晚期大肠癌治疗中的有效性及健脾祛浊消积法对晚期大肠癌化疗前后肠道菌群的影响,为中西医结合治疗晚期大肠癌提供新的治疗策略。

二、健脾祛浊消积颗粒的临床研究

1.研究目的

探讨分析健脾祛浊消积颗粒联合 FOLFIRI 方案对晚期结直肠癌化疗后生活质量、化疗毒副反应、肠道菌群的影响。

2.研究内容

(1)研究设计:采用单病例随机对照试验的研究方法。

(2)研究对象:2016 年 6 月至 2017 年 6 月烟台市中医医院肿瘤科住院治疗的晚期结直肠癌患者。

(3)诊断标准:①西医诊断标准,参照《中国常见恶性肿瘤诊治规范》中结直肠癌的诊断标准,临床分期采用国际公认的 TNM 分期。②中医辨证标准,中医辨证分型参照中国医药科技出版社 2002 年出版的《中药新药临床研究指导原则》中"中医证候的临床研究指导原则",制订了"脾气亏虚、湿瘀互结"中医证候的诊断标准。主症为食少纳呆,体倦乏力,腹痛腹胀,大便溏滞不爽或频数;次症为面色萎黄,神疲懒言,口淡不渴,脘闷,舌淡胖或紫暗,有瘀斑、瘀点,苔白腻,脉细无力。确诊者应具备主症 2 项或主症 1 项加次症 2 项。

(4)纳入标准:①经临床、组织学或细胞病理学确诊的结直肠癌患者,也可为无法手术切除,或仅行姑息手术,或术后复发、转移的Ⅳ期患者。②KPS 评分大于60 分。③ FOLFIRI化疗方案。④年龄 18～80 岁,性别不限。⑤符合脾气亏虚、湿瘀互结证。⑥预计生存期大于 1 年以上。⑦无严重心、肝、肾功能异常。⑨通过伦理委员会批准。

(5)排除标准:①既往或合并其他恶性肿瘤病史者。②合并严重心、肝、肾并发症者。③中医证候评定存在缺失。④治疗期间使用其他中成药。⑤治疗期间变换化疗方案。⑥不按照化疗周期进行。⑦任何不稳定情况或可能危害患者安全及其对研究的依从性的情况。⑧研究者根据临床治疗经验及患者情况判断预计生存期少于 1 年。⑨研究者判断依从性较差或不能配合完成研究的受试者。

(6)样本含量及抽样方法:采用单病例随机对照试验,采用随机数字表法。该随机表是采用 SAS 8.2 软件,由中国中医科学院中心统计专家设计,拟定随机方案后,由不直接参与分组的人员控制并执行分配。患者纳入该试验后,具体要按照技术路线图执行。

(7)治疗方法:根据肿瘤化疗特点,采用单病例随机对照试验研究方法,将治疗方案分为 A 组(治疗组)、B 组(对照组)。A 组选用中药加化疗,B 组选用安慰剂加化疗。按随机数字表法,确定每个入选病例的治疗方案,即为先 A 组,洗脱,后

B组,洗脱,交叉至 A 组,洗脱,后 B 组;或先 B 组,洗脱,后 A 组,洗脱,交叉至 B 组,洗脱,后 A 组。同一个患者不同周期的化疗方案一致。拟 64 个化疗病例纳入治疗组,64 个化疗病例纳入对照组,共观察 128 个化疗病例。

治疗组(A 组):①健脾祛浊消积颗粒(黄芪 30g,白术 15g,红藤 30g,党参 21g,茯苓 30g,薏苡仁 30g,厚朴 12g,白芍 18g,椿根皮 18g,肉豆蔻 12g,刘寄奴 18g,半枝莲 21g,白花蛇舌草 30g,黄精 30g,甘草 6g),每包 10g,每次 1 包,每日 2 次,口服,14 天为 1 个疗程。② 1 周期化疗方案 FOLFIRI,第一天静脉滴注 CPT – 11 180mg/m^2;第一、二天静脉滴注 CF 200mg/m^2 2 小时;第一、二天静脉推注 5 – Fu 400mg/m^2;第一、二天持续静脉滴注 5 – Fu 600mg/m^2 22 小时,14 天为 1 个周期。

对照组(B 组):①安慰剂颗粒(糊精、焦糖、食用色素等适量,加工成颗粒剂),每包 10g,每次 1 包,每日 2 次,口服,14 天为 1 个疗程。颗粒外观、颜色与健脾祛浊消积颗粒一致。② 1 周期化疗方案 FOLFIRI,方案同上。

洗脱期:1 周期化疗方案 FOLFIRI,方案同上。

基础用药:两组方案及洗脱期同一病例应采用同一化疗方案,在用药方法、剂量、时间等方面保持一致。

两组给药期间均不合并其他抗肿瘤治疗及中药方剂。治疗期间若出现Ⅱ度骨髓抑制、腹泻等情况可给予人粒细胞集落刺激因子(如瑞白)、白介素 – 11(如巨和粒)、止泻药(如易蒙停)等西药对症治疗。

(8)观察指标:如下。

主要观察指标:①生活质量评分,应用 EORTC 生命质量测定量表 QLQ – C30(V3.0)、患者自评表、体力状况评分、简短疲劳评估量表(BFI)、肿瘤患者的生活质量评分(QOL)等。②中医证候评分,主要观察食少纳呆、体倦乏力、腹痛腹胀、便溏、舌紫暗等,将症状分级量化(根据各症状在证候积分中的权重,赋予不同分值)。③化疗毒副反应,血液毒性(如白细胞、血红蛋白、血小板、肝肾功能等),非血液毒性(如胃肠道反应、癌症相关性疲劳)。化疗毒副反应以抗肿瘤药毒性反应分度标准为依据,分为 0、1、2、3、4 度 5 个等级进行评定。

次要观察指标:①化疗通过率。②粪便 *16SrRNA* 基因分析、454 高通量测序方法深度测序肠道菌群分布。

实验室检测:①常规检测,患者治疗前后血常规、尿常规、大便潜血、肿瘤标志物、肝肾功能、胸腹部 CT 等的检查。②粪便肠道菌群分布检测,采集每一阶段治疗开始及结束时(每 14 天 1 次)各病例新鲜粪便,每人 5g,与生理盐水按比例 1:4 混合涡旋 2 分钟制成混悬液,再以 1000r/min 离心 10 分钟得上清液,即为肠道菌液。

进行粪便 *16SrRNA* 基因分析、454 高通量测序方法深度测序肠道菌群分布。

（9）随访项目：如下。

随访时间：从入组开始，每半月随访 1 次，直至试验结束。

随访内容：主要是常规检测、药物不良反应及服药依从性等。复查情况，如症状、体检及相应的化验检查，肿瘤有无进展，是否继续治疗，有无接受常规治疗外的其他治疗，中、西医治疗措施。给患者发放自行设计的表式日记本，要求患者每半个月记录一次此期间的治疗情况、具体药物、服用疗程及不良反应等。研究人员按病例观察表要求填写，按流程对患者进行检测，按 2014 年 NCCN 发布的有关结直肠癌临床实践指南对每个患者进行详细检测，记录疾病结局、出现疾病进展或发生变化的日期，有因任何原因退出研究的应做详细记录。

随访方式：门诊回访，患者定期来门诊检查，电话、通信定期查询医疗记录或患者日记（半个月一次）。

（10）统计分析：采用 SPSS 17.0 统计分析软件进行计算，根据观察指标和数据的不同，计量资料采用 t 检验，计数资料采用 χ^2 检验，等级资料采用 Ridit 分析。$P \leqslant 0.05$ 将被认为所检验的判别有统计学意义，$P \leqslant 0.01$ 作为有高度显著性统计学意义。

3. 研究结果

（1）生活质量的变化：治疗组中治疗后 KPS 评分、QOL 评分均高于治疗前，且 $P < 0.01$，差异显著，有统计学意义；对照组治疗后 KPS 评分、QOL 评分较治疗前降低，且 $P < 0.01$，差异具有统计学意义。（表 5-56）

表 5-56　治疗组和对照组治疗前后生活质量变化

组别	观察指标	时间	例数（例）	均值	t	P
治疗组	KPS 评分	治疗前	64	74 ± 7.09	-6.245	0.001
		治疗后	64	79 ± 5.45		
	QOL 评分	治疗前	64	38.25 ± 7.31	-6.509	0.000
		治疗后	64	45.30 ± 6.24		
对照组	KPS 评分	治疗前	64	74.75 ± 7.506	4.031	0.007
		治疗后	64	69.75 ± 8.002		
	QOL 评分	治疗前	64	41.60 ± 6.13	2.988	0.005
		治疗后	64	38.75 ± 5.78		

治疗组和对照组治疗前后间 QOL 评分变化：治疗前，治疗组与对照组 QOL 评分进行方差分析，$P > 0.01$，两组之间的差异无统计学意义；治疗后，两组 QOL 评分进行方差分析，$P = 0.001$，两组之间的差异具有统计学意义，治疗组 QOL 评分高

于对照组 QOL 评分。（表 5 - 57）

表 5 - 57　治疗组和对照组治疗前后组间 QOL 评分变化

时间	分组	例数（例）	均值	F
治疗前	治疗组	64	38.25 ± 7.306	4.936
	对照组	64	41.60 ± 6.130	
治疗后	治疗组	64	45.30 ± 6.244	23.717
	对照组	64	38.75 ± 5.777	

与治疗前比,治疗组各功能领域评分及对照组躯体功能评分显著升高,且治疗组显著高于对照组($P < 0.01$);治疗组各症状领域评分及对照组角色功能及腹痛症状评分显著降低,且治疗组显著低于对照组($P < 0.05$ 或 $P < 0.01$)。（表 5 - 58）

表 5 - 58　治疗前后两组生活质量比较

组别	时间	功能领域					症状领域		
		躯体功能	角色功能	认知功能	情绪功能	社会功能	疲劳	腹痛	纳差
对照组 ($n = 64$)	治疗前	64.13 ± 8.24	65.83 ± 5.06	69.13 ± 4.52	61.12 ± 4.31	67.28 ± 4.47	51.48 ± 5.56	69.85 ± 3.31	32.54 ± 3.26
	治疗后	70.59 ± 7.16**	60.63 ± 5.49**	67.95 ± 4.18	60.75 ± 4.39	65.52 ± 4.58	49.02 ± 6.03	68.07 ± 3.72*	31.28 ± 3.48
治疗组 ($n = 64$)	治疗前	64.18 ± 8.21	66.09 ± 5.01	68.78 ± 4.47	60.84 ± 4.37	67.34 ± 4.43	51.42 ± 5.61	70.12 ± 3.28	32.72 ± 3.21
	治疗后	83.12 ± 6.37**##	77.26 ± 3.76**##	71.36 ± 4.28*##	78.26 ± 3.24**##	72.63 ± 3.81**##	34.67 ± 7.32**##	43.63 ± 4.86**##	20.63 ± 4.33**##

注:与治疗前比, * * 表示 $P < 0.01$;与对照组比较,##表示 $P < 0.01$。

（2）中医症状变化:与治疗前比,治疗后治疗组食少纳呆、体倦乏力、腹痛腹胀、便溏的积分显著降低,对照组腹痛腹胀、便溏积分降低,且治疗组显著低于对照组($P < 0.05$ 或 $P < 0.01$)。（表 5 - 59）

表 5 - 59　治疗前后两组中医证候积分比较

组别	时间	食少纳呆	体倦乏力	腹痛腹胀	便溏
对照组 ($n = 64$)	治疗前	2.05 ± 0.78	2.14 ± 0.75	2.09 ± 0.81	0.93 ± 0.73
	治疗后	1.97 ± 0.80	2.06 ± 0.79	1.63 ± 0.90*	1.75 ± 0.93*

续表5-29

组别	时间	食少纳呆	体倦乏力	腹痛腹胀	便溏
治疗组 (n=64)	治疗前	2.02±0.77	2.12±0.76	2.07±0.82	1.2±0.72
	治疗后	1.24±0.89**##	1.31±0.82***#	1.04±0.95***##	0.75±0.63***#

注:与治疗前比,*表示$P<0.05$,**表示$P<0.01$;与对照组比较,##表示$P<0.01$。

组间腹泻症状变化情况:治疗前后腹泻症状评分差值可评价腹泻症状改善情况。采用秩和检验结果显示,两组之间的差异具有统计学意义($P<0.01$)。治疗组好转及无变化例数明显高于对照组。(表5-60)

表5-60 两组间腹泻症状变化情况

组别	好转(例)	无变化(例)	加重(例)	P
治疗组	32	22	10	0.000
对照组	14	19	31	

(3)治疗后两组毒副反应比较:治疗组毒副反应总发生率为32.5%;对照组毒副反应总发生率为57.5%,治疗组毒副反应总发生率显著低于对照组($P<0.01$)。

血液指标变化:治疗组治疗前后白细胞略有升高,但变化均无统计学意义($P>0.01$),治疗后血小板下降明显($P<0.01$);对照组治疗后白细胞、血小板均下降但无统计学意义($P>0.01$)。(表5-61)

表5-61 治疗组和对照组治疗前后血液指标变化

组别	观察指标	时间	例数(例)	均值	t	P
治疗组	白细胞	治疗前	64	5.32±1.40	-0.057	0.954
		治疗后	64	5.34±2.22		
	血小板	治疗前	64	163.2±53.45	2.764	0.009
		治疗后	64	135.1±35.52		
对照组	白细胞	治疗前	64	5.74±1.453	2.480	0.018
		治疗后	64	4.85±1.832		
	血小板	治疗前	64	153.4±53.296	2.342	0.024
		治疗后	64	133.13±47.18		

4.研究结果分析

(1)治疗组采用健脾祛浊消积颗粒联合化疗能够减轻中医临床症状,提高生活质量,尤其在减轻化疗后腹泻方面。"留得一份津液,便有一份生机",腹泻减轻,津液得留,患者保留了体力及食欲,从而提高了KSP评分,使患者综合生活质量得到提高。健脾祛浊消积方以补益脾气为主,配合化湿涩肠止泻,提示临床应用中较适合于脾虚伴有腹泻便溏者。

（2）在骨髓抑制方面，治疗组治疗后白细胞略有上升，无统计学意义；对照组治疗后白细胞、血小板有所下降，治疗前后变化有统计学意义。分析中性粒细胞减少是伊立替康的剂量限制性毒性之一，伊立替康的骨髓抑制发生率为75%，联合氟尿嘧啶会提高骨髓抑制发生率及发生程度。中医可采用健脾补肾、益气养血、温阳补肾、滋阴清热等治法，贾英杰等通过系统整理近10年来中医药自拟方防治化疗致骨髓抑制的相关文献，总结治疗骨髓抑制中药用药规律结果显示，以扶正为第一大法，兼顾祛瘀，而少用解毒。健脾祛浊消积颗粒组方健脾化湿止泻药力有余，但扶正化瘀力量不足，未能明显改善骨髓抑制。

5. 讨论

（1）晚期结直肠癌内科治疗研究现状：结直肠癌由于早期临床症状不明显，早期诊断率较低，因此，到临床症状明显时，已多属中晚期。且大肠癌的高复发转移率，是结直肠癌治疗的主要障碍，虽然近年来晚期结直肠癌的疗效有了令人鼓舞的进展，但内科治疗仍然为以化疗、靶向治疗联合中医药治疗为主的模式。化疗有效治疗药物包括伊立替康和奥沙利铂等。有研究称，伊立替康静脉点滴、氟尿嘧啶的持续泵入引起的腹泻发生率可高达80%。现代医学认为引起化疗相关性腹泻的因素众多，包括化疗药物对肠道上皮组织的损伤造成的肠壁广泛炎症水肿、吸收和分泌的功能失去平衡、肠道菌群紊乱、肠道感染等。其中，伊立替康在体内产生代谢物SN－38，SN－38在肠道内的浓度及其与肠道上皮接触的时间是导致延迟性腹泻的关键；靶向药物包括贝伐珠单抗、西妥昔单抗、帕尼单抗等，实践证实它们能够延长总生存期、无进展生存期和提高缓解率，且耐受性良好。中医药治疗在晚期结直肠癌的综合治疗中占有重要地位。中医药可以改善晚期结直肠癌患者的临床症状、生存质量及免疫状态，可以对放、化疗起减毒增效的效应，可以预防肿瘤复发和转移，甚至对化疗耐药基因具有一定的逆转作用，使患者在延长生存期、提高生存率方面获益。

（2）中西医治疗模式研究：在我国，提高结直肠癌治疗效果所推崇的模式是手术、放疗、化疗、分子靶向治疗等与中医药治疗相结合的综合治疗。中医认为，结直肠癌的病机是本虚标实，本虚以脾虚为主，标实以湿浊、瘀毒为主。不论是湿邪入侵困脾、饮食不节伤脾、肝气郁结克伐脾脏，还是先、后天之本亏虚，最终都造成了脾脏亏虚。脾主运化水湿，脾虚运化失常，湿浊内生，阻碍气机，气滞血瘀，湿浊瘀蕴结肠道，日久化毒，积聚成块阻塞肠道而致病。文海强应用参苓白术散合痛泻要方联合化疗进行RCT试验，发现联合中药组较对照组的治疗有效率明显提高，不良反应发生率显著下降（$P < 0.05$）。张勇等用健脾解毒方联合化疗、李猛通过健脾消癥法治疗晚期大肠癌，两者研究结果均显示加用中药者的生存率得到了明显

提高;与对照组相比,中医药治疗干预组均出现生存期延长、生存率提高的趋势。

　　针对晚期结直肠癌化疗后常出现的相关性腹泻,中药也有显著的减毒作用。化疗后药毒更加损伤脾胃,致其运化失职,以致清气不升,浊气不降,气机升降失调,水谷不化,湿浊内生,日久化热成毒,湿热邪毒流注大肠,分清泌浊功能失常而引发腹泻。《景岳全书·泄泻》云:"泄泻之本,无不由于脾胃。"《杂病源流犀烛·泄泻源流》中载"脾强无湿,何自成泄",说明脾虚和湿盛是迟发性腹泻的基本病机。故中医治疗以健脾为主,佐以清化湿浊、调达气机、涩肠止泻以达标本兼治之目的。于洋观察加味黄芩汤预防伊立替康所致迟发性腹泻的疗效,进行 RCT 试验,发现治疗组腹泻发生率、化疗疗程改变发生率、恶心呕吐发生率均低于对照组,差异有统计学意义($P < 0.05$),证实加味黄芩汤具有降低伊立替康致迟发性腹泻发生率、改善临床症状的作用。陈慧等观察葛根芩连汤加减治疗晚期结肠癌化疗所致肠道湿热型腹泻患者 46 例,与培菲康胶囊治疗 38 例进行对照,运用葛根芩连汤治疗湿热型腹泻可明显减轻消化道症状,两组比较有明显的统计学意义。作为迟发性腹泻的重要病机环节之一的脾气虚弱,抵御外邪能力减低,正所谓"邪之所凑,其气必虚",故治病固本当以健脾益气为要,临床多用白术、茯苓、党参、山药等健脾祛湿之药组方。丁军利对 40 只迟发性腹泻模型大鼠进行研究,比较不同剂量的参苓白术散灌胃后大鼠的腹泻发生率。结果发现随用药剂量的增加,肠道黏膜损伤越小,迟发性腹泻的发生率越低。故在此理论基础上,我们对古代治疗积聚方剂进行了整理研究,并结合多年的临床经验,发掘研制了具有扶助正气、祛湿散结功效的健脾祛浊消积颗粒,以益气健脾、祛湿化浊、消积散结,临床上运用疗效显著。

　　健脾祛浊颗粒的组成有黄芪、白术、党参、茯苓、薏苡仁、厚朴、白芍、椿根皮、肉豆蔻、红藤、半枝莲、白花蛇舌草、甘草等。方中,黄芪、党参为君药,健脾益气,营运中州;白术、茯苓、薏苡仁、厚朴为臣药,健脾化湿,理气燥湿;白芍补血柔肝敛阴,椿根皮、肉豆蔻涩肠止泻,红藤、半枝莲、白花蛇舌草清热解毒消积,为佐药;甘草调和药性,为使药。全方共奏健脾益气、利湿化浊消积之效。其中,党参、茯苓、白术、甘草为出自宋代《太平惠民和剂局方》的四君子汤,具有健脾养胃、益气补中的作用,顾护后天之本,是补脾益气的代表方剂。《难经》云"安谷者昌,绝谷者亡,水去则营散,谷消则卫亡",可见保持脾胃运化功能正常的重要性。现代医学认为,四君子汤有调节胃肠功能、增强机体免疫力的作用。有研究表明,四君子汤可能通过其多糖成分调节肠道菌群、激活肠道局部免疫从而影响系统免疫,发挥健脾益气的作用。孟良艳等通过 16SrDNA 测序法对脾虚大鼠粪便进行检测分析,发现四君子汤治疗组中的肠道菌群多样性与化学药组的明显不同,推测四君子汤治疗脾虚证可能是通过改善肠道菌群的多样性来实现的。红藤、白花蛇舌草、半枝莲等清热解毒之品,是治疗结肠癌的常用中草药。红藤能清热解毒、活血通络、消积散结,为治疗肠痈要药;白花蛇舌草与半枝莲为临床常用抗肿瘤药对,具有广谱抗癌作用。林久茂等通过体外实验证实,白花蛇舌草可能是通过抑制 Bcl-2 的表达和促进 Bax 的表达,从而抑制结肠癌 HT-29 细胞的增殖。高冬等研究发现,半枝莲抗肿瘤的作用可能是促使肿瘤细胞内储存的钙离子释放引起钙库耗竭,促使细胞外钙离子的内流而致。白花蛇舌草与半枝莲在增强机体免疫力、诱导肿瘤细胞凋亡、抑制肿瘤细胞增殖等方面有共同的作用;二者联用有相互协调、协同增效的作用。椿根皮味苦涩,性凉,有清热燥湿、涩肠止泻的作用,对于治疗伊立替康引起的腹泻效果显著。肉豆蔻味辛,性温,归脾、胃、大肠经,既能涩肠止泻,又能温中暖脾;治脾胃虚寒、久泻不止者,常与党参、白术等同用。现代研究,肉豆蔻含有芳香健脾和祛风作用的挥发油,具有显著的麻痹性能,可以缓解腹痛。

该研究通过健脾祛浊消积颗粒健脾益气,调畅中焦脾胃的气机,祛除湿浊,使清阳得升,浊阴得降,从而降低了患者化疗的毒副作用,在一定程度上也改善了患者躯体、社会、心理等功能,提高了生活质量。健脾祛浊消积颗粒对晚期结直肠癌患者尤其脾虚腹泻者效果佳,可以作为联合化疗的辅助用药。该试验通过健脾祛浊消积法减轻化疗相关性腹泻,与影响肠道菌群有一定联系,是影响肠道菌群数量以及多样性改变的因素之一,为防治结直肠癌化疗相关性腹泻的防治提供了新的思路,推测可通过服用益生菌制剂减轻化疗后的消化道反应。但该研究纳入的病例数量较少,尚需大样本、前瞻性、随机对照研究,进而为健脾祛浊消积颗粒对晚期结直肠癌患者疗效提供更加可靠的依据。另外,目前只进行了临床观察,应进一步从动物实验及细胞实验等层面进一步探讨其机制。

(戴玲玲　马静华)

第五节　侯爱画对防治奥沙利铂神经毒性的临床研究

一、奥沙利铂神经毒性的概述

侯教授认为,手足麻木属于"血痹"范畴,其病机为湿热浸淫,经络痹阻,气滞血瘀,营卫失调,湿热伤阴,而致筋脉失养。治疗以清热化湿、活血通络、调和营卫、益气养阴为根本大法。奥沙利铂是继顺铂和卡铂之后的第三代铂类抗癌药,抗癌活性高,抗瘤谱广,单药治疗初治大肠癌的有效率可达 22%,与 5-Fu 和 CF 联合有效率可达 30%~40%,已成为大肠癌辅助化疗的标准方案和复发转移性大肠癌的一线化疗方案。近年也广泛应用于胃癌、头颈部肿瘤、卵巢癌、淋巴瘤及肝癌等常见肿瘤的治疗中,其应用领域正在不断拓展,前景较好。但其外周神经毒性是奥沙利铂的主要剂量限制性毒性,常导致急、慢性外周神经病变。欧洲Ⅲ期临床报道奥沙利铂联合 5 – Fu 和亚叶酸钙的神经毒性发生率高达 68%,国内文献也有报道其发生率为 60%~90%。其临床症状可以分为两类:最常见的为急性神经毒性,患者在给药后数小时出现症状,即迅速发作的对寒冷敏感的末梢神经感觉异常或感觉障碍;其次为多周期用药后出现的迟发型蓄积性感觉神经障碍,当累积剂量 >600mg/m² 更容易发生。目前,奥沙利铂引起急性感觉神经毒性的机制尚未明确,有如下几种理论:①与注射过程中药物的血浆峰值(C_{max})相关,可能属于可逆性的神经膜功能反应现象,而不是神经组织直接损伤;②奥沙利铂增加了运动神经末梢诱发和自发的神经递质的释放,通过影响电压门控性 Na^+ 通道诱发了运动和自主神经肌肉接点兴奋性过度,或者引发重复放电活动而导致可逆性的速发感觉神经毒性。奥沙利铂引起的慢性神经毒性是迟发型蓄积性感觉神经障碍,其机理:①可能是抑制了感觉神经元胞体核仁内核糖体核糖核酸的合成,导致蛋白质合成受到抑制,致使感觉神经元细胞器的异常形态变化及相应的功能损伤。②可能是由于长期的 Na^+ 通道的兴奋性增高导致细胞的应激性过高使神经细胞受损,发生与奥沙利铂的累积剂量相关,当总用药量达 650~700mg/m² 时,10% 的患者会出现累积性神经症状,停药后会逐渐恢复,通常中位恢复期为 15 周,累积用药剂量越多,感觉障碍持续时间也会越长。神经生长因子(NGF)是一种具有神经元营养和促突起生长双重生物学功能的神经细胞生长调节因子,它对中枢及周围神经元的发育、分化、生长、再生和功能特性的表达均具有重要的调控作用。目前国内使用葡萄糖酸钙、硫酸镁及还原型谷胱甘肽等治疗奥沙利铂神经毒性有一定效果,但尚不理想,而中药在防治奥沙利铂神经毒性方面有较好的临床疗效。

二、临床研究

(1)研究对象:全部病例均为 2007 年 6 月至 2010 年 5 月在烟台市中医医院住院患者。

(2)入组标准:①均经病理确诊为胃癌或大肠癌者,病理类型不限;②均为初次应用奥沙利铂化疗者;③检查心电图、血常规、尿常规、肝肾功等基本正常,KPS 评分≥70 分;④预计生存期超过 3 个月。

(3)排除标准:①原有脑血管病变等神经系统疾病者;②糖尿病周围神经病变;③正在进行的可能引起神经毒性的其他化疗药物。

(4)病例分组:共入组 66 例,其中胃癌 26 例,结肠癌 22 例,直肠癌 18 例。男 36 例,女 30 例。年龄为 32~76 岁,中位年龄为 59.2 岁。随机分为两组,治疗组

32 例,对照组 34 例,两组性别、年龄、病情等比较差异无统计学意义($P > 0.05$),具有可比性。

(5)研究方法:对照组单用化疗,予以奥沙利铂联合 5 - Fu 与 CF;治疗组化疗同时予以柏川熏洗液(黄柏 15g、川芎 15g、丹参 30g、红花 10g、黄芩 15g、白芍 10g、忍冬藤 15g,鸡血藤 30g、丝瓜络 10g、黄芪 15g)浸泡手、足,完成 4 个周期后评价疗效。

(6)研究结果:治疗组神经毒性发生率明显降低,治疗组与对照组相比,患者神经毒性反应程度差异有统计学意义。

柏川熏洗液中,川芎具有活血化瘀通络的作用,为治疗四肢麻木、疼痛的要药。有人研究发现,在静脉滴注奥沙利铂前静脉滴注川芎嗪,化疗后出现神经毒性反应的概率为 28%,且都为 1 级,未发现患者因神经毒性反应停药,与文献报告奥沙利铂治疗后出现不同程度的神经毒性反应相比,差异显著。黄柏、黄芩清热解毒利湿、复津坚阴治痿,常用于下肢痿弱、麻木等症,可有效减轻化疗药湿热火毒伤阴,且现代药理研究证明,黄柏与黄芩均有抗氧化、抗癌、抗炎、抗敏等作用,对促进局部血液循环、改善周围神经营养状况、防药敏发生及治疗原发病均具有辅助治疗作用。丹参、红花、鸡血藤养血活血、通络止痛,为治疗血行不畅之手足麻木的常用药;白芍养阴活血、缓急柔筋、调和营卫;忍冬藤、丝瓜络清热解毒、活血通络;黄芪益气养血、活血通络。有研究表明,黄芪作为君药与其他中药配伍可以促进周围神经再生,如临床上常用的以黄芪为君药的加味黄芪桂枝五物汤即有较好的效果。总之,全方诸药配合,共奏清热化湿、活血通络、益气养阴、调和营卫之功,临床应用神经损伤症状减轻,可有效改善局部血液循环及周围神经营养状态,保护神经组织,减轻化疗药对周围神经的湿热毒性损害,调整机体免疫功能,防治炎性损伤,促进神经修复,从而达到防治奥沙利铂所致急、慢性周围神经毒性的作用。

(李　寅　刘志霞)

第六节　侯爱画治疗恶性腹水的研究

一、恶性腹水的治疗现状

恶性腹水是胃癌常见且较难控制的并发症之一,具有发展迅速、缠绵难愈等特点,其出现常提示疾病已到了终末期,肿瘤已局部或者全身扩散,失去了治愈机会,预后差,生存期短,因引起腹胀、腹痛、呼吸困难等症状而严重影响患者的生活质量。目前治疗恶性腹水的首要目标是改善症状,尽量延长生存期,减轻患者痛苦。

针对胃癌腹水,中、西医都已研究出许多治疗方法,如利尿、腹腔引流等常规治疗以及腹腔化疗、免疫治疗、放射性粒子灌注、基因治疗等。但这些方法或多或少地存在一些弊端,比如反复大量腹腔放液会引起有效循环血量降低、低钠血症、肾功能障碍等;静脉分流术不适合伴有凝血机制障碍、肝功能衰竭、近期或正合并感染、包裹性腹水、血性腹水的患者;腹腔内化疗相对于全身化疗引起的毒副反应小,但对已形成的实体瘤,由于受表面纤维组织的影响,药物渗透力弱,治疗效果差;新兴的基因治疗、靶向治疗、放射性粒子治疗因价格较高在临床上的应用受到了一定限制。即便中药具有安全价廉的特点,但在晚期胃癌存在恶心、呕吐、腹胀明显的患者,稍进食水及输液也会引起上述症状加重,口服药多数患者也不愿接受,部分患者甚至拒绝静脉滴注。因此,中医外治法逐渐成为恶性腹水治疗的重要手段。

二、中医理论研究

腹水属中医"臌胀"范畴。《灵枢·水胀》中曾记载"臌胀何如? 岐伯曰:腹胀,身皆大,大与胀肤等也……色苍黄,腹筋起,此其候也",细致地描述了臌胀的特征;汉代张仲景在《金匮要略·水气病》中曾记录"肝水、脾水、肾水"等,虽没有言及臌胀,但因其发病部位在肝、脾、肾,且以腹部胀满、小便不利为主要表现,符合《灵枢·水胀》中对臌胀的论述。晋代葛洪《肘后备急方》谓"若唯腹大,下之不去便针脐下二寸,入数分,令水出……须腹减乃止",最早记载了以放腹水治疗臌胀的方法。宋代杨士瀛《仁斋直指方论》称本病为"胀证",并首次予以分类为谷胀、水胀、气胀、血胀,这是按臌胀的主症和不同病机加以区分的,并论述了臌胀的虚实辨证。金代李东垣认为臌胀"皆由脾胃之气虚弱,不能运化精微而制水谷,聚而不散"所致,从病因病机角度对臌胀病做出阐述。明代李中梓《医宗必读·水肿胀满》曰"在病名有臌胀与蛊胀之殊,臌胀者,中空无物,腹皮绷急,多属于气也。蛊胀者,中实有物,腹形充大,非虫即血也",对臌胀进行了在气、在血的区分。清代姜天叙《风劳臌膈四大证治》曰:"腹皮胀急而光,内空空然如鼓。"在后世的多部医学著作中还有蜘蛛蛊、虫鼓、水蛊、肿胀、气鼓等名称,均与《黄帝内经》中的臌胀同义,仅异名尔。上述皆为古代文献对臌胀病名沿革的描述。

臌胀为水积于内,鼓形于外,外似有余,实则不足,当属本虚标实,正虚邪实。肺居上焦,主通调水道,若肺气虚弱,则可致水液代谢异常;脾居中焦,为后天之本、气血生化之源,是水液运输的枢纽,若脾气虚弱,则运化失司,清阳不升,浊阴不降,水湿不能排出体外,发为积液;肾主一身之水,若肾虚则气化无力,水液积聚则发为水病。由于晚期胃癌患者多经历手术、化疗或靶向治疗等方法,大伤元气,又伐中焦阳气,造成脾胃不足,失于运化,气血生化乏源,久则肺失肃降、脾失健运、肾不制水,又因胃癌晚期患者病程较长,迁延不愈,气滞、痰湿、毒瘀等日久更易损伤阳气,因此脾肾阳虚证者更为多见,可伴有气滞、湿热、寒凝、血瘀、阴虚等。

三、消胀利水散外敷联合艾灸的可行性

中药外敷是中医学外治法的特色疗法,它是将药物外敷于体表或者腧穴、孔窍等部位,使药物透过表皮屏障或通过经络腧穴的传导直达病所,发挥疗效,促进机体功能的恢复。人体皮肤腠理与五脏六腑相贯通,药物可以通过皮肤、腠理到达脏腑,起到调整机体抗病祛邪的作用。正如清代吴师机所说:"外治之理,即内治之理,外治之药,即内治之药,所异者法耳。医理药性无二,而法则神奇变幻。"与内治法相同,中医外治法始终贯穿着"整体观念",注重四诊八纲、脏腑经络、病因病机等,且以"辨证论治"为基本治疗原则。

中医学认为,经络系统在生理上把五脏六腑、肢体官窍、皮肉筋骨等组织紧密地联系起来,形成了统一的有机整体,保证人体生命活动的正常运行。所以在病理上,人体内部的疾病也可以反映到体表上,即所谓"有诸内必形诸外"。通常中药外敷主要通过两方面达到治病目的:一是直接作用,药物通过皮肤的渗透和吸收,透达于腠理,随血液运行到达病变脏腑,浓聚起效;二是间接作用,药物通过不断刺激敷药部位的皮肤或穴位,来调节机体的神经、体液、组织、器官的功能而达到抗病祛邪的作用。另外,根据"肺在体合皮毛"的理论,皮肤给药可以通过"肺朝百脉"的作用输布全身。由此可见,其治在局部而作用在全身,治在体表而作用在内,主要依赖气机的运动,气载药行。另外,皮肤给药有利于短时间内在病变部位达到治疗所需的血药浓度,一定程度上避免消化液和肝脏对药物有效成分的破坏,有利于药物治疗作用的充分发挥。

不可否认的是,在进行药物外敷的实践过程中会碰到一个难题,那就是皮肤本身是一道较难渗透的屏障,如何提高药物的透皮吸收能力,是一个决定疗效的重要环节。首先,我们可以选择芳香性中药。据实验证明,冰片、麝香、樟脑、豆蔻、生姜等芳香药物可使皮质类固醇透皮能力提高6~8倍。其次,在敷药时采用保鲜膜覆盖(因为保鲜膜可以使局部形成密封状态),有助于表皮的水合作用和角质软化,使角质层含水量由5%~15%增至50%。角质层经水合作用后成为多孔状态,有利于药物穿透。此法可使药物透皮速率增加4~5倍。再次,药物与热力结合,通过温热刺激使毛细血管扩张,促进皮肤血液循环,也可以使药物渗透吸收,因此,我们在临床上选用了艾灸的方法。

艾灸同样是中医学的重要组成部分,艾灸的主要材料为艾绒,经过点燃或电子加热,作用于体表腧穴,使温热之气从孔穴传至经络,再直达五脏六腑,达到温散寒

邪、利水消肿的作用。《黄帝内经》病机十九条说"诸病水液,澄澈清冷,皆属于寒",因此,寒饮居多,故应培补阳气,增强化气功能,推动人体功能正常运行,蒸解寒凝,将病体中长期以来积聚的寒、瘀、痰、浊等有形之物温而气化,帮助腹腔积液消退。《医学入门》曾有记载:"虚者灸之,使火气以助元气也;寒者灸之,使其气复温也。"水为阴邪,遇寒则凝,得温则行,温热之力可升提阳气,故湿邪得以宣散,腹水和腹胀得以缓解。现代研究表明,艾灸燃烧时可刺激皮肤感受器,激发人体穴位内生物分子的氢键,产生共振吸收效应,所以,艾灸能提高人体的特异性免疫和非特异性免疫功能,促进机体防御抗病能力,抑制瘤体生长,且对带瘤生存的机体有一定保护作用。因此,艾灸与外敷中药相结合可促使行气利水中药快速渗入体内,增加药力,共奏健脾行气、温阳利水之功效。

四、消胀利水散联合艾灸的临床研究

1. 研究内容

侯教授根据"内病外治"理论及晚期胃癌腹水患者多脾肾阳虚的证候特点,自拟消胀利水散外敷配合艾灸治疗脾肾阳虚证胃癌腹水 40 例,观察其临床疗效及毒副反应。经成果鉴定,专家认为该方法可改善胃癌腹水患者临床症状,延长生存期,提高生活质量,减轻血液毒性及其他不良反应。

2. 一般资料

该研究 80 例病例均来自 2015 年 8 月至 2018 年 1 月在烟台市中医医院肿瘤科住院患者,采用随机数字表法分为观察组与对照组各 40 例。观察组中,男 22 例,女 18 例;年龄为 38 ~ 74 岁,平均年龄为 56.2 ± 10.3 岁;KPS 评分平均为 64.75 ± 9.05 分;病程为 2 ~ 35 个月,平均为 14.95 ± 6.34 个月;低分化腺癌 23 例,黏液腺癌 14 例,印戒细胞癌 3 例。对照组中,男 21 例,女 19 例;年龄为 35 ~ 76 岁,平均年龄为 56.4 ± 9.4 岁;KPS 评分平均为 64.00 ± 7.78 分;病程为 3 ~ 37 个月,平均为 15.45 ± 6.72 个月;低分化腺癌 20 例,黏液腺癌 16 例,印戒细胞癌 4 例。两组患者一般资料比较差异均无统计学意义($P > 0.05$),具有可比性。

3. 诊断、纳入、排除及脱落标准

(1)诊断标准:西医诊断标准参照《临床疾病诊断与疗效判断标准》和《内科肿瘤学》诊断为胃癌且伴有恶性腹水。中医诊断标准参照《中医内科学》及《临床疾病诊断与疗效判断标准》中臌胀脾肾阳虚证的诊断标准。

(2)纳入标准:①符合上述诊断标准者;②近 1 个月内未接受腔内化疗和(或)免疫治疗者;③B 超或影像学检查为中量以上恶性腹水者;④年龄为 18 ~ 75 岁者;

⑤KPS 评分 >50 分者;⑥同意治疗,并签署知情同意书者。

(3)排除标准:①外用中药过敏者;②治疗前白细胞计数 $<3.5×10^9$/L,血小板 $<80×10^9$/L,血红蛋白 <80g/L 者;③合并严重的原发性器质性循环、呼吸、消化、血液、泌尿、神经系统疾病及重度精神疾病者;④合并广泛腹腔粘连、感染及肠梗阻者。

(4)脱落标准:①受试者依从性差,或擅自中途换药者;②无论何种原因,患者不愿意或不可能继续进行临床试验,要求撤回知情同意或终止试验者;③受试者虽未明确提出退出试验,但因不再接受用药及检验而失访者。

4. 治疗方法

观察组每周第一天抽取腹水 1000 ~ 2000mL 后外敷消胀利水散(黄芪 30g,白术 30g,茯苓 20g,猪苓 20g,薏苡仁 30g,木香 15g,乳香 20g,桂枝 15g,车前子 20g,芫花 30g,甘遂 15g,牵牛子 20g,冰片 10g)。消胀利水散由院内中药制剂室统一制备,中草药超微粉碎备用,根据用量加入蜂蜜、醋,以调匀成糊状为度。再将其放置于约 25cm×30cm 的敷料中心区域,以肚脐为中心贴于患者腹部,药物厚度约 2mm,然后用保鲜膜覆于敷料上,使药膏保持潮湿状态,再覆纱布,胶布固定,6 ~ 8 小时后取下,每天上午贴敷,连续敷药 5 天,休息 2 天,7 天为 1 个疗程,连用4 个疗程。若出现轻度过敏反应,可给予对症处理,好转后继续使用;若出现严重过敏则停药。敷药期间每日 10:00 配合 DAJ - 8 型多功能艾灸仪,选神阙、关元、阴陵泉(双侧)、中脘,根据患者耐受情况取 45 ~ 50℃,时间为 30 分钟,行艾灸治疗。对照组每周第一天抽取腹水 1000 ~ 2000mL 后将顺铂注射液(主要成分为顺铂,规格6mL:30mg)40mg 溶于 50mL 生理盐水中,注射入腹腔,嘱患者注意翻身,以使药物混合均匀,同时给予止吐剂,每周 1 次,连用 4 次。两组患者治疗期间均不采用手术、放疗等治疗方法。

5. 观察指标

观察指标:治疗前后腹围变化、生活质量评分(KPS 评分),检测腹水中 IL - 2 浓度及 NK 细胞、$CD4^+$/$CD8^+$ 水平,并观察临床疗效和毒副反应情况。随访 1 年记录患者的无进展生存期。

6. 研究结果

80 例患者中,完成 75 例,未完成 5 例。未完成的原因:患者撤回知情同意 2 例;失访 1 例;患者拒绝继续用药 2 例。最终完成:观察组 38 例,对照组 37 例。

(1)两组患者腹围变化情况:两组治疗前腹围分布于 85 ~ 103cm,两组比较差异无统计学意义($P>0.05$);两组治疗前后腹围变化均有统计学意义($P<0.05$)。治疗后两组腹围对比,差异有统计学意义($P<0.05$)。(表 5 - 62)

表5-62 两组胃癌腹水患者治疗前后腹围变化

组别	n(例)	治疗前(cm)	治疗2周后(cm)	治疗4周后(cm)	减少(cm)
观察组	38	94.00±4.82	89.16±4.08	82.29±3.74$^{△}$	11.71±5.22*
对照组	37	92.92±4.72	89.70±4.42	85.32±3.86$^{△}$	7.60±4.60

注:与本组治疗前比较,△表示$P<0.05$;与对照组比较,*表示$P<0.05$。

（2）两组患者临床疗效比较:经统计,观察组显效15例,有效18例,无效5例,有效率为86.8%;对照组显效8例,有效13例,无效16例,有效率为56.8%,两组差异具有统计学意义($P<0.05$)。这说明两组患者治疗前后中医症状有显著性差异,这也是中药外敷联合艾灸方案能改善生活质量的主要原因。（表5-63）

表5-63 两组中医症状改善情况比较

组别	n(例)	显效(例)	有效(例)	无效(例)	有效率(%)
观察组	38	15	18	5	86.8
对照组	37	8	13	16	56.8

注:经χ^2检验,$P<0.05$,两组结果有显著性差异。

（3）两组KPS评分变化:两组治疗前KPS评分比较差异无统计学意义($P>0.05$),具有可比性。观察组治疗后KPS评分明显增加,与治疗前相比,差异有统计学意义($P<0.01$);对照组数值增加与治疗前相比,差异无统计学意义($P>0.05$)。两组治疗后组间比较,差异有统计学意义($P<0.01$)。两组生活质量改善率观察组优于对照组,差异有统计学意义($P<0.05$)。（表5-64、表5-65）

表5-64 两组胃癌腹水患者KPS评分对比

组别	n(例)	治疗前	治疗后
观察组	38	65.00±9.23	77.90±9.63$^{△*}$
对照组	37	64.05±7.98	67.11±8.77

注:与本组治疗前比较,△表示$P<0.01$,与对照组治疗后比较,*表示$P<0.01$。

表5-65 两组胃癌腹水患者生活质量改善情况比较

组别	n(例)	增加(例)	稳定(例)	下降(例)	改善率(%)
观察组	38	23	11	4	89.5
对照组	37	13	11	13	64.9

（4）无进展生存期（PFS）:观察组平均PFS为203.3±12.9天,对照组为159.5±12.0天;观察组中位PFS为190.0±18.1天,对照组为146.0±19.5天,两组之间差异有统计学意义($P<0.05$)。（表5-66）

表 5 - 66　两组胃癌腹水患者 PFS 比较

组别	n(例)	平均 PFS(天)	中位 PFS(天)	Log-Rank	P 值
观察组	38	203.3 ± 12.9	190.0 ± 18.1	4.33	0.037
对照组	37	159.5 ± 12.0	146.0 ± 19.5		

(5)腹水中 IL - 2 检测:两组治疗前 IL - 2 浓度差异无统计学意义($P > 0.05$),提示治疗前 IL - 2 基线水平相当,具有可比性。观察组治疗后 IL - 2 浓度明显上升,与治疗前比较,差异有统计学意义($P < 0.05$);对照组浓度均明显降低,与治疗前比较,差异有统计学意义($P < 0.05$)。两组治疗后比较,差异有统计学意义($P < 0.01$)。(表 5 - 67)

表 5 - 67　两组胃癌腹水患者腹水中 IL - 2 浓度、NK 细胞、$CD4^+/CD8^+$ 水平对比

组别	时间	n(例)	IL - 2(ng/mL)	NK 细胞(%)	$CD4^+/CD8^+$
观察组	治疗前	38	348.42 ± 66.60	19.81 ± 3.08	1.41 ± 0.28
	治疗后	38	392.92 ± 59.84$^{\triangle **}$	24.76 ± 2.92$^{\triangle\triangle **}$	1.65 ± 0.18$^{\triangle\triangle **}$
对照组	治疗前	37	339.14 ± 70.78	20.52 ± 3.49	1.43 ± 0.27
	治疗后	37	295.57 ± 67.36$^{\triangle}$	18.73 ± 4.37	1.39 ± 0.42

注:与本组治疗前比较,$\triangle$ 表示 $P < 0.05$,$\triangle\triangle$ 表示 $P < 0.01$;与对照组治疗后比较,$**$ 表示 $P < 0.01$。

(6)腹水中 NK 细胞、T 细胞亚群检测:具体如下。

治疗后 NK 细胞活性变化:两组治疗前 NK 细胞比较,差异无统计学意义($P > 0.05$),具有可比性。观察组治疗后 NK 细胞明显上升,与治疗前相比,差异有统计学意义($P < 0.01$);对照组略有下降,与治疗前相比,差异无统计学意义($P > 0.05$)。两组治疗后组间比较,差异有统计学意义($P < 0.01$)。(表 5 - 67)

治疗后腹水 $CD4^+/CD8^+$ 水平变化:两组治疗前 $CD4^+/CD8^+$ 水平比较差异无统计学意义($P > 0.05$),具有可比性。观察组治疗后 $CD4^+/CD8^+$ 明显上升,与治疗前相比,差异有统计学意义($P < 0.01$);对照组略有下降,与治疗前相比,差异无统计学意义($P > 0.05$)。两组治疗后组间比较,差异有统计学意义($P < 0.01$)。(表 5 - 67)

(7)毒性反应:具体如下。

治疗后主要毒性反应的表现:观察组不良反应主要为皮疹(7 例)、体重下降(8 例),对照组不良反应主要为恶心(34 例)、疲劳(30 例)、呕吐(12 例,且有 2 例患者出现Ⅳ度呕吐)、便秘(14 例)、体重下降(18 例)。观察组皮疹多于对照组,其余不良反应均少于对照组($P < 0.05$)。

治疗前后血常规变化情况:在该研究中,治疗前血常规各项指标组间比较差异均无统计学意义($P > 0.05$),具有可比性。治疗后观察组白细胞、血红蛋白、血小

板均有一定程度升高,且两组白细胞差异有统计学意义($P < 0.05$);对照组白细胞、血红蛋白、血小板均有所下降,但与治疗前比较差异均无统计学意义($P > 0.05$)。治疗后组间比较,除白细胞组具有统计学意义($P < 0.05$)外,其他各项均无统计学意义($P > 0.05$)。(表 5 - 68)

表 5 - 68　两组治疗前后血常规对比

组别	时间	n(例)	白细胞($\times 10^9$/L)	血红蛋白(g/L)	血小板($\times 10^9$/L)
观察组	治疗前	38	4.50 ± 0.60	115.76 ± 15.60	128.84 ± 22.92
	治疗后	38	$5.03 \pm 0.96^{\triangle *}$	123.10 ± 13.82	133.26 ± 23.00
对照组	治疗前	37	4.41 ± 0.59	117.03 ± 16.94	130.11 ± 22.67
	治疗后	37	3.89 ± 0.63	115.08 ± 13.29	125.46 ± 22.80

注:与本组治疗前比较,△表示 $P < 0.05$;与对照组治疗后比较,* 表示 $P < 0.05$。

治疗前后肝肾功能变化情况:治疗前肝肾功能各项指标组间比较差异均无统计学意义($P > 0.05$),具有可比性。治疗后观察组丙氨酸氨基转移酶(ALT)、门冬氨酸氨基转移酶(AST)、尿素氮(BUN)及血肌酐(Cr)与治疗前相比无明显差异($P > 0.05$),可见观察组对肝肾功能无明显损伤。对照组 ALT、AST、BUN、Cr 与治疗前相比无显著差异($P > 0.05$)。治疗后两组组间比较,4 项指标均无显著性差异($P > 0.05$)。(表 5 - 69)

表 5 - 69　两组治疗前后肝肾功能对比

组别	时间	n(例)	ALT(IU/L)	AST(IU/L)	BUN(mmol/L)	Cr(μmol/L)
观察组	治疗前	38	40.53 ± 16.13	48.50 ± 14.58	6.14 ± 1.60	57.61 ± 11.98
	治疗后	38	36.34 ± 13.31	49.29 ± 14.46	6.01 ± 1.28	55.53 ± 9.46
对照组	治疗前	37	39.97 ± 16.19	49.62 ± 12.94	5.67 ± 2.01	54.23 ± 12.49
	治疗后	37	38.73 ± 13.08	51.16 ± 12.17	6.45 ± 1.44	57.22 ± 8.27

7. 疗效分析

(1)减少腹水,改善症状,提高生活质量:顺铂是一种细胞周期非特异性抗癌药,可与肿瘤细胞核内 DNA 的碱基结合造成 DNA 损伤,破坏 DNA 复制和转录而发挥抗肿瘤作用,具有抗癌谱广、作用性强等优点。有研究发现,腹腔灌注单用顺铂治疗恶性腹水的有效率为 60%,若与全身化疗联用,有效率可达 88.4%。黄晓娟使用顺铂联合贝伐珠单抗腹腔灌注,治疗恶性腹水的有效率为 83.3%。因此,顺铂是目前比较理想的局部化疗药物。综合表 5 - 62 分析,两组患者治疗后腹水量均较治疗前减少,有显著差异;治疗后两组组间对比有明显统计学差异,说明消胀利水散联合艾灸可取得较好疗效。

随着社会及医学的进步,人们越来越认识到,医学本质的研究对象是人,而不单纯是某个病灶。生活质量的概念也正是顺应这一观点产生并且越来越被大家所重视的。提高患者的生活质量,是肿瘤特别是晚期肿瘤治疗中亟待解决的问题。众所周知,胃癌最常见的转移是腹腔转移,所以恶性腹水也是最常见的并发症。临床上,胃癌患者一旦出现腹腔积液,就意味着病变已由局部播散至远处甚至全身,即病变已到晚期,失去了手术治疗的可能性,又因为积液量会进行性增多,且发展迅速,患者往往在短期内便会出现腹胀腹痛、乏力纳差、浮肿尿少、呼吸困难等症状,严重影响着患者的生存质量。诚然,针对恶性腹水,临床也有许多方法可选,如腹腔积液反复穿刺引流、利尿、腹腔局部注药等,但这些方法疗效不甚稳定,易造成腹水反复,甚至会导致肾功能障碍、有效循环血量减少、电解质紊乱、感染等并发症,给许多患者造成二次痛苦。因此,如何在治疗疾病的同时保证患者的生存质量是我们需要关注的重点。根据表 5 - 63 我们可以看到,消胀利水散联合艾灸相对顺铂化疗组改善中医症状的有效率分别为 86.8% 与 56.8%,经 χ^2 检验,$P < 0.05$,具有显著性差异;据表 5 - 64,两组的生活质量改善情况同样是前者明显优于后者,$P < 0.05$,具有显著性差异。这说明消胀利水散联合艾灸组在改善患者的症状及生活质量方面更加有优势。

(2)稳定病情,延长生存时间:在肿瘤的治疗过程中,延长患者的生存时间与提高生活质量同等重要,二者是辩证统一的,缺少任一方面都是不可行的。胃癌晚期恶性腹水产生的腹腔高压及内环境的紊乱不仅会直接作用于患者,出现腹胀、呼吸困难、纳差、乏力等症状,还会因为压迫产生消化道梗阻、肾衰竭等,加重晚期患者的恶病质状态,使机体的功能下降,进一步加快肿瘤进展,形成一个恶性循环,不仅影响患者生活质量,还大大缩短了生存期。因此,延长生存期是多种因素的综合结果,不单单是肿瘤大小的控制,还包括肿瘤和一般机体状况趋于稳定、症状改善、放疗与化疗的毒副作用减轻以及人体抗病能力的增强等。在该研究中,我们通过表 5 - 66 可以看到,两组患者经治疗后的无进展生存期不同,观察组的平均无进展生存期和中位无进展生存期明显延长,与顺铂治疗组对比有显著性差异($P < 0.05$),说明消胀利水散外敷能稳定病情,使机体和肿瘤处在一个相对平衡与静止的"稳态"之中,从而有效延长患者的生存时间。

(3)提高免疫机能,增强机体抗病能力:中医学认为,人体疾病的发生与发展是人体正气与邪气斗争的结果,在正气旺盛、生理功能正常的情况下,不会导致人体发病。只有在正气虚弱、人体功能活动不能适应诸因素的变化时,才会成为致病因素,即所谓"正气存内,邪不可干"。肿瘤的发生及进展同样是这个过程。一旦肿瘤发生,就会进一步消耗机体正气,所以增强机体正气对于治疗肿瘤有很大的意义。而机体正气就相当于西医所说的机体免疫功能。现代医学亦证明,通过提高机体免疫功能,可以防治肿瘤。

恶性腹水除含有肿瘤细胞外,还富含多种蛋白质、细胞因子、免疫细胞、趋化因子等肿瘤细胞基质,被认为是类似于肿瘤组织及外周血的另一种肿瘤微环境。已有研究发现,恶性腹水中含有多种免疫抑制性的 T 细胞亚群及负性调节性趋化因子等,因此我们不难看出,恶性腹水长期处于免疫抑制状态也是恶性腹水治疗棘手的原因。

众所周知,机体的免疫应答是由细胞免疫和体液免疫共同构成的。当发生癌细胞转移时,$CD4^+/CD8^+$ 水平降低。T 细胞执行细胞免疫应答,主要杀伤病原体感染细胞及肿瘤细胞。目前主要根据 T 细胞表面标志进行分类,$CD4^+$T 细胞主要为 Th 细胞和 TDTH 细胞,未活化的 $CD4^+$T 细胞在接受病原刺激后会迅速产生 IL-2、INF-γ、IL-4 等少量细胞因子;$CD8^+$ 主要为 Tc 细胞和 Ts 细胞,主要抑制体液免疫和细胞免疫。因此,当发生癌转移时,$CD4^+$ 细胞数明显减少,$CD8^+$ 细胞数明显增多,$CD4^+/CD8^+$ 水平随之明显降低。NK 细胞为具有自然杀伤活性细胞,既不同于 T 细胞,也不同于 B 细胞,可非特异性地杀伤肿瘤细胞,是机体重要的免疫细胞。另外,肿瘤患者的免疫反应类型取决于免疫系统受抗原刺激后产生的不同细胞因子的共同作用,即 I 型细胞因子如 IL-2、干扰素-γ(INF-γ)、IL-12、IL-18 等主要调节细胞免疫;II 型细胞因子如 IL-4、IL-10 等主要调节体液免疫。诱发细胞免疫应答的肿瘤可以被排斥,而诱发体液免疫应答的肿瘤持续生长,所以肿瘤在体内持续生长的原因是肿瘤局部微环境中参与免疫抑制的 II 型细胞因子占主导地位。因此,如何提高腹水中 I 型细胞因子的水平,是提高腹水患者缓解率的有效措施。临床上也有将 IL-2、INF-γ 等细胞因子制剂灌注腹腔用来治疗恶性腹水取得了良好效果的案例。通过我们的研究可以发现,消胀利水散联合艾灸治疗后腹水中的 $CD4^+/CD8^+$ 水平升高、NK 细胞活性增强、IL-2 水平升高,说明这种治疗方法可以调节机体免疫功能,增加腹水中 I 型细胞因子的表达水平,从而达到控制恶性腹水的目的,这可能是消胀利水散配合艾灸有效的作用机制之一。

(4)减轻毒性及不良反应:由该研究可见,顺铂组均有部分患者出现体重下降、便秘、恶心呕吐等不良反应;消胀利水散外敷后,只有个别患者因皮肤不耐受出现皮肤瘙痒、皮疹或水疱,停药后即好转,药膏配合地塞米松后可继续使用。这是因为顺铂损伤胃肠道黏膜的上皮细胞,导致胃肠道黏膜释放 5-羟色胺,后者可以诱发神经冲动兴奋大脑内的化学感受区和呕吐中枢而产生呕吐,并伴有体重下降,而便秘多是因为使用 5-羟色胺受体拮抗剂类止呕药所产生的副作用。而消胀利水散联合艾灸则为纯中医中药治疗,且经皮肤外给药,有效避免了对消化道的刺激及毒副反应。由表 5-68 与表 5-69 可见,消胀利水散联合艾灸相对顺铂组未出现明显血液毒性,且对白细胞及肝肾功能有一定程度的改善功能,这可能归功于患者因腹水减少,症状缓解,生活质量改善,食欲增加,减轻了肝脏负荷,间接增强了体质,改善了肝肾功能。

(王　文　林春环)

第六章

侯爱画临证医案汇编

第一节 肺癌篇

典型医案1

王某,女,61岁。

初诊:2021年5月2日。

【主诉】左肺恶性肿瘤术后5月余。

【现病史】患者2020年10月于当地医院查体行胸部CT示左上肺结节(未见报告)。查PET/CT示左肺上叶尖后段软组织密度影,周围见磨玻璃密度影,边界尚清,大小约2.8cm×2.6cm,边缘见分叶毛刺及胸膜牵拉,FDG摄取增高;纵隔多发大小不等淋巴结,较大者约2.1cm×1.5cm,FDG摄取正常。由于左肺上叶尖后段软组织密度影,代谢增高,考虑恶性可能性大;纵隔多发大小不等淋巴结,大小正常,考虑淋巴结转移可能。遂于2020年12月2日至北京某医院行左肺上叶切除+淋巴结清扫+胸腺及胸腺肿物切除术。术中见左上肺尖前段胸膜下可及一质硬肿物,未见明显胸膜皱缩,触感直径约2.5cm;前纵隔占位位于右侧胸膜旁,薄壁囊性,直径约2cm,包膜完整,内可见灰白色黏稠囊液流出。术后病理示(左肺上叶组织)侵袭性癌(大小约2.5cm×2cm×2cm),离断面未见肿瘤;(左肺上叶)肺组织灶性萎陷、出血,支气管断端未见肿瘤,淋巴结慢性炎。免疫组化示ALK-D5F3(-),CK20(+),CK7(+),Napsin A(-),P40(-),P63(-)。家属述行基因检测结果未见突变。现症见神志清,精神可,咳嗽,咳白色黏痰,易咳出,晨起易汗出,乏力,无胸闷憋气,无恶寒发热,无腹痛腹胀,无恶心呕吐,纳可,眠可,小便调,大便稀,每日2或3次。舌暗红,舌体大小适中,苔白腻,脉弦滑。

【中医诊断】肺癌(痰瘀互结证)。

【西医诊断】左肺恶性肿瘤。

【治则】健脾益气,行气化痰,祛瘀解毒。

【处方】黄芪30g,麸炒白术15g,陈皮15g,姜灵芝12g,瓜蒌15g,山慈菇20g,郁金15g,露蜂房20g,全蝎6g,壁虎2条,石上柏15g,炒鸡内金20g,茯苓15g,北沙参15g,麦冬15g,炙甘草6g。14剂,水煎400mL,分早、晚2次温服,每日1剂。

二诊:患者体力较前明显好转,咳嗽、咳痰减轻,汗出减轻,大便每日1次,进食可,小便调。舌暗红,舌体大小适中,苔白,脉弦。于上方加百合15g。后患者以此方加减服用,咳嗽明显减轻,病情稳定,体力良好。

【按语】侯教授认为,肿瘤的发病是由于致癌因素长期持续对人体的侵犯,造成抑癌基因功能下降,免疫功能失调,异常细胞聚集而发生的。单纯攻伐肿瘤细胞会使机体受损,免疫功能受损,故提倡扶正祛邪抗癌法治疗肿瘤。该患者肺癌术后咳嗽、咳痰、乏力、汗出,手术使患者正气受损,脾胃运化功能失调,脾虚痰盛,气虚血瘀,渐痰瘀互结,故需顾护后天之本,使气血生化有源,津液输布正常。王清任《医林改错·方叙》曰:"无论何处皆有气血,气有气管,血有血管。气无形不能结块,结块者必有形之血也。"治疗以健脾益气、行气化痰、祛瘀解毒为法。方中,黄芪、白术健脾益气,为君药;陈皮、灵芝行气化痰,为臣药;佐之以瓜蒌、山慈菇化痰散结,郁金、露蜂房、全蝎、壁虎、石上柏祛瘀、解毒、散结,并取其现代药理研究抗肿瘤之效,鸡内金健脾助运,茯苓健脾化湿,沙参、麦冬养阴润肺;炙甘草健脾,调和诸药,为佐使药。"扶正祛邪抗癌"思想贯穿整个诊疗过程,取得了良好效果。

典型医案2

栾某某,男,59岁。

初诊:2021年5月9日。

【主诉】确诊肺癌1年余,靶向治疗联合化疗、放疗后,胸痛20天。

【现病史】患者2020年2月因"煤气中毒伴声音嘶哑"就诊于当地医院,行高压氧治疗。后患者声音嘶哑无缓解,并出现胸闷憋气,查胸部CT发现左肺占位,遂于2020年3月23日前往北京某医院就诊。胸部增强CT示左上肺尖后段软组织肿块为32mm×47mm,见分叶,内见钙化,部分尖后段支气管闭塞。纵隔内肺动脉窗及主动脉弓旁见多发异常淋巴结影。影像学诊断为左上肺癌伴纵隔淋巴结转移。2020年4月2日至当地医院行肺穿刺活检术,术后病理示低分化癌,结合免疫组化染色结果符合腺癌。免疫组化示CK18(+),TTF-1(+),Napsin A(部分+),CK5/6(-),P40(-),CD56(-)。*EGFR、ALK、ROS1*基因均未发现突变。明确诊断后,患者于2020年4月28日开始行培美曲塞+卡铂的方案化疗1个周期。第二周期开始予以贝伐珠单抗+培美曲塞+卡铂方案化疗,其间复查病情为PR。2020年7月3日开始予以根治性放疗,同步顺铂40mg每周1次化疗,治疗结束后复查病情为PR。2020年8月27日开始继续行贝伐珠单抗+培美曲塞+卡铂方案化疗2个周期,后于2020年10月8日予以贝伐珠单抗+培美曲塞维持治疗1个周期,治疗后复查病情为 PR。2020 年 11 月 17 日行贝伐珠单抗单药治疗 1 个周期。经治疗,声音嘶哑明显好转,但化疗期间曾出现Ⅳ度骨髓抑制,此后患者未规律复查及进一步抗肿瘤治疗。约 20 天前,患者再次出现声音嘶哑、右胸疼痛,并进行性加重。2021 年 5 月 6 日于当地医院复查示肺部肿块增大、颅内转移瘤,予以安罗替尼胶囊 12mg 口服。但服药 3 天后因便血(具体量不详)停药,间断口服"路盖克、泰勒宁、对乙酰氨基酚"止痛,但止痛效果不佳。现症见神志清,精神尚可,右胸疼痛,呈持续性,声音嘶哑,偶有咳嗽,无咳痰,饮食欠佳,无恶寒发热,无汗出,无头晕头痛,无恶心呕吐,无反酸、胃灼热,睡眠一般,小便可,大便干。近 1 月体重下降2kg。舌暗红,舌底脉络迂曲,舌体大小适中,苔白腻,脉弦滑。

【中医诊断】肺癌(痰瘀互结证)。

【西医诊断】左肺恶性肿瘤。

【治则】健脾益气,行气化痰,祛瘀解毒。

【处方】党参12g,茯苓15g,鸡内金30g,生灵芝10g,陈皮10g,枳实10g,胆南星12g,浙贝母25g,瓜蒌20g,黄连10g,鱼腥草30g,山慈菇15g,露蜂房10g,全蝎10g,壁虎10g,郁金15g,炙甘草6g。14 剂,水煎,分早、晚 2 次服,每日 1 剂。

二诊:患者胸痛明显减轻,干咳较前减轻,睡眠仍一般,二便调。舌质暗红,舌底脉络迂曲,舌体大小适中,苔白腻,脉弦滑。于上方加龙齿15g。

【按语】患者术后、放疗、化疗及靶向治疗后,正气受损,肺失宣降,气机不利,津液失布,痰浊阻滞;脾胃受损,化精乏源,血行不畅,瘀阻脉络,痰瘀毒互结而成,乃发肺癌。虫类药物是侯教授治疗肺癌处方中的常用药,尤其对于疼痛明显的患者常可获得良好疗效。壁虎作为传统中药材,具有祛风活络、散结止痛和镇静解痉等功效,广泛应用于多种疾病的治疗,尤其是对多种恶性肿瘤具有确切疗效。壁虎性寒,味咸,有小毒,归肝经,功善散结消肿、祛风通络。《本草纲目》记载其主治"血积成痞,疬风瘰疬",治血积者"用壁虎一枚,白面和一鸭子大包裹研烂,作饼烙熟食之,当下血块,不过三五次即愈,甚验"。壁虎粉与其他中药配伍外用缓解肿瘤疼痛的效果更佳。如在临床应用中,侯教授还擅长用含有壁虎的自制药"化瘀止痛散"粉末加入适量食醋调制成为糊状后,外敷疼痛处以缓解肿瘤疼痛,效果显著。

典型医案 3

董某,女,58 岁。

初诊:2021 年 4 月 18 日。

【主诉】间断咳嗽、咳痰 2 年余,术后化疗后。

【现病史】2020 年 5 月患者被诊断为左肺中低分化鳞癌,术后分期 $pT_3N_1M_0$,术后化疗 3 个周期。2020 年 10 月发现右肺结节,行结节切除术,考虑肺内转移,再次化疗 4 个周期,目前化疗结束,行中药口服治疗。现症见气短,干咳少痰,恶心,口干。舌红,苔少,脉沉细。

【中医诊断】肺癌(气阴两虚证)。

【西医诊断】左肺恶性肿瘤。

【治则】益气清肺,滋阴散结。

【处方】康肺散结汤(院内协定方)合生脉散加减,即太子参6g,麦冬30g,炒白术12g,山药30g,酒山茱萸9g,天花粉15g,生地黄6g,黄芩6g,砂仁6g,女贞子15g,茯苓9g,当归6g,陈皮9g,丹参15g,川贝母粉3g,柴胡9g,姜灵芝5g,桔梗12g,蒲公英30g,五味子9g。14剂,水煎400mL,分早、晚2次空腹温服,每日1剂。

二诊:2021年5月1日。患者诉仍气短,汗出较多,口干、恶心缓解,自觉头晕。舌红,苔少、有裂纹,脉沉细。治以益气养阴,降逆散结。处方为增液汤合参苓白术散,即红参6g,麦冬30g,炒白术12g,苦瓜30g,酒山茱萸9g,赤芍15g,天花粉15g,鸡内金20g,黄芩6g,砂仁9g,桑白皮15g,牛膝12g,罗布麻9g,浮小麦30g,川贝母粉3g,桔梗12g,蒲公英30g,五味子9g,黄芪30g。14剂,水煎400mL,分早、晚2次空腹温服,每日1剂。

患者服药后症状缓解,之后一直随诊,随症加减,病情相对稳定。

【按语】患者为肺癌术后复发再次手术并行多次化疗后,肺为娇脏,不耐攻伐,手术及化疗伤及肺气,累及肺阴,致气阴两虚,故患者乏力、口干;胃阴不足,津不上承,则口干,故采用益气清肺、滋阴散结法治疗。太子参味甘、微苦,可补肺健脾;麦冬味甘,性寒,可养阴清热、润肺生津,二者共用可养阴润肺。茯苓、山药益气健脾;五味子、天花粉养阴清肺生津;合用生地黄、女贞子,养肾阴以达到金水相生;蒲公英、川贝母为清热解毒散结的药物。侯教授认为,古人有"壮人无积,虚人则有之""积之成也,正气不足,而后邪气踞之"的论述,我院治疗肺癌也主张"因虚受邪说",而肺癌患者以气阴两虚证和肺脾气虚导致的气虚痰湿证最多见,益气养阴之法可使得正气充足,正胜能束邪则肿瘤稳定而不复发。复诊时该患者口干、恶心等症状缓解,但因仍觉气短、汗多,考虑气虚甚,根据患者情况进行加减,加用黄芪、红参以加强益气健脾之力,浮小麦敛汗,苦瓜补肾健脾。患者病情稳定,一直口服中药。

典型医案4

刘某,女,64岁。

初诊:2020年8月16日。

【主诉】发现肺癌多发转移1年余。

【现病史】患者2019年3月因"咳嗽、胸闷1月"就诊于外院,行胸部增强CT示左肺下叶肺癌并纵隔淋巴结转移,颅脑CT考虑脑转移,ECT示胸骨体中段、双侧骶髂关节考虑转移。行肺穿刺活检示肺腺癌,EGFR19外显子突变。后患者行

PEM＋DDP、吉非替尼、奥希替尼等方案治疗,出现病情进展,患者拒绝西医治疗,寻求中药治疗。现症见神志清,精神可,时有咳嗽,咳痰白黏,自觉胸闷气短,偶有前胸疼痛及咯血,头晕头痛,纳谷不香,咽痛,稀便,小便调,体力略差。舌暗红,苔白腻,脉滑。

【中医诊断】肺癌(肺脾气虚,痰瘀互结证)。

【西医诊断】肺恶性肿瘤。

【治则】健脾益气,行气化痰,祛瘀解毒。

【处方】郁金15g,石上柏30g,陈皮15g,灵芝15g,女贞子15g,浙贝母15g,黄芪30g,柴胡6g,炒白术15g,茯苓15g,淫羊藿10g,神曲30g,炙甘草6g,僵蚕15g,绞股蓝15g,党参20g,薏苡仁15g,桔梗9g,连翘12g,白茅根15g,猪苓15g,盐葫芦巴12g,仙鹤草20g。7剂,水煎,早、晚分服。每日1剂。

二诊:2020年8月23日。服上方后,患者自觉胸痛及咯血减轻,头晕减轻,无明显咽痛,仍有咳嗽气逆、心烦,自觉体力好转。舌暗红,苔白,脉滑。治疗上加强降气止咳、健脾扶正的力度。调整上方为郁金15g,石上柏30g,陈皮15g,灵芝15g,女贞子15g,浙贝母15g,露蜂房10g,黄芪30g,炒白术15g,茯苓15g,蜈蚣2条,淫羊藿10g,炙甘草6g,僵蚕15g,绞股蓝15g,党参20g,薏苡仁15g,桔梗9g,淡竹叶12g,柴胡6g,川贝母6g,紫菀12g,天麻9g。14剂,水煎,早、晚分服,每日1剂。

三诊:2020年9月6日。患者头晕、头痛进一步好转,咳嗽减轻,体力好转,守上方加壁虎10g,山慈菇15g,继服。嘱其避风寒,勿劳累,饮食注意荤素搭配,少食辛辣、不易消化之品。

患者定期复查,病情平稳。

【按语】本例患者为肺癌多发转移,已失去手术机会,既往以化疗、靶向治疗为主,病情进展后患者拒绝西医治疗。侯教授认为,本例患者以痰瘀致病为主,加之多次化疗损伤脾气,肺气亏虚,宣降失常,水液代谢失司,津停为痰,而邪毒聚集不化,结于肺络,致血停为瘀,正气亏虚,痰瘀毒互结而成肺癌。同时结合患者舌、脉,其病机特点不离痰、瘀、毒、虚,故在治疗上以健脾益气、行气化痰、祛瘀解毒为基本大法。方中以黄芪、党参、茯苓、白术、薏苡仁益气健脾化湿;陈皮、桔梗行气化痰;僵蚕、浙贝母化痰散结;郁金活血止痛;患者咽痛,考虑热毒壅滞,予以石上柏、连翘、葫芦巴清热解毒;患者咯血,缘由癌毒日久,灼伤肺阴,阴虚火旺,迫血妄行,肺络损伤,血溢脉外,故以白茅根、仙鹤草凉血止血。7剂后患者胸痛、咽痛、咯血好转,仍咳嗽、心烦,故减白茅根、连翘等,加紫菀、川贝母化痰止咳;因体力好转,加露蜂房、蜈蚣加强解毒抗癌的力度;另加天麻息风止痉通络。三诊时患者诸症皆有好转,体力恢复,故加壁虎、山慈菇解毒散结。方中攻补兼施,在大量应用化痰散结药物的同时,加以补气之品,以防攻伐太过,耗伤正气,这也是侯教授"扶正祛邪抗癌法"的体现。

典型医案5

栾某,男,61岁。

初诊:2020年11月12日。

【主诉】发现肺癌半年。

【现病史】患者半年前因咳嗽、咳痰2个月,至当地医院就诊,予以止咳化痰类药物未见明显好转,随后查胸部CT考虑左肺占位,遂行穿刺活检,病理提示腺癌,未见基因突变。免疫组化示TTF-1(+),Napsin A(+),SP-A(+),CK5/6(-),P63(-),Ki-67(约60%+)。骨扫描示右侧第5前肋、第12胸椎代谢异常活跃,考虑骨转移。遂行化疗6个周期,方案为培美曲塞二钠联合顺铂。其间多次予以唑来膦酸抗骨转移。现症见咳嗽痰少,白黏痰,疲乏无力,口干,自觉口中无味,纳差,大便稀溏。舌淡,苔薄,脉浮细弱。

【中医诊断】肺癌(肺脾气虚证)。

【西医诊断】左肺恶性肿瘤。

【治则】健脾补肺,扶正散结。

【处方】麸炒白术15g,大枣10g,附子3g,炙甘草6g,女贞子15g,川芎9g,黄芪30g,陈皮12g,木香10g,绞股蓝15g,炒麦芽30g,茯苓12g,薏苡仁25g,桂枝9g,郁金9g,干姜9g,丹参15g,猫爪草15g,红参9g,炒谷芽30g,莲子9g,神曲15g,沉香6g,地黄12g。7剂,水煎服,每日1剂。

二诊:2020年11月20日。患者服药后咳嗽、咳痰明显好转,但早、晚咳嗽明显,咳黄痰,但仍有胸闷气短伴乏力明显,纳差较前改善,眠可,小便黄,大便不成形。舌红,苔黄,脉弱。加党参30g、薏苡仁30g、半枝莲15g,去猫爪草。14剂,水煎服,每日1剂。

三诊:2020年12月4日。患者咳嗽较前改善,但乏力明显,纳差,眠可,小便可,大便干。舌红,苔厚腻,脉弱。给予党参10g,茯苓30g,生薏苡仁30g,灵芝20g,黄芩20g,大黄炭30g,浙贝母30g,炒麦芽20g,鸡内金15g,枳实15g,甘草10g。15剂,水煎服,每日1剂。

随诊:患者服用后乏力、咳嗽气喘较前改善,而后定期至门诊就诊,病情平稳。

【按语】中医学中,并无"肺癌"这一病名,但其以咳嗽、血痰、胸痛、气喘、胸闷、发热为主的临床症状在古代医籍中有详细记载。肺癌的病因病机是由于本虚标实所致,病位在肺,与脾关系密切。所谓本虚标实,系指肺脾气虚为本,痰浊、瘀血结聚,变生毒邪为标。肺病日久,肺脾气虚,肺失治节,脾失健运,水液输布失常,津聚则生痰,气虚不能行血,停而为瘀,痰瘀互结,凝聚成毒。该患者为肺癌晚期,且经多个周期化疗,肺脾气虚,故以健脾补肺、扶正散结为主。方中,黄芪、红参补肺虚而益脾胃,乃虚则补其母也;地黄滋肾药也,肺虚而益肾,恐其失养而盗气于母也;女贞子滋补肝肾;木香、川芎疏肝理气;神曲、鸡内金、炒谷芽、炒麦芽健胃消食;绞股蓝益气健脾、化痰止咳、解毒散结;大枣补血;莲子补脾止泻,佐以陈皮理气健脾,使补而不滞;甘草调和诸药,以纠正化疗后出现正虚为主要治疗目的。侯教授认为,提高肿瘤患者的生活质量应该是中医治疗肿瘤的重要内容及疗效指标。生存质量的评定重在患者的自我感觉,中医治疗所改善的也主要为机体的功能状态和自我感受等主观指标。对中、晚期患者而言,生存状态的变化较单纯的瘤体及理化指标的变化更有价值。

典型医案6

林某某,男,77 岁。

初诊: 2019 年 1 月 15 日。

【主诉】肺癌术后 5 个月,辅助化疗后复发。

【现病史】患者 2017 年 12 月 24 日于当地医院发现肺占位,行肺穿刺活检,病理示肺腺癌。2018 年 8 月 15 日于当地医院行胸腔镜右肺上叶切除＋淋巴结清扫术,术后病理示(右肺上叶)肺浸润性腺癌(腺泡生长型约占 30%,贴壁生长型约占 30%,微乳头型约占 30%,实性型约占 10%)累及脏胸膜,伴神经侵犯及脉管内癌栓,支气管断端未见癌。术后行基因检测,无敏感基因突变。2018 年 9 月 18 日至 2018 年 12 月 9 日行培美曲塞＋顺铂方案治疗 4 个周期,4 个周期后复查 CT 评价为 PD。刻下症见神志清,精神尚可,体力尚可,咳嗽,痰白黏,口干,偶有喘憋,纳差,眠一般,大便偏干,3~4 日一次。舌体大小适中,舌下脉络明显迂曲,舌暗红,苔白腻,脉弦。

【中医诊断】肺癌(痰瘀互结证)。

【西医诊断】右肺恶性肿瘤。

【治则】健脾益气,行气化痰,祛瘀解毒。

【处方】酒女贞子 30g,山楂 20g,郁金 15g,炒鸡内金 30g,陈皮 15g,北沙参 15g,麦冬 15g,山慈菇 15g,露蜂房 10g,黄芪 30g,炒白术 15g,茯苓 15g,竹茹 6g,全蝎 5g,壁虎 2 条,红参 10g,石菖蒲 12g,灵芝 15g,炒枳壳 6g,浙贝母 15g,六神曲 30g,鱼腥草 30g,黄芩 15g,红景天 15g,酒黄精 15g,鸡血藤 15g,炙甘草 6g。水煎服,每日 1 剂。

二诊: 2019 年 8 月 13 日。患者 2019 年 4 月 28 日行胸腹部 CT＋上腹部 MRI,发现肝转移,家属要求化疗一次,遂于 2019 年 4 月 30 日行 DP(多西他赛＋卡铂)方案治疗。刻下见咳嗽有痰,乏力,偶有气短,纳差,腹胀。舌暗,苔厚腻,脉弦滑。证属痰瘀互结。治以健脾益气、行气化痰、祛瘀解毒之法。在上方基础上加南方红豆杉 5g、姜黄 15g、北柴胡 15g、石上柏 30g。

三诊:2020 年 9 月 3 日。患者 2019 年 12 月 5 日复查胸部 CT 评价为 SD,肝转移灶消失。刻下症见口干,偶有气短,纳差,咳嗽有痰,偶有腹胀腹痛,大便干,3~4 日一行。舌暗红,无苔,脉细弦。证属肺脾两虚,肾阴枯竭。治以益气养阴、扶正除积法。处方予以北沙参 15g,麦冬 15g,山慈菇 20g,黄芪 30g,白术 30g,茯苓 25g,炒僵蚕 12g,蜈蚣 2 条,全蝎 3g,浙贝母 15g,南方红豆杉 6g,石上柏 30g,醋莪术 10g,姜灵芝 9g,厚朴 15g,乌梅 30g,干鱼腥草 15g,连翘 12g,瓜蒌 15g,炒鸡内金 15g,炙甘草 9g,熟地黄 10g,山茱萸 12g,山药 15g,露蜂房 10g,蜜白前 15g,前胡 12g。水煎服,每日 1 剂。

目前上方加减服用已有 1 年余,患者依旧健在,可自行门诊配药,自感身体状况尚可,偶有咳嗽、乏力,然症状轻微,服药及休息后可缓解,无其他明显不适,生存质量较高。

【按语】患者初诊时正值化疗后,化疗导致患者脾胃功能受损未复,无五谷滋养而气虚,且痰瘀胶结较重,故以白术、茯苓、陈皮以益气健脾、培土生金;山楂、六神曲、鸡内金助饮食消化,健运中焦;黄芪、红参、灵芝、红景天益气培本,增强机体气化;酒女贞子、北沙参、麦冬、酒黄精、炙甘草以增益因化疗或久咳而损耗之肺阴;郁金、山慈菇、浙贝母、鸡血藤化痰祛瘀止痛;全蝎、壁虎祛除深藏之血瘀;竹茹、石菖蒲、枳壳、灵芝涤痰清肺;干鱼腥草、黄芩清热解毒;露蜂房引以为使。二诊时,患者确诊肝转移,乃痰瘀胶结更甚,癌入于肝,故引入援药红豆杉,使方药入靶点,力专效强;以柴胡疏肝理气,助血运行;以姜黄、石上柏清热散结解毒。三诊时,患者肺癌晚期,癌毒肿块"壮火食气",使脾气损伤,气阴大耗,故以六味地黄丸益肾填精;白术、黄芪、厚朴、姜灵芝、炒鸡内金健胃理气消食;北沙参、麦冬、乌梅、炙甘草益气生津;山慈菇、浙贝母、瓜蒌化痰祛瘀毒;炒僵蚕、蜈蚣、全蝎、露蜂房为血肉有情之品,可搜络祛瘀;石上柏、醋莪术、干鱼腥草、连翘清热散结解毒;蜜白前、前胡治久咳;以南方红豆杉为援药入肺络。

典型医案 7

由某某,男,54 岁。

初诊:2021 年 8 月 11 日。

【主诉】肺癌颈部淋巴结转移 1 年余。

【现病史】患者肺癌术后颈部淋巴结转移,伴小腹疼痛、纳少、睡眠差、心慌、腰痛。刻下症见声音嘶哑,咽痛,咳嗽,咳少量白黏痰,口干不苦,胸闷,纳可,眠差,入睡难,多梦易醒,二便调。舌淡,苔略厚,脉左沉细弦、右沉细弱。

【既往史】既往有慢性阻塞性肺疾病(COPD),左锁骨及肋骨陈旧性骨折,脂肪肝,肝内多发囊肿,慢性胆囊炎,左肾上腺结节,右肾上腺增生。有 30 年吸烟史。

【中医诊断】肺癌(气阴不足,痰热蕴肺证)。

【西医诊断】肺恶性肿瘤。

【治则】益气养阴,化痰散结。

【处方】生黄芪45g,生地黄24g,夏枯草24g,瓜蒌30g,牡蛎30g,麦冬12g,牛蒡子18g,蝉蜕6g,柴胡12g,黄芩12g,姜灵芝9g,薏苡仁30g,露蜂房9g,山慈菇9g,桔梗9g,紫菀15g,猫爪草30g,枳壳6g,桂枝12g,炙甘草6g。水煎服,每日1剂。

二诊:患者声音嘶哑减轻,前方去牛蒡子、蝉蜕,加重楼10g、石见穿15g加强解毒散结之力。现患者仍口服中药中,病情稳定。

【按语】正气内虚是患肺癌的主要内在原因,肺、脾、肾三脏气虚均可致肺气不足,加之长年吸烟,热灼津液,阴液内耗,致肺阴不足,气阴两虚,升降失调,外邪得以乘虚而入,客邪留滞不去,气机不畅,血行瘀滞,久而成为积块。因此,需顾护正气,用大剂量黄芪、生地黄益气养阴,或选生脉饮扶正固本;患者颈部淋巴结转移,说明正虚邪盛,瓜蒌、黄芩清热化痰,山慈菇、露蜂房解毒散结。侯教授治疗肺癌淋巴结转移常用的药对是夏枯草与牡蛎,夏枯草辛、寒,能清肝明目、散结解毒;牡蛎咸、微寒,能平肝潜阳、重镇安神、软坚散结、收敛固涩,生牡蛎是《医学心悟》中消瘰丸的主要药物,与夏枯草配伍,一辛一咸,化痰软坚之力倍增,用于治疗肺癌淋巴结转移或两肺转移小结节。治疗恶性肿瘤,夏枯草用量为12~24g、牡蛎用量为30g。而桔梗、枳壳亦为药对,一升一降,宣降肺之气机,恢复肺之功能,为治疗咳嗽的常用药对。临床遣方用药需辨证、辨病与对症治疗相结合,患者咽痛、声音嘶哑,对症加蝉蜕、牛蒡子祛风利咽;咳嗽,加紫菀以润肺化痰止咳。

典型医案8

尚某,男,75岁。

初诊:2018年6月3日。

【主诉】左肺癌术后1年,咳嗽咳痰1月余。

【现病史】患者于2017年6月行左上肺癌切除术,术后病理示中至低分化腺癌,基因状态不明。2018年5月复查影像未见肿瘤复发及转移。现症见患者咳嗽,咳痰,痰黏、色白、量少,未诉胸闷气促及胸痛,纳差,眠一般,二便调。舌淡暗、边有齿痕,苔白腻,脉弦滑。

【中医诊断】肺癌(气虚痰湿证)。

【西医诊断】肺恶性肿瘤。

【治则】益气化痰,祛瘀抑瘤。

【处方】黄芪30g,党参20g,茯苓15g,白术15g,薏苡仁15g,白扁豆20g,山药20g,陈皮10g,砂仁(后下)6g,浙贝母10g,瓜蒌15g,桃仁6g,山慈菇15g,露蜂房20g,桔梗15g,甘草6g。7剂,水煎服,每日1剂。

二诊：2018 年 6 月 10 日。患者咳嗽、咳痰等症状缓解，平素易动则汗多，胃脘隐痛不适，纳差，眠一般，大便调，夜尿多。舌淡暗、边有齿痕，苔白腻，脉弦滑。组方为黄芪 30g，党参 20g，茯苓 15g，白术 15g，薏苡仁 15g，白扁豆 20g，山药 20g，陈皮 10g，砂仁（后下）6g，浙贝母 10g，瓜蒌 15g，木香 6g，山慈菇 15g，露蜂房 20g，茯苓 20g，甘草 6g，神曲 20g。

患者定期来诊复查，病情稳定，后更换矾贝散结颗粒长期服用。

【按语】《杂病源流犀烛·积聚癥瘕痃癖痞源流》所提到的"邪积胸中，阻塞气道，气不宣通，为痰，为食，为血，皆得与正相搏，邪既胜，正不得而制之，遂结成形而有块"，说明肺中积块的产生与正虚邪侵、气机不通、痰血搏结有关。侯教授治疗肺癌也主张"因虚受邪说"，本患者根据舌、脉象所示为气虚痰湿证，方中黄芪、党参、茯苓、白术益气健脾，为君药；脾为生痰之源，肺为储痰之器，故加用薏苡仁、白扁豆、山药、陈皮、砂仁健脾利湿，浙贝母、瓜蒌清热化痰，桃仁祛瘀，露蜂房、山慈菇解毒散结，桔梗宣肺化痰，以上共为佐药；甘草为使药。

侯教授治疗肺癌的处方遵循辨证、辨病加对症治疗的原则，即在辨证论治的基础上联合辨病抗癌，同时治疗患者急需解决的症状。侯教授在遣方用药时，注重结合现代药理研究，在符合辨证论治规律的前提下，选用具有确凿抗肿瘤作用的药物，使处方更具有针对性，以提高临床疗效。对于分期早的术后患者或身体状态差的老年患者，予以单纯中医药治疗，按照"辨病＋辨证＋对症"论治。在术后早期，考虑手术易损伤人体正气，治疗上以扶正为主，在辨证论治的基础上加重益气扶正类中药比重，如人参、黄芪、熟地黄、当归等；体质恢复后，可加重辨病类药物的比重，如白花蛇舌草、猫爪草、山慈菇、莪术、龙葵等，以防止肿瘤复发。

典型医案 9

高某，男，74 岁。

初诊：2019 年 8 月 3 日。

【主诉】左肺癌术后 1 年，咳嗽 1 周。

【现病史】患者于 2018 年 8 月 26 日行左下肺癌切除术。术前 CT 示左下肺磨玻璃影，大小约 2.0cm×1.9cm。病理示浸润性腺癌，术后未行化疗。2018 年 10 月复查胸部 CT 未见肿瘤复发转移征象。2019 年 7 月 29 日复查 CT 示右肺上叶前段小结节（2.6mm），纵隔及双侧腋窝淋巴结较前增大。现症见咳嗽少痰，咽干不适，潮热盗汗，头晕耳鸣，心烦口干，小便黄，大便干结。舌红绛，少苔，脉弦数无力。

【中医诊断】肺癌（阴虚痰热证）。

【西医诊断】肺恶性肿瘤。

【治则】滋肾清肺，除痰清热。

【处方】生地黄 15g，山茱萸 15g，沙参 15g，麦冬 15g，桑白皮 15g，知母 15g，浙贝母 15g,瓜蒌 15g,山慈菇 15g,露蜂房 15g,鳖甲(先煎)15g,薏苡仁 15g,太子参 15g,鱼腥草 15g,甘草 6g。14 剂,水煎服,每日 1 剂。

二诊:2019 年 8 月 17 日。患者体力较前明显好转,咳嗽咳痰、咽干不适、潮热盗汗减轻,无头晕耳鸣,无心烦口干,小便黄,大便可。效不更方,继服前方。患者肺部有结节,加用院内制剂矾贝散结颗粒口服。

此后患者坚持每两周复诊一次,予以前方随症加减,长期病情稳定。

【按语】本案例按"肺癌(阴虚痰热证)"诊疗方案执行,治以滋肾清肺、除痰清热法,故方中用生地黄、山茱萸益肾滋阴,沙参、麦冬养阴生津,共为君药;桑白皮泻肺清热,知母清肺胃之热,浙贝母清热散结,瓜蒌、鱼腥草清热化痰,山慈菇、露蜂房解毒抑瘤,鳖甲软坚散结,共为臣药;薏苡仁健脾祛湿,与太子参为佐药;甘草为使药。侯教授认为,古人有"壮人无积,虚人则有之""积之成也,正气不足,而后邪气踞之"的论述,患者久病耗气伤阴,肺阴不足,气阴两虚,外邪得以乘虚而入,客邪留滞不去发为肿块,故方中重用滋阴清热之品,但肺癌的治疗应注意时时顾护正气,故加用薏苡仁、太子参扶正健脾。

本案例遣方用药体现了扶正与祛邪相结合、辨病与辨证相结合,从而达到了扶正而不敛邪、祛邪而不伤正。在肿瘤的不同时期、不同治疗背景下,辨病、辨证用药各有侧重。患者症状减轻后,注重祛邪力度,故加用矾贝散结颗粒口服。矾贝散结颗粒为院内制剂,有破血消瘀、化痰消积、解毒散结、扶正补虚的作用,长期服用可控制结节生长。侯教授灵活应用中药的各种剂型,药先于证,防患于未然,从而实现了人瘤长期共存。

典型医案 10

孙某,男,46 岁。

初诊:2022 年 2 月 8 日。

【主诉】确诊肺癌 2 年余,靶向治疗中,胸痛 1 个月。

【现病史】患者 2020 年 1 月被诊断为肺腺癌,口服吉非替尼 1 年后病情进展,查血液学基因 T790M 突变,换用奥西替尼治疗。现口服奥西替尼治疗过程中,复查胸部 CT 提示肿块增大,NRS 评分 5 分,遂来诊。现症见神志清,精神可,稍感乏力,右侧胸部疼痛不适,未服用止痛药物,腹部少许疼痛,眠差,小便可,大便干。舌暗红,苔黄微腻,脉弦滑。

【中医诊断】肺癌(痰瘀互结证)。

【西医诊断】肺恶性肿瘤。

【治则】健脾益气,行气化痰,祛瘀解毒。

【处方】党参 12g,茯苓 15g,鸡内金 30g,灵芝 10g,陈皮 10g,枳实 10g,胆南星 12g,浙贝母 25g,瓜蒌 20g,黄连 10g,鱼腥草 30g,山慈菇 15g,露蜂房 10g,全蝎 10g,

壁虎10g,郁金15g,炙甘草6g。14剂,水煎服,每日1剂。

二诊:2022年2月15日。患者体力较前明显好转,胸痛改善,睡眠改善,二便可。舌暗红,苔黄微腻,脉弦滑。效不更方,仍遵前法,加用化瘀止痛散外敷右侧胸部,每日1次。

三诊:2022年2月21日。患者症状缓解,继续治疗。目前继续口服靶向药物过程中。

【按语】肺癌的病因与气虚、痰凝、湿聚、血瘀关系密切。晚期肺癌患者中医辨证分型以气虚为主,兼见痰湿、瘀血、气滞,属本虚标实、虚实夹杂之证。脾为生痰之源,肺为储痰之器,脾虚则无以运化水谷精微,水饮停滞,痰湿内生,上储于肺。气虚血停,久则为瘀,痰瘀、癌毒互结,遂成癌瘤。侯教授通过临证总结,创制了康肺散结汤,根据辨证分型,加减用之。本患者治以健脾益气、行气化痰、祛瘀解毒为法,方以康肺散结汤合涤痰汤加减。党参、茯苓、鸡内金健脾益气,为君药;灵芝、陈皮、枳实、胆南星行气燥湿化痰,瓜蒌、浙贝母清热化痰,为臣药;黄连、鱼腥草清热解毒,全蝎、壁虎、山慈菇、露蜂房攻毒散结、通络止痛,郁金祛瘀,共为佐药;炙甘草调和诸药,为使药。

院内制剂化瘀止痛散在临床实践中止痛效果确切,因制成膏药剂型,其透皮效果较佳,且临床应用时可根据患者疼痛部位,灵活调整使用部位,药物经皮达于病所,止痛起效快而持续。对于癌痛患者,其疼痛多由痰、湿、瘀交结,滞于脉络,不通则痛,是以在治疗癌痛的过程中,应针对其病机,治疗当祛痰、化湿、化瘀、通经止痛,故组方中应用大量理气、祛湿、化痰、通经之品,如延胡索、木香等理气止痛,黄芩、川乌等除湿止痛,马钱子、壁虎等通络止痛,并多选用味辛之品,取其"味辛能行"之义,痰、湿、瘀得行,脉络得通,疼痛得减。

典型医案11

徐某,男,68岁。

初诊:2020年9月5日。

【主诉】右肺癌术后两年半余,靶向药物治疗中,伴皮疹瘙痒1个月。

【现病史】患者2018年3月受凉后出现咳嗽、喘憋、咳吐白黏痰,到某医院就诊,查胸部CT示右肺占位,穿刺病理示肺腺癌。随后行右肺上叶癌切除及纵隔淋巴结清扫术,术后病理示肺腺癌淋巴结转移。术后未行化、放疗。2019年7月,复查胸部CT发现左肺多发小结节,考虑转移。现口服易瑞沙靶向治疗中,1个月前出现皮疹伴瘙痒。现症见胸闷,气短,咳嗽有白痰,纳可,进食后腹胀,大便干,睡眠可,颜面部及后颈部可见散在的红色斑丘疹,突出皮肤,瘙痒明显。舌淡红,苔白,脉弦滑。

【中医诊断】肺癌(气虚痰湿型)。

【西医诊断】肺恶性肿瘤。

【治则】宣肺理气,健脾化痰,解毒疏风止痒。

【处方】桔梗10g,黄芪30g,太子参15g,生白术30g,炙甘草6g,土茯苓15g,莪术9g,薏苡仁15g,女贞子30g,肉苁蓉30g,浮萍15g,白芍12g,蝉蜕10g,苦参15g,荆芥穗15g,紫草15g,金银花15g。15剂,水煎,早、晚分服,每日1剂。

二诊:患者皮疹及瘙痒均较前明显缓解,皮疹颜色转淡,之前因瘙痒挠破的部位糜烂、脓点明显收敛,瘙痒缓解。嘱患者继续服用易瑞沙,中医效不更方,未再出现明显新发皮疹。另嘱患者避免皮肤日晒,勿接触碱性和刺激性强的洗漱用品,沐浴后涂温和的润肤露、硅霜或维生素E软膏以预防皮肤干燥。

患者定期复查,病情稳定。

【按语】肺主气的宣发肃降、水液的转输,为水之上源,故人体的水液代谢依赖于肺、脾功能的正常协调。肺脏失司,脾胃失健,湿邪内生,郁而发热,湿热内蕴,加之药毒,导致风、热、湿毒滞于皮肤腠理,外越肌肤则疹色鲜红,浸淫流液。加之肺与大肠相表里,提壶揭盖理肺气、润肺生津通大肠、补肺益气通腑气、清泻肺热泄腑实、外散风邪清肺表这五种治法根植于此理论,侯教授运用此理论指导临床诊治,屡用屡验。本案例的患者为肺癌术后,肺脾气虚,即以宣肺理气、健脾化痰、解毒疏风止痒为主。黄芪、太子参、生白术、炙甘草益气健脾,白芍养阴柔肝祛风,土茯苓、薏苡仁解毒除湿,莪术活血,桔梗宣肺气,荆芥穗、蝉蜕祛风止痒,女贞子、肉苁蓉补肾温润通便,浮萍、苦参、紫草、金银花清热解毒。

典型医案12

李某,男,67岁。

初诊:2020年8月16日。

【主诉】肺癌术后9个月,腹泻8个月。

【现病史】患者2019年9月发现左上肺占位,双肺多发磨玻璃灶,纵隔淋巴结肿大,于2019年11月6日行左肺上叶楔形切除。术后病理示腺癌。2019年12月22日起口服阿法替尼片。现症见患者咳嗽,咳痰,胸痛,气短,腹泻,每日5次,纳差,口苦。舌紫,舌体胖大,苔黄,脉沉细。

【中医诊断】肺癌(痰瘀互结证)。

【西医诊断】肺恶性肿瘤。

【治则】清热解毒,化痰止咳,兼以温中止泻。

【处方】桃仁12g,薏苡仁30g,冬瓜仁15g,芦根30g,当归10g,露蜂房10g,瓜蒌15g,桔梗15g,甘草10g,莪术10g,丹参15g,山慈菇15g,白花蛇舌草30g,血余炭10g,炮姜15g,肉豆蔻10g,补骨脂15g,黄连10g,黄芩10g。14剂,水煎,分早、晚2次服,每日1剂。嘱患者服药14剂后如无不适,可继续以此方服用3个月。

二诊:2020 年 12 月 15 日。患者咳嗽减轻,仍腹痛,腹泻,每日四五次,纳差,胃胀,反酸,乏力,右胸隐痛。舌暗,苔薄黄,脉沉细。组方为茯苓 15g,白术 10g,黄芪 45g,薏苡仁 30g,白扁豆 15g,陈皮 10g,砂仁 6g,桔梗 15g,山药 15g,防风 6g,补骨脂 15g,鸡内金 30g,炙刺猬皮 10g,刺蒺藜 15g,牡丹皮 15g,赤芍 15g,红景天 15g,莪术 10g,金银花 12g,连翘 12g。14 剂,水煎,分早、晚 2 次服,每日 1 剂。

三诊:2020 年 1 月 20 日。患者诉腹痛缓解,大便次数减少,每日二三次,偶成形,气短胸闷,皮疹瘙痒,面部疖肿。舌紫,舌尖红,苔黄,脉弦。组方为刺蒺藜 15g,地肤子 15g,白鲜皮 15g,浙贝母 30g,知母 10g,牡丹皮 15g,赤芍 15g,丹参 15g,莪术 10g,蒲公英 30g,金银花 10g,黄连 10g,黄芩 10g,蛇蜕 10g,紫草 10g,山慈菇 15g,白花蛇舌草 30g。14 剂,水煎,分早、晚 2 次服,每日 1 剂。

患者皮疹较前消退,大便每日一两次,成形。患者经中药治疗后,腹泻、皮疹明显减轻,未因药物副作用影响靶向治疗进程。

【按语】初诊时邪实偏盛,辨证属痰瘀互结,以苇茎汤加减攻邪,佐以止泻药。二诊时咳嗽、咳痰减轻,但腹泻未见改善,结合舌、脉,考虑此时病邪呈衰减之势,当加强健脾和胃止泻之力,以参苓白术散加减。三诊时患者出现皮疹,此时腹泻已见缓解,虽腹泻与皮疹并见,但治疗主要针对皮疹,法当清热祛湿凉血,予以消疹经验方。中医药治疗可有效控制肺癌靶向药物相关毒副反应的症状,不仅提高了患者的生活质量,还能使患者更好地耐受靶向治疗,延长其生存期。

(刘 伟 谭 松 曲倩倩)

第二节 肝癌篇

典型医案 1

赵某,男,52 岁。

初诊:2021 年 3 月 12 日。

【主诉】发现肝癌半年余,行多次 TACE 治疗后。

【现病史】患者发现肝癌半年余,行多次 TACE 治疗后,为求中医治疗来诊。现症见神志清,精神可,乏力,偶有轻度腹胀,纳差,眠可,大便稀。舌淡,苔腻,脉弦。近半年体重平稳。

【中医诊断】肝癌(肝郁脾虚证)。

【西医诊断】肝恶性肿瘤。

【治则】疏肝健脾,理气散结。

【处方】醋鳖甲 15g,陈皮 10g,炒白术 15g,大枣 9g,木香 10g,白花蛇舌草 15g,藤梨根 15g,郁金 12g,茵陈 15g,茯苓 15g,薏苡仁 30g,酒女贞子 20g,党参片 20g,醋五味子15g,垂盆草20g,炙甘草9g,六神曲30g,补骨脂20g,柴胡9g,姜灵芝6g,黄芪30g,墨旱莲10g,紫草15g。7剂,水煎服,每日1剂。

二诊:2021年3月19日。患者神志清,精神可,乏力,腹胀减轻,纳差改善,眠可,二便可。舌淡,苔腻,脉弦。原方略加减,继服。组方为醋鳖甲15g,陈皮10g,炒白术15g,姜灵芝6g,木香10g,白花蛇舌草15g,藤梨根15g,郁金12g,茵陈15g,茯苓15g,薏苡仁30g,酒女贞子20g,党参片20g,醋五味子15g,垂盆草20g,炙甘草9g,六神曲30g,补骨脂20g,柴胡9g,黄芪30g。7剂,水煎服,每日1剂。

【按语】肝癌素有"癌症之王"之称,肝癌作为恶性肿瘤之一,早期发现困难,发展迅速,难以治愈,引起医学界的广泛关注。对于已失去手术、放疗、化疗以及介入化疗的晚期肝癌患者,此时,中医药姑息治疗的重点不在于瘤体的大小,而在于症状的改善,以便提高晚期患者的生活质量。如患者肝功能差且全身乏力、食欲减退,多辨证为肝郁脾虚证,以健脾理气为治疗大法,方药多以参苓白术散加减为主。如伴腹胀,则加郁金、木香、枳壳等行气消胀;腹水重,加黄芪、茯苓等利尿消肿;如伴恶心呕吐,则加灵芝、砂仁等和胃降逆止呕;如有黄疸,常加茵陈、茯苓等利湿退黄;如伴肝区疼痛,则加郁金、延胡索等行气活血止痛;肝郁化火伴口干口苦、少寐多梦、头痛目赤者,加牡丹皮、栀子、黄芩等疏肝利胆去火。

针对肝癌患者以气血亏虚为本,湿热、瘀毒互结为标的虚实错杂的病机特点,扶正祛邪,标本兼治,以恢复肝主疏泄之功能,则气血运行流畅,湿热瘀毒之邪有出路,从而可减轻和缓解病情。治标之法常用疏肝理气、活血化瘀、清热利湿、泻火解毒、消积散结等法,尤其重视疏肝理气的合理运用;治本之法常用健脾益气、养血柔肝、滋补阴液等法。要注意结合病程、患者的全身状况处理好"正"与"邪"、"攻"与"补"的关系,攻补适宜,治实勿忘其虚,补虚勿忘其实。还当注意攻伐之药不宜太过,否则虽可图一时之快,但耗气伤正,最终易致正虚邪盛,加重病情。在辨证论治的基础上应选加具有一定抗肝癌作用的中草药,以加强治疗的针对性。

典型医案2

李某,男,61岁。

初诊:2021年3月2日。

【主诉】肝痛半个月。

【现病史】患者自述肝痛半个月,因情绪激动逐渐加重,窜至两胁,伴胸闷纳呆,恶心乏力,小便短赤。CT示肝右叶肿物约4cm×5cm,门脉癌栓形成;肝功能多项异常。诊断为原发性肝癌,建议介入治疗,患者拒绝。现症见肝区疼痛,腹胀,恶心,纳差,消瘦,面黄。舌淡红,苔薄黄,脉弦。

【中医诊断】肝癌(肝郁气滞证)。

【西医诊断】肝恶性肿瘤。

【治则】疏肝理气,养胃散结。

【处方】愈肝散结汤合柴胡疏肝散化裁,即柴胡10g,陈皮10g,香附10g,郁金10g,枳壳10g,白芍15g,甘草6g,八月札15g,玫瑰花10g,白花蛇舌草30g,藤梨根30g,枸杞子20g,炒麦芽30g,炒谷芽30g,青皮10g,白术9g,茵陈12g。14剂,水煎400mL,分早、晚2次空腹温服,每日1剂。

二诊:2021年3月16日。患者自述肝区胀痛减轻,恶心消失,进食增加,仍感乏力,体重略增,小便黄。舌淡红,苔薄白,脉弦细。组方为柴胡10g,陈皮10g,香附10g,郁金10g,枳壳10g,白芍15g,炙甘草5g,八月札15g,玫瑰花10g,白花蛇舌草30g,藤梨根30g,枸杞子20g,炒麦芽30g,炒谷芽30g,青皮10g,白术9g,茵陈12g,党参30g,薏苡仁30g,黄芪15g,仙鹤草30g。14剂,水煎400mL,分早、晚2次空腹温服,每日1剂。

三诊:2021年4月20日。患者症状减轻,体力上升,自觉口干,除肝区稍有不适外,无明显不适。嘱患者在二诊方基础上加鳖甲、龟甲各20g,牡蛎30g,继续服用1个月。

【按语】侯教授认为,肝癌为难治肿瘤之一,其就诊时多已处于晚期,病情进展迅速。究其病因,多为脏腑气血亏虚,瘀毒、湿热凝结于肝,以肝失疏泄为基本病机。其病位在肝,但与胆、脾、胃、肾密切相关。其病性多见本虚标实、虚实夹杂。方中,柴胡疏肝解郁,八月札疏肝理气,白术健脾益气,陈皮理气健脾、燥湿化痰,四药共为君药。脾虚则气血生化乏源,故加薏苡仁健脾以生气血,本方中应用大量疏肝理气之品,仅以谷芽、麦芽、甘草养胃气,组方简洁,疗效颇佳。后增加补益力度,理气同时补气,保持气血的平衡,达到"与瘤共存"的目的。对于肝郁气滞的患者,侯教授除常用柴胡、陈皮、香附、郁金等疏肝理气之品外,更喜用玫瑰花疏肝解郁,因其性寒凉,可防肝郁化热,改善症状效果颇佳。白芍甘草汤为止痛要方。白芍酸寒除烦敛汗,甘草和肝血而缓筋急,酸能收,甘能缓,酸甘相济,以缓解疼痛。本方应用白芍甘草汤,除止痛之外,尚可防止大量理气药物耗气伤阴。复诊时患者一般状态明显好转,但出现口干等有稍阴虚之象,故加鳖甲、龟甲等药物养阴软坚散结。侯教授认为,临床用药要遵照辨病与辨证相结合的方法,缓缓图之,最大限度地延长患者的生存期,改善生存质量,提高生存率。

典型医案3

王某,男,70岁。

初诊:2018年10月3日。

【主诉】肝癌术后半年余。

【现病史】2018年3月患者因上腹部胀闷不舒于本院完善检查后考虑肝恶性肿瘤胆管细胞癌可能性大。2018年3月20日行扩大左半肝切除术+部分胃切除术+腹腔淋巴结清扫术,术后病理示胆管细胞癌(中分化)。2018年5月开始CEA逐步升高,复查提示腹腔多发淋巴结,考虑转移。行FOLFOX方案化疗3个疗程,不能耐受,后口服替吉奥治疗。现症见神志清,精神疲倦,乏力,上腹部胀闷不舒,食后加重,反酸,腹部少许疼痛,全身皮肤黧黑,四肢末端麻木不适,纳差,眠差,二便正常。舌淡暗,苔黄微腻,脉弦细。

【中医诊断】肝癌(肝郁脾虚,湿瘀互结证)。

【西医诊断】肝恶性肿瘤。

【治则】疏肝健脾,化湿祛瘀抑瘤。

【处方】柴胡9g,八月札12g,陈皮10g,白术9g,枳壳9g,黄芪15g,薏苡仁15g,川芎10g,白芍9g,茯苓12g,鳖甲10g,龟板10g,藤梨根30g,郁金12g,延胡索30g,仙鹤草30g,桂枝10g。水煎服,每日1剂。

二诊:2018年10月17日。患者体力较前明显好转,纳差、眠差改善,二便可,仍感手足麻木。舌淡暗,苔黄微腻,脉弦细。仍遵前法,在原方的基础上加鸡血藤15g、络石藤15g、木瓜20g。水煎服,每日1剂。并加用外洗方(丹参30g,鸡血藤30g,桂枝15g,木瓜30g,黄柏15g,黄芪30g,络石藤30g,川红花10g,当归30g),用以舒筋活络,以减轻患者四肢麻木的症状。

三诊:2018年11月1日。患者症状缓解,效不更方。

此后患者坚持每两周前来复诊一次,予前方随症加减。

【按语】侯教授认为,肿瘤为一种复杂、凶险的顽疾,在治疗方法上应该灵活多变,多种剂型、多种方法综合应用,重视内外兼治,最大限度地围攻、消散肿瘤,使患者最大限度获益。外治法是相对于口服给药的内治法而言的。

手足综合征是化疗药物或生物靶向药物引起的一类并发症。手足综合征主要临床表现为手足皮肤感觉异常、麻木、疼痛或无痛、红肿、红斑、色素沉着、皮肤皲裂等,严重者还可出现指(趾)甲脱落、局部溃烂等。手足综合征可归属为中医学"血痹"范畴。"血痹"首见于《黄帝内经》。《素问·五脏生成》篇曰:"血凝于肤者为痹。"《灵枢·九针论》曰:"邪入于阴,则为血痹。"《金匮要略》对血痹的病因病机进行了论述,其发生是由气血虚弱,当风睡卧,或因劳汗出,风邪乘虚而入,使气血闭阻,不通所致。其强调气血闭阻不通为根本病机。侯教授认为论述其病因病机时,不能脱离恶性肿瘤的发病因素。《黄帝内经》云:"正气存内,邪不可干,邪之所凑,其气必虚。"正气素虚,脾失健运而痰湿内停;情志不舒,肝失疏泄而瘀滞内生,痰、湿、瘀合而化热形成癌毒;正气虚弱,无力抗邪,聚结成形,日久血败肉腐是为癌病。癌毒既成,既反伤正,又加重痰、湿、瘀、热之邪毒,相互胶结,更加促进了癌毒的产生,形成因为果、果为因的恶性循环。手足综合征的发生则认为是癌毒阻滞手足部络脉所致,论治离不开癌毒,即从痰、从湿、从瘀、从热论治。另癌毒的发生,源于正气的亏虚,正虚无力祛邪,故整个治疗过程中勿忘扶正。侯教授在临床中善于应用各种外治法调理患者体质,改善化疗毒副反应,减轻疼痛,控制肿瘤。

典型医案4

殷某某,男,70岁。

初诊: 2019年3月1日。

【主诉】 确诊肝癌1年,腹胀1个月。

【现病史】 患者有慢性乙肝、肝硬化病史,长期抗病毒治疗,2018年确诊肝脏多发小结节,考虑肝癌,行3次射频消融治疗后,病灶稳定,半年后复查肿瘤进展,再次行介入治疗。近1个月患者自感腹胀,彩超示大量腹水,磁共振示肝内病灶稳定,为求中医治疗就诊。现症见精神差,乏力,纳差,眠可,尿少,大便干。舌暗红,苔黄腻,脉弦数。血小板 40×10^9/L。

【中医诊断】 肝癌(邪毒痰瘀证)。

【西医诊断】 肝恶性肿瘤。

【治则】 疏肝健脾,行气利水,化瘀散结。

【处方】 柴胡24g,黄芩10g,苍术10g,白术15g,鳖甲30g,牡蛎30g,怀牛膝30g,防己30g,葶苈子30g,黄芪30g,大腹皮20g,大枣9g,茯苓30g,茜草15g,三七3g,泽兰10g。水煎服,每日1剂。

二诊: 2019年3月15日。患者腹胀减轻,饮食好转,二便较前通畅,复查血小板 58×10^9/L。予以柴胡24g,黄芩10g,苍术10g,白术15g,鳖甲30g,牡蛎30g,怀牛膝30g,防己30g,葶苈子30g,黄芪30g,大腹皮20g,大枣9g,茯苓30g,茜草15g,三七3g,泽兰10g,白花蛇舌草30g,半边莲30g,露蜂房10g,石韦10g。水煎服,每日1剂。

三诊: 2019年4月14日。患者腹胀缓解,彩超示少量腹水(12mm)。

后多次复查腹水未见增多,肝内病灶稳定。因腰腿疼痛,查磁共振示腰椎、髂骨转移。

【按语】 乙肝病毒为肝炎邪毒,加之情绪不畅、饮食不节,脾胃受伤,以致湿热内生,肝郁化火,枢机不利,脾失运化,痰浊内生,升降失常,日久成毒挟瘀,瘀毒互结,积聚结块,而成肝癌。肝郁脾虚,湿热蕴毒,枢机不利是本病的基本病机。在《伤寒论》中,小柴胡汤加减法中有"若胁下痞硬,去大枣,加牡蛎"。鳖甲煎丸亦是《伤寒论》方,鳖甲为厥阴经主药,善软坚散结;柴胡、黄芩从少阳论治,和解少阳。该患者有大量腹水,应与肝硬化有关,主要病机为肝郁脾虚、气滞水停。验方苍牛防己汤含有苍术、白术、防己、牛膝健脾活血利水,可治疗肝病腹水,但苍术、白术偏燥,要注意有无阴伤的情况;半边莲解毒利水,善治浆膜腔积液;葶苈子从肺论治,泻肺利水;石韦甘、微寒,利水不伤阴,以上药物联用可治疗大量腹水。治疗需注意活血化瘀,可用桂枝茯苓丸,但患者血小板低,用少量三七既可活血,又可止血。患者食欲不振,因大量腹水引起,用芳香化湿、健胃消食的中药不起作用,需解决腹水方可改善,该患者腹水减少后,腹胀亦减轻。

典型医案5

于某,男,68岁。

初诊: 2021年10月15日。

【主诉】 肝癌1年半,靶向及免疫治疗中。

【现病史】 2020年6月15日,患者检查时发现肝占位,甲胎蛋白(AFP)>2000ng/mL。进一步行1.5T上腹部增强MRI示原发性肝癌。结合患者乙肝病史及AFP数值,明确诊断为肝恶性肿瘤。行多周期卡瑞利珠单抗联合索拉菲尼治疗,其间复查影像学示肝脏病灶逐渐减少,疗效评价为PR,AFP持续降低。现症见体力可,手足皮肤皲裂,无腹胀腹痛,纳可,眠可,小便调,大便稀,每日多次。体重近期平稳。舌暗红,苔薄白,脉弦。

【中医诊断】 肝癌(肝郁脾虚型)。

【西医诊断】 肝恶性肿瘤。

【治则】 健脾益气,行气软坚。

【处方】 柴胡12g,白芍12g,党参30g,炒白术30g,茯苓30g,炙甘草9g,薏苡仁15g,砂仁15g,木香12g,陈皮12g,醋鳖甲15g,桔梗9g,蜈蚣2条,藤梨根15g,全蝎3g,半枝莲15g,牡蛎30g,炒鸡内金15g,补骨脂30g,诃子15g,山药15g。14剂,水煎服,每日1剂。

二诊: 2021年11月3日。患者皮肤皲裂,伴疼痛、瘙痒,纳可,眠可,二便调,大便干湿适度。舌暗红,苔薄白,脉弦。于上方中加用紫草15g、僵蚕15g、白鲜皮15g、刺蒺藜10g。14剂,水煎服,每日1剂。

三诊: 患者皮肤瘙痒明显减轻,二便调,无腹泻。嘱上方继服。

【按语】 肝喜条达而恶抑郁,患者平素情志不畅,肝气郁结,肝病及脾,脾失运化,胃失和降,气血生化乏源,则见乏力;水液失调化湿,痰湿内蕴,阻滞气机。舌、脉为肝郁脾虚之象。方中,党参、麸炒白术益气健脾,鳖甲软坚散结,藤梨根清热解毒,蜈蚣、全蝎通络散结,茯苓、砂仁健脾化湿,薏苡仁健脾祛湿,木香、陈皮理气,半枝莲清热解毒,牡蛎散结,鸡内金健胃助运,补骨脂、诃子补肾止泻,山药健脾补肾。随着靶向药物的广泛应用,取得疗效的同时,皮疹是靶向药物常见的不良反应,严重影响患者的生活。侯教授认为皮疹病初脾胃失健,湿邪内生,郁久化热,湿热内蕴,外越肌肤则疹色鲜红;病久反复发作,阴血被耗,化燥生风,肌肤失养,粗糙肥厚。总之,该病属湿热、血热、湿阻、血燥所引起,可加用紫草凉血滋阴解毒,僵蚕、白鲜皮解毒通络、祛风止痒,刺蒺藜祛风止痒等。另外,侯教授还擅长采用中药塌渍治疗皮疹,外用药物作用于皮疹局部,可使药物药性快速透过皮毛腠理由外及里,内达脏腑,调整机体阴阳平衡,达到治疗皮疹、提高生活质量的目的。

(谭 松 戴玲玲)

第三节 胃癌篇

典型医案 1

王某某,男,83 岁。

初诊:2021 年 8 月。

【主诉】胃癌术后 8 年余,化疗后复发 4 年余。

【现病史】患者 2012 年 7 月行胃镜活检病理示腺癌。2012 年 7 月 10 日于某院行根治性远端胃切除术;术后病理示胃中 - 低分化腺癌,侵及浆膜外脂肪组织,侵犯神经,脉管内见癌栓,上、下切缘未见癌累及。免疫组化示 HER2(-)。术后行化疗 3 个疗程,前 2 个疗程用药为奥沙利铂 + 替吉奥,后 1 个疗程用药为替吉奥单药,具体不详,末次化疗时间为 2012 年 11 月。2013 年 1 月至本院门诊口服中药治疗至今,因肿瘤标志物略升高,于 2013 年 4 月 5 日复查肿瘤标志物无异常,遂行中成药治疗 1 个周期,2013 年 6 月再次因门诊复查肿瘤标志物略升高至本科予以中成药治疗 1 个周期后,肿瘤标志物下降(略高于正常)。2017 年 8 月 3 日复查 CT 及胃镜提示复发,因心功能差及家属意愿拒绝进一步化疗,在本院口服中药及中成药治疗。现症见神志清,精神可,胃脘部稍有不适,饮食后加重,无腹痛腹泻,无头晕头痛,无发热寒战,无胸闷少气,偶有心慌、心悸,无自汗盗汗,无恶心呕吐,纳可,眠可,二便可,但近期排气略偏多。舌暗、有瘀斑,舌体大小适中,苔薄白,脉弦。

【中医诊断】胃癌(气滞血瘀证)。

【西医诊断】胃恶性肿瘤。

【治则】理气健脾,活血化瘀。

【处方】白术 12g,茯苓 15g,藤梨根 15g,薏苡仁 15g,郁金 15g,白花蛇舌草 20g,壁虎 1 条,全蝎 6g,乌药 15g,全当归 15g,川芎 15g,土鳖虫 12g,丹参 20g,九香虫 15g,延胡索 15g,沉香曲 12g,白及 20g,红豆杉 5g,竹茹 15g,灵芝 10g,熟地黄 15g,炙甘草 15g。7 剂,每剂煎至 400mL,早、晚分服,每日 1 剂。

患者胃癌术后 8 年余,化疗后复发 4 年余,坚持服用中药至今,定期复查,病情稳定,且无远处转移情况发生,饮食、生活如常人。

【按语】对于晚期胃癌特别是不能耐受化疗者,不同于中医治疗学一贯认为的"晚期扶正为主",侯教授率先提出晚期亦应"扶正祛邪并重",正如清代张隐庵所讲"寒热补泻兼用,在邪正虚实间求之"。晚期肿瘤进展迅速,单纯扶正,无法控制肿瘤生长,患者生活质量不可能提高。祛邪的目的即为扶正,扶正的目的即为祛邪。此期中医药综合疗法大有优势。胃癌是全身性疾病的局部表现,整体属虚,局部属实。并应根据患者的年龄、体质状态、疾病分期等权衡虚实,分清标本,用药攻补兼施,做到攻邪而不伤正,扶正不留邪。设基本方:健胃散结汤。此患者年老,基础病多,无法耐受化疗,4年来以健胃散结汤加减治疗,疗效佳,患者生活质量高。

典型医案2

王某,女,68岁。

初诊:2021年5月11日。

【主诉】进食后胃脘不适3个月,胃灼热1月余。

【现病史】2021年2月患者无明显诱因出现进食后胃脘不适,行胃镜检查,病理示低分化腺癌,侵及胃壁全层。影像学检查示胃周淋巴结转移。2021年2月至2021年5月行奥沙利铂+替吉奥化疗4个周期。近期复查血常规示WBC 1.5×10^9/L。现症见胃灼热,反酸,乏力,余无明显不适。舌暗红,苔薄黄,脉弦细。

【中医诊断】胃癌(脾肾两虚,肝胃不和证)。

【西医诊断】胃恶性肿瘤。

【治则】健脾疏肝。

【处方】党参15g,白术15g,黄芪30g,女贞子30g,黄精30g,鸡血藤30g,玉竹12g,竹茹12g,神曲15g,灵芝30g,仙鹤草30g,大枣10g,陈皮12g,白及30g,鸡内金15g,甘草6g。7剂,水煎服,早、晚分服,每日1剂。配合贞芪扶正颗粒以提升白细胞计数。

二诊:2021年5月18日。服上药1周后复查血常规已基本正常,乏力好转,反酸、胃灼热无明显变化,咽干。舌红,苔薄黄,脉细。证型同前,加大抑酸和胃的力度。组方为党参15g,白术15g,黄芪30g,女贞子30g,黄精30g,鸡血藤30g,玉竹12g,竹茹12g,神曲15g,灵芝30g,仙鹤草30g,大枣10g,陈皮12g,白及30g,鸡内金15g,甘草6g,瓦楞子30g,煅牡蛎30g,五味子10g。15剂,水煎服,早、晚分服,每日1剂。

三诊:2021年6月1日。反酸、胃灼热、咽干较前好转。舌、脉同前。证型同前。守上方治疗。

四诊:2021年6月10日。患者反酸、胃灼热明显减轻,结合舌、脉,证型同前,在上方基础上随症加减。嘱患者定期复查,规律口服中药。

【按语】患者初诊时处于化疗期间,侯教授认为,从中医角度去认识西医化疗药物,可将其归类于攻伐之品;是以单纯化疗药物作用于人体可致攻伐太过,损伤正气,尤易损耗脾胃,故中药在化疗期间以顾护脾胃、扶助正气为主,以减少单纯化疗所致的戕伐太过而致虚损,反而无以克邪而致疾病进展迅速,犹如古人所言"正气存内,邪不可干",因而该阶段的治疗以顾扶正气为主,以扶正护膜汤为底方对症加减,以益气养血、健脾和胃为法。方中,党参、白术、黄芪益气扶正,女贞子滋补肝肾,黄精补气健脾,竹茹止呕,神曲、鸡内金健胃消食,灵芝补气安神,仙鹤草补虚,大枣补血,佐以鸡血藤养血补血,陈皮理气健脾、使补而不滞,甘草调和诸药,以纠正化疗后出现的骨髓抑制为主要治疗目的。治疗过程中,健脾和胃之原则贯穿始终,在辨证论治的基础上辨病与辨证相结合、传统中医理论与现代药理研究相结合,共同达到治疗的效果。

典型医案3

温某,女,55岁。

初诊:2021年6月30日。

【现病史】患者2021年5月14日行腹腔镜下根治性全胃切除术;术后病理示腺癌,中－低分化,肿瘤穿透浆膜,上、下切缘(－),网膜癌结节(－),脉管内癌栓(－),神经侵犯(＋),淋巴结转移情况为18/76(转移数/淋巴结节数)。2021年6月1日起行SOX方案化疗。为求进一步中西医结合治疗来诊。现症见神志清,口干,口苦,胃部隐痛,纳可,眠可,二便调。舌红,苔少,脉弦。

【中医诊断】胃癌(胃热阴虚证)。

【西医诊断】胃恶性肿瘤。

【治则】滋养胃阴,解毒散结。

【处方】党参15g,鸡血藤30g,玉竹12g,大枣10g,白花蛇舌草15g,六神曲15g,炒鸡内金15g,姜灵芝9g,炙甘草6g,炒白术15g,莪苈15g,白及15g,黄芪15g,酒女贞子30g,酒黄精30g,仙鹤草15g,竹茹12g,陈皮15g,枸杞子12g,黄连6g,地黄12g。14剂,水煎服,每日1剂。

二诊:2021年7月17日。口干、口苦消失,胃部隐痛改善,纳可,眠可,二便调。舌淡红,苔薄白,脉弦。

【按语】本案患者为胃癌根治术后辅助化疗患者。患者由于平日嗜食辛辣刺激、肥甘厚味,嗜烟酒,日久生热,灼伤胃阴,胃失濡养则胃隐痛,胃火上逆则口干、口苦。治以滋养胃阴、解毒散结法。患者同时配合化疗,方选扶正护膜汤加减。加用黄连清热解毒,枸杞子、地黄益气养阴。二诊时患者不适症状均得到改善。嘱患者定期随诊,方药随症加减。现患者已完成6个疗程化疗,状态良好,各项指标均稳定。

典型医案4

刘某,男,58岁。

初诊:2021年6月22日。

【主诉】胃癌3个月,口服替吉奥治疗中。

【现病史】患者3个月前因胃小弯溃疡恶变行手术治疗,术中发现癌灶广泛转移,仅行姑息切除术。术后因体力差仅予以替吉奥单药化疗,为求中医治疗来诊。现症见神志清,精神差,乏力,腹部胀气,小便不利。舌苔浊腻带黄,脉软无力。

【中医诊断】胃癌(脾虚湿盛证)。

【西医诊断】胃恶性肿瘤。

【治则】健脾益气,理气和胃,解毒化结。

【处方】陈皮9g,茯苓20g,白术15g,干姜9g,黄芩12g,木香10g,酒黄精15g,砂仁6g,旋覆花10g,代赭石6g,藤梨根15g,黄芪30g,柴胡6g,鸡血藤15g,党参15g,壁虎1条,女贞子15g,川芎6g,全蝎3g,白及15g,厚朴9g,姜灵芝9g,淫羊藿12g。7剂,水煎服,每日1剂。

二诊:2021年6月29日。患者神志清,精神可,乏力减轻,偶有自汗,纳可,眠可,腹部胀气较前缓解,小便不利。舌苔薄白,脉细弱。考虑治疗有效,原方稍作调整,继服。组方为陈皮12g,茯苓20g,白术15g,干姜9g,黄芩6g,木香10g,酒黄精15g,砂仁6g,旋覆花10g,代赭石6g,藤梨根15g,黄芪30g,柴胡6g,鸡血藤15g,党参15g,壁虎1条,女贞子15g,川芎6g,全蝎3g,白及15g,厚朴9g,姜灵芝9g,淫羊藿12g,浮小麦20g。7剂,水煎服,每日1剂。

【按语】因胃癌已广泛转移,仅姑息切除主要肿块,残留大量的转移癌,术后化疗伤正,配合中药治疗扶正消瘤,保证化疗继续进行。究其原理在于手术切除主要肿块,可减少癌毒对机体的刺激,从而提高机体的抗癌能力,这是主要的一步。中药方剂中除有扶正培本的药物外,还用全蝎、壁虎,二者都有抗癌活性,加上长期使用,有利于残癌的抑制。

典型医案5

侯某,男,78岁。

初诊:2020年8月12日。

【主诉】胃癌乏力伴消瘦1年余。

【现病史】患者2019年7月因上腹部饱胀、纳食不下、消瘦,于当地医院查胃镜病理示胃体大弯偏后壁低分化癌、部分为印戒细胞癌;肝胆胰脾彩超检查示肝脏多发实性占位性改变,考虑转移,未见腹腔肿大淋巴结。血红蛋白60g/L,住院后给予输血等对症治疗1周后,医院建议患者化疗,家属考虑患者年龄较大,恐不能耐受遂至本院就诊,求服中药。既往有慢性胃炎30余年。现症见食欲欠佳,多食不舒,胃脘胀痛,胸胁不畅,常有嗳气,矢气不多,易感乏力,睡眠较好,二便尚可。舌苔薄白腻,脉弦细。

【中医诊断】胃癌(脾胃气虚证)。

【西医诊断】胃恶性肿瘤。

【治则】健脾益气,解毒散结。

【处方】炒白术 15g,陈皮 9g,茯苓 24g,薏苡仁 15g,炒山楂 15g,党参 24g,黄芪 30g,白花蛇舌草 30g,女贞子 15g,木香 9g,砂仁 9g,神曲 30g,五味子 9g,炒白芍 12g,鱼腥草 15g,藤梨根 12g,法灵芝 6g,当归 9g,炙甘草 9g。7 剂,水煎服,每日 1 剂。

二诊:2020 年 8 月 19 日。患者服药后胃脘胀痛减轻,食欲欠佳,乏力改善明显,余病情平稳。舌苔薄白腻,脉弦细。在上方基础上去鱼腥草,加山药 15g、炙鸡内金 10g。14 剂,水煎服,每日 1 剂。

三诊:2020 年 9 月 3 日。患者病情平稳,食欲稍欠,苔薄白,脉细。于二诊方加炒麦芽 15g、大枣 10g。14 剂,水煎服,每日 1 剂。

随访:后随访半年,患者诸症改善明显,病情稳定,其间复查病灶稳定。

【按语】中医古籍中并未见"胃癌"这一病名,根据古籍的相关描述,一般认为胃癌属于"噎膈""积聚""反胃""翻胃""胃脘痛""伏梁"等范畴。中医学认为,脾胃为后天之本,五脏六腑、四肢百骸皆赖以所养。《素问·刺法论》曰:"正气存内,邪不可干。"《素问·评热病论》曰:"邪之所凑,其气必虚。"李东垣根据上述理论也明确提出了"内伤脾胃,百病由生",可见古人早就认识到脾胃亏虚是大多数内科疾病发生的根本。该患者胃癌晚期,脾胃之气大损,纳运失常,故出现食欲欠佳、多食不舒;脾胃之气不运,肝失疏泄,气滞不通则痛,故出现胃脘胀痛、胸胁不畅;胃气不降反升,故常有嗳气;脾胃不运,气血无以化生,故易感乏力。所用方中党参、黄芪、炒白术、茯苓、薏苡仁益气健脾;陈皮、木香理气和胃,使补而不滞;法灵芝降逆和胃;藤梨根、鱼腥草消积散结;白花蛇舌草抗癌解毒;白芍、当归柔肝养血,防肝气横逆中土;炙甘草调和诸药。通过此病例可以看出,侯教授自始至终以保存患者脾胃之气为主要治疗手段,辅之以理气、化滞、消导之品,使得该患者症状好转,极大提高了生活质量。

典型医案 6

毕某,男,61 岁。

初诊:2013 年 6 月 3 日。

【主诉】确诊胃癌肝转移 1 年,化疗后。

【现病史】患者于 2012 年 6 月因胃脘胀痛行胃镜检查诊断为胃窦低分化腺癌;CT 检查示肝内多发性类圆形低密度灶,转移可能性大。在外院化疗 2 个周期后,复查肿瘤标志物 CEA、CA19-9 升高,恶心呕吐重,自述无法耐受进一步化疗,至本院门诊治疗。现症见精神极度疲倦,胃脘部、右侧中腹部疼痛,NRS 评分 5 分,纳差,乏力,恶心,食后偶有呕吐、腹胀、呃逆,眠差,小便可,大便稀,每日 4 次。舌淡暗,苔白腻,脉濡细。

【中医诊断】胃癌(脾虚痰湿结聚证)。

【西医诊断】胃恶性肿瘤。

【治则】健脾和胃,化痰祛湿,益气扶正。

【处方】苍术 15g,炒白术 15g,云茯苓 20g,竹茹 15g,广陈皮 12g,炒薏苡仁 30g,干姜 15g,灵芝 10g,党参 15g,白及 12g,黄芪 30g,鸡血藤 20g,大枣 10g,白花蛇舌草 20g,神曲 15g,灵芝粉 10g。水煎服,每日 1 剂。并给以外敷,灵芝、砂仁粉敷神阙穴,上敷以姜片,每日 1 次,每次 4 小时。肝区外敷化瘀止痛膏,每日一贴,每次外敷 4 小时。

二诊:2013 年 6 月 10 日。患者精神好转,胃脘部、右侧中腹部疼痛明显减轻,NRS 评分 3 分,仍有纳差,体力好转,无恶心,无呕吐,腹胀稍有减轻,自述胸胁部胀满不舒,仍偶有呃逆,眠差,小便可,大便稀,每日 2 次。舌淡暗,苔白腻,脉细滑。治疗以疏肝健脾和胃、化痰祛湿,兼以抑瘤散结为法。组方为苍术 15g,炒白术 15g,云茯苓 20g,广陈皮 12g,炒薏苡仁 30g,干姜 15g,灵芝 10g,党参 15g,白及 12g,黄芪 30g,鸡血藤 20g,大枣 10g,白花蛇舌草 20g,神曲 15g,灵芝粉 10g,柴胡 15g,旋覆花 6g。原外治法仍应用,并配合每日艾灸足三里穴半小时。

三诊:2013 年 6 月 17 日。患者精神可,胃脘部、右侧中腹部疼痛,NRS 评分 3 分,无恶心呕吐,纳差改善,胸胁部胀满不舒明显减轻,腹胀减轻,无呃逆,大便稀,每日 1 或 2 次。舌淡暗,苔白稍腻,脉滑。于二诊方中加入藤梨根 15g、壁虎 1 条、全蝎 3g。

此后患者坚持每两周前来复诊 1 次,中药方调整治疗 5 月余。

【按语】此患者初诊为化疗后,体质亏虚,一派脾虚痰湿之象,侯教授处方用药以扶正健脾、化痰祛湿为主,主治则为扶正。并配合外敷药物止呕、止痛、减轻症状。二诊患者症状减轻,出现胁肋部胀满不适,加用柴胡疏肝理气、旋覆花降逆止呕,处方原则未变,仍以扶正为主,亦重视艾灸等外治法的应用。三诊患者体质恢复,不适症状减轻,此次扶正祛邪并重,既有党参、炒白术、茯苓、薏苡仁等健脾利湿药物,又有藤梨根、白花舌蛇草、壁虎、全蝎等祛邪之品,体现侯教授不同阶段治疗侧重点不同的处方用药原则。

典型医案 7

陈某,男,70 岁。

初诊:2019 年 10 月 3 日。

【主诉】胃癌术后 1 年余,胃脘痞闷不适 2 周。

【现病史】患者于 2018 年 10 月被外院诊断为胃低分化腺癌,术后未行化疗。因胃脘痞闷不适来院,查血红蛋白 87g/L。现症见神志清,精神疲倦,乏力,痰多,胃脘痞闷不适,纳一般,眠差,大小便尚调。舌暗红,苔白腻,脉弦滑。

【中医诊断】胃癌(脾虚痰湿结聚证)。

【西医诊断】胃恶性肿瘤。

【治则】健脾益胃,祛湿化瘀抑瘤。

【处方】白术15g,茯苓20g,灵芝10g,薏苡仁15g,郁金10g,藤梨根15g,石见穿30g,白花蛇舌草30g,黄芪15g,甘草10g,延胡索15g,红豆杉3g,白芍15g,香附15g。水煎服,每日1剂。

二诊:2019年10月17日。患者偶有下腹疼痛,纳可,眠差,腹泻,小便调。舌红,苔黄白微腻,脉弦细滑。上方减黄芪、香附,加党参健脾益气,石榴皮、补骨脂收涩止泻。续服14剂。

三诊:2019年11月1日。患者症状缓解,效不更方。

此后患者坚持每两周复诊1次,予以二诊方随症加减。

【按语】侯教授认为,胃癌的发病因素有先天不足或者后天失养,饮食失节,忧思过度,脾胃损伤,气结痰凝,痰湿结聚。胃癌是全身性疾病的局部表现,整体属虚,局部属实。并应根据患者的年龄、体质状态、疾病分期等权衡虚实,分清标本,用药攻补兼施,做到攻邪而不伤正,扶正而不留邪。设基本方——健胃散结汤,组成为白术、茯苓、灵芝、薏苡仁、郁金、藤梨根、白花舌蛇草、壁虎、全蝎、炙甘草等。此方中,茯苓、白术健脾化湿,为君药;灵芝燥湿化痰、解毒散结,薏苡仁清热利湿、健脾,共为臣药;郁金行气祛瘀,藤梨根解毒除湿,白花蛇舌草解毒散结,全蝎、壁虎攻毒散结,共为佐药;炙甘草健脾、调和诸药,为使药。诸药合用,共奏益气健脾扶正、祛湿化痰散结之功。此方为侯教授治疗胃癌的常用基础方。临床中以此为基础,随症加减。如伴有气滞者,加柴胡、玫瑰花、佛手等理气疏肝;血瘀重者,加用莪术、炒山楂、乌药、九香虫、延胡索等理气活血化瘀;脾虚者,重用黄芪,加太子参等益气补肺健脾;阴虚者,宜加北沙参、天冬等养阴增液;阳虚者,加用附子、干姜、巴戟天等温肾补阳之品。

本病案患者长期饮食不节,导致胃癌发生,经手术治疗后仍有反复胃脘痞闷不适,此为手术导致脾胃之气受损,脾胃虚弱,故气滞中焦,无力受纳运化。《素问·灵兰秘典论》云:"脾胃者,仓廪之官,五味出焉。"脾胃虚弱,胃失受纳,脾失运化,上下不通,故出现胃痞。侯教授指出,对于胃癌术后出现的脾胃升降失和引起的胃脘不适、纳差、腹胀等症,当以调气为先,先予以疏肝行气,同时兼以健脾和胃。服药后患者痞满消失,但遗留腹泻、腹痛的症状,询问患者诉服上方痞满消失后胃纳渐好,再因饮食不节而出现腹部不适的症状。正如《黄帝内经》所云"饮食自倍,肠胃乃伤",患者脾胃之气刚刚恢复,便再次因饮食不慎而导致病情反复。考虑饮食不节所致脾胃内伤,且加之行气药之耗散引起脾虚无力固摄出现腹泻,遂于前方去行气药,加强益气收涩药的应用。二诊时加党参大补脾胃之气,加石榴皮、补骨脂等收涩之品,标本兼治,最终收效明显。可见在临床遣方用药时,当随症加减,及时调整用药。正如张仲景《伤寒论》中所云:"观其脉诊,知犯何逆,随证治之。"

典型医案8

范某某,女,65 岁。

初诊:2020 年 11 月 10 日。

【主诉】胃癌术后 7 月余,化疗 10 个周期后。

【现病史】患者 2020 年 3 月 27 日因"呕血 4 小时"就诊于当地医院,予以抑酸、止血及输血治疗,急诊胃镜检查,镜下所见:胃腔内留存大量暗红色液及血块,胃底、胃体黏膜充血,胃角呈弧形、黏膜充血,胃窦大弯侧近幽门见一约 2.5cm × 2.0cm 不规则溃疡,底覆盖厚污苔及血,胃镜病理示(胃窦)腺癌。2020 年 4 月 1 日行"腹腔镜辅助根治性远端胃切除食管空肠 Roux – Y 吻合术＋胆囊切除术"。术后第二日患者诉喘憋,胸部 CT 提示双侧胸腔积液,行胸腔置管引流,切口对合良好,无红肿、渗出,后好转出院。术后病理示(远端胃)胃溃疡型中分化腺癌(Lauren 分型:肠型),侵及固有肌层,脉管内见癌栓,上、下切缘及网膜未见癌累及,大弯淋巴结 2/10 枚、小弯淋巴结 0/11 枚见癌转移。术后行 SOX 方案化疗 2 个周期,FOL-FOX 方案化疗 8 个周期。为求中医治疗就诊于本院。现症见神志清,精神尚可,乏力,纳食尚可,多食后有明显饱胀感,眠可,二便尚调。舌淡红,舌体大小适中、边有齿痕,舌底脉络迂曲,苔薄白而干,脉弦滑。

【中医诊断】胃癌(脾虚痰湿证)。

【西医诊断】胃恶性肿瘤。

【治则】益气健脾,活血化瘀。

【处方】党参 15g,炒白术 12g,黄芪 30g,茯苓 18g,姜灵芝 9g,陈皮 10g,白屈菜 10g,白及 12g,藤梨根 15g,壁虎 2 条,郁金 15g,白花蛇舌草 15g,薏苡仁 15g,神曲 10g,炙甘草 6g,仙灵脾 12g,灵芝 30g。水煎服,每日 1 剂。

二诊:2020 年 12 月 12 日。查胃镜示胃潴留,禁食 2 日后复查胃镜未见复发。舌、脉同前。遵前法。组方为太子参 30g,炒白术 30g,黄芪 30g,茯苓 18g,紫苏叶 10g,川楝子 10g,陈皮 10g,木香 10g,莱菔子 15g,白屈菜 10g,白及 12g,藤梨根 15g,白花蛇舌草 15g,壁虎 2 条,郁金 15g,莪术 10g,神曲 15g,炙甘草 6g。水煎服,每日 1 剂。

三诊:2020 年 12 月 26 日。患者吃生山楂后出现胃绞痛,后急诊住院对症治疗后缓解,现乏力,进食减少,易出现低血糖。组方为太子参 30g,黄芪 30g,茯苓 18g,炒白术 30g,紫苏叶 10g,姜灵芝 9g,陈皮 9g,木香 10g,砂仁 6g,金荞麦 15g,藤梨根 15g,白花蛇舌草 15g,壁虎 1 条,郁金 15g,莪术 10g,神曲 15g,大枣 9g,炙甘草 6g。水煎服,每日 1 剂。

中医治疗后体力改善,饮食增加,无进食饱胀感,偶有低血糖,一直门诊口服中药,随诊至今病情稳定。

【按语】侯教授提出"扶正与祛邪并重"的胃癌治疗法则。单纯扶正,邪毒难祛,难以撼动癌毒之根;单纯祛邪,则已虚之正气不及修复,均难达到理想治疗效果。而药力不足则癌肿难消,导致正虚邪滞,正气愈虚,邪气日盛。唯有扶正祛邪并重,方能奏效,具体要做到"持续扶正,不断攻邪,权衡正邪侧重,随证治之"。从治疗时机来讲,"邪毒不祛,正气必伤""邪去正自安",祛邪抗癌要始终贯穿肿瘤的早、中、晚期;明确扶正是强基固本,为基础治疗,亦须早期进行,贯穿始终,注重时时顾护脾胃,达到"祛邪不伤正,养正不留邪"之功。该患者手术创伤,加上失血失液,损伤脾胃,胃腑瘀血留滞,胃不能正常通降而出现胃潴留,又因饮食不节进一步损伤正气,方以香砂六君子汤健脾益气、理气化痰、健中有消、行中有补。方中,白术专补脾气脾阳,《本草求真》曰:"白术缘何专补脾气? 盖以脾苦湿,急食苦以燥之,脾欲缓,急食甘以缓之;白术味苦而甘,既能燥湿实脾,复能缓脾生津。且其性最温,服则能以健食消谷,为脾脏补气第一要药也。"白术补益脾胃,现代药理证实其有明确的抗肿瘤作用,但大剂量应用白术时,恐壅滞气机,需辅以砂仁、灵芝、陈皮、生姜等疏利之品。茯苓性平,味甘、淡,主健脾利湿,助白术渗脾家之湿,水去而脾自健。郁金味辛、苦,性寒,归心、肝、胆经,为入血分之气药,能够降气、活血化浊、行气解郁;胃癌患者易肝气郁结,郁金能散肝郁,且与莪术合用可理气化瘀、通降胃腑,以通壅塞之道。藤梨根为猕猴桃根,《全国中草药汇编》记载"藤梨根、根皮,苦、涩、寒。可清热解毒,活血消肿,祛风利湿,治疗……肿毒,癌症";白花蛇舌草甘、淡、凉,归胃、大肠、小肠经,清热解毒,与藤梨根均为治疗消化道肿瘤的常用药,研究证明其具有抑制胃癌细胞增殖、诱导细胞凋亡的作用;虫类药壁虎攻毒散结、通络止痛,通过多靶点、多信号通路、多途径发挥抗胃癌效应,共奏祛除癌毒之效。患者化疗后中药持续巩固治疗,服用中药至今,未出现复发,生活质量良好。

(慕岳峻 刘 歆)

第四节 乳腺癌篇

典型医案1

王某某,女,45岁。

初诊:2021年5月23日。

【主诉】右乳腺癌术后1年余,甲状腺癌术后1年,左肺癌术后近1年。

【现病史】2019年10月患者自查发现右侧乳房上方小结节,就诊于某医院,提示为乳腺癌,于2019年10月17日行保留乳房乳癌根治术。术后病理示(右乳肿物)乳腺浸润性导管癌Ⅱ级,未见明显脉管内癌栓。术后行多西他赛＋环磷酰胺化疗4个周期,末次化疗结束于2020年1月20日。化疗后于2020年2月开始口服他莫昔芬内分泌治疗。2020年4月行乳腺放疗25次。治疗后复查病情稳定。2020年5月发现甲状腺结节,行甲状腺左叶切除术,术后口服优甲乐控制甲状腺激素水平。2020年6月复查时发现左肺内结节较8个月前增大,遂于2020年6月15日行电视胸腔镜左肺上叶楔形切除加淋巴结清扫。术后病理示直径0.6cm,(左肺上叶肿瘤)微浸润性腺癌,切缘未见癌累及。约7个月前发现右乳旁腋前线位置可触及一大小约1cm×1cm质硬结节,2020年7月30日开始于本院中医治疗,建议去势治疗,但患者拒绝,其间复查未见复发转移。2021年4月22日给予戈舍瑞林去势联合内分泌治疗。现症见患者精神状态尚可,体力尚可,饮食良好,右乳旁锁骨中线位置的质硬结节偶有触痛,食欲尚可,睡眠情况不佳,体重无明显变化,大便正常,小便正常。舌淡红,舌体大小适中,苔薄白,脉弦。

【中医诊断】乳癌(肝郁脾虚证)。

【西医诊断】乳腺恶性肿瘤。

【治则】健脾疏肝,理气散结。

【处方】党参15g,白术25g,黄芪15g,柴胡12g,陈皮9g,八月札12g,鸡内金10g,莪术30g,生姜5g,大枣9g,茯苓12g,六神曲15g,姜灵芝9g,炒王不留行(包煎)30g,路路通15g,玉米须12g,醋延胡索30g,麸炒枳实20g,浙贝母10g,白花蛇舌草15g。7剂,水煎至400mL,分早、晚2次饭后温服,每日1剂。

二诊:患者右乳旁结节较前缩小,无疼痛,睡眠好转。

【按语】此患者为多原发肿瘤,多原发肿瘤产生的原因,一是患肿瘤后患者的抵抗能力下降。有研究指出,癌症患者患第二种肿瘤的概率是正常人的11倍。试验证明,>40岁的甲状腺肿瘤、>50岁的乳腺肿瘤发生第二种原发肿瘤的危险性较大,且发生间隔时间越长,对应部位第二种原发肿瘤恶性的危险性更大。二是反复、化疗,机体免疫功能下降。中医认为,乳癌的病机在于正气不足,气虚血结,七情内伤,肝脾郁结,冲任失调,导致脏腑、乳腺功能紊乱,经络阻塞,气滞血瘀,痰湿壅盛,痰瘀互阻,瘀毒蕴结于乳房而成岩证。《诸病源候论·乳石痈候》曰:"石痈之状,微强不甚大,不赤,微痛热……但结核如石。"

典型医案2

李某,女,42岁。

初诊:2019年11月4日。

【主诉】右乳腺癌术后5个月。

【现病史】患者于2019年6月行右侧乳腺癌切除术,病理诊断为浸润性导管癌Ⅱ级,腋下淋巴结3/11,雌激素受体(＋),孕激素受体(＋),HER-2阴性。已结束化疗 8 个周期,拒绝放疗。目前予以戈舍瑞林联合来曲唑内分泌治疗中。术后半年发现左侧乳腺结节 3 类。乳腺彩超示右侧乳腺术后改变,左侧乳腺有一实性结节,大小约 0.4cm,边界清楚,未见明显血流信号。现症见神疲乏力,烦躁易怒,潮热盗汗,夜尿频,全身酸痛。舌淡红,苔薄白,脉沉缓。

【中医诊断】乳癌(气血亏虚,瘀阻肝络证)。

【西医诊断】乳腺恶性肿瘤。

【治则】益气养血,疏肝通络。

【处方】党参 15g,白术 15g,茯苓 20g,黄芪 15g,当归 15g,赤、白芍各 10g,地黄 20g,莪术 15g,五味子 20g,浮小麦 30g,诃子 6g,肉桂 3g,泽泻 10g,牡丹皮 10g,地骨皮 10g,仙灵脾 12g,山慈菇 10g。水煎服,每日 1 剂。

二诊:患者自觉体力改善,潮热盗汗减轻,心烦明显。于上方基础上加黄柏 10g、知母 10g。水煎服,每日 1 剂。

三诊:患者精神、体力改善。组方为鹿角霜 20g,炮姜 6g,当归 15g,赤、白芍各 10g,地黄 20g,瓜蒌 15g,柏子仁 30g,浮小麦 30g,肉桂 3g,蛇莓 20g,牡丹皮 10g,地骨皮 10g,仙灵脾 12g,山慈菇 10g,黄柏 10g,知母 10g,夏枯草 20g,蒲公英 30g。水煎服,每日 1 剂。

患者现生活、工作如常,无特殊不适。

【按语】乳腺癌好发于围绝经期妇女,这一阶段容易出现烘热汗出、心烦失眠等更年期症状。另一方面内分泌治疗亦成为乳腺癌的常规治疗,但内分泌治疗中高达 80% 的妇女会出现一系列副反应,如潮热、心烦、乏力、骨痛、多汗等症状。因此,乳腺癌的中医药调理中会经常遇到合并类更年期综合征的患者,治疗以平衡肾之阴阳为要,常用六味地黄丸、甘麦大枣汤、二仙汤等滋阴清热敛汗,或百合、合欢皮、知母清心解郁、宁心安神。与单纯更年期综合征的治疗相比,本案例的治疗提倡平补,药性不能太过滋腻或助阳,补肾要平衡阴阳,也要关注补肾之品中的雌激素样作用,不能随意大补肾阴或补肾壮阳,要禁用紫河车,补肾喜用药对仙灵脾、山慈菇,寒热并用,仙灵脾温肾助阳、具有雄激素样作用,且二药均具有抗肿瘤的药理作用,可作为乳腺癌的专病用药。

典型医案 3

吴某,女,59 岁。

初诊:2021 年 6 月 5 日。

【主诉】右乳癌姑息术后 3 年余,脑转移靶向治疗中。

【现病史】患者于 2017 年 10 月因乳腺癌行右侧乳癌改良根治术(姑息性),术后病理示(右乳肿物)乳腺浸润性导管癌。免疫组化示 ER(－),PR(10% +,弱阳),HRE 2(＋＋＋),CK5/6(－),P63(－),E－cad(＋)、Ki－67(约 30% +)。

于某医院行放、化疗后,口服他莫昔芬片内分泌治疗。2019 年因"头晕头痛 1 周"行颅脑增强 MRI,示右侧小脑半球多发占位,符合转移瘤 MRI 表现,于某医院行射波刀放射(33Gf/3f),治疗后症状明显缓解,此后化疗加靶向治疗,定期复查病情稳定。目前马来酸吡咯替尼片靶向治疗,配合卡培他滨化疗至今。现症见神志清,精神可,乏力,偶头晕,手足部位皮肤蜕皮、皲裂,疼痛感明显,局部色素沉着,无明显头痛,纳可,眠差,小便调,大便干。近期体重无明显变化。舌暗红,苔白,脉弦。

【中医诊断】乳癌(肝郁脾虚证)。

【西医诊断】乳腺恶性肿瘤。

【治则】疏肝健脾,化痰散结。

【处方】柴胡 15g,石菖蒲 15g,白芍 12g,枳壳 12g,姜灵芝 9g,陈皮 15g,瓜蒌 15g,山慈菇 12g,僵蚕 15g,天麻 15g,川芎 12g,猫爪草 15g,竹茹 12g,白花蛇舌草 15g,半枝莲 15g,紫草 15g,浮萍 15g。14 剂,水煎服,每日 1 剂。

二诊:2021 年 7 月 1 日。患者诉头晕消失,手足皮肤疼痛感消失,纳可,眠差,二便通畅。舌暗红,苔薄白,脉弦。于上方加酸枣仁 30g、龙骨(先煎)30g、牡蛎(先煎)30g、夜交藤 15g、女贞子 30g。

随诊:患者服药后无头痛头晕,纳可,眠可,二便调,无明显不适,一直用靶向药维持,定期复查,病情稳定。

【按语】侯教授认为,精神因素是乳腺癌发病的主要原因。古人云:"乳岩之证皆缘抑郁不舒,情志神伤及肝脾所致。"头为诸阳之会,手、足三阳交会于头而属阳;脑为髓海,奇恒之腑,属阴。如长期内伤七情、肝郁脾虚,或冲任失调、肝肾两虚,病久气血亏虚,更感外感六淫,寒邪阻络,生湿生痰,气血瘀结,气滞痰凝,日久积毒不散,结为坚核,致清阳之气不能升,浊阴之气不得降,故于奇恒之腑脑内而成脑转移瘤。针对乳腺癌的病因,其治则主要有调畅情志、疏肝健脾、化痰散结、平肝息风、清肝理气、滋补肝肾等。针对脑转移可加用山慈菇解毒散结、猫爪草化痰散结、解毒消肿、善治头面部肿瘤,与山慈菇相配可增强解毒散结之力。牡蛎软坚散结,僵蚕、地龙性善走窜,具有息风通络之功效等。

典型医案 4

王某某,女,56 岁。

初诊:2021 年 10 月 13 日。

【主诉】左乳腺癌改良根治术后 2 年余,锁骨上淋巴结转移。

【现病史】患者于 2019 年 5 月 10 日因"左乳腺癌"于本院行左乳腺癌改良根治术,术后病理示(左侧)乳腺浸润性导管癌Ⅱ级。手术切口及底切缘未查见肿瘤累及;手术缺损区未见肿瘤残留;腋窝淋巴结 20 枚,癌转移 7/20;送检胸肌间淋巴结 1 枚,未查见癌转移;送检腹直肌前鞘为纤维脂肪组织,未查见肿瘤累及。免疫组化示 ER(-),PR(-),Cerb-2(+++),P53(>80%+),Ki-67(60%~70%+)。术后靶向联合化疗后,定期复查。2021年1月21日患者颈部淋巴结较前增大,行颈部淋巴结穿刺术,病理示(颈部淋巴结)穿刺组织内查见浸润性癌,建议免疫组化明确诊断。免疫组化示 ER(-),PR(-),Cerb-2(+++),Ki-67(约50%+)。患者目前淋巴结继发恶性肿瘤,于外院放疗科咨询,不建议再次放疗,行靶向治疗至今。现症见体力可,纳可,眠差,无腹痛腹胀,二便调。近期体重无明显变化。舌暗红,少苔,脉弦。

【中医诊断】乳癌(气阴两虚证)。

【西医诊断】乳腺恶性肿瘤。

【治则】益气养阴,健脾疏肝,化瘀解毒。

【处方】黄芪20g,党参15g,茯苓15g,郁金15g,当归12g,麦冬15g,天冬15g,鳖甲(先煎)20g,旱莲草15g,白术15g,白芍12g,重楼10g,丹参15g,猫爪草10g,夏枯草15g,牡蛎(先煎)30g,珍珠母30g,酸枣仁30g。14剂,水煎服,每日1剂。

二诊:2021年11月5日。患者睡眠改善,纳可,二便调。复查颈部B超提示锁骨上淋巴结较前减小。舌暗红,苔薄白,脉弦。于上方去珍珠母、酸枣仁,加红豆杉9g、陈皮12g、山慈菇12g。14剂,水煎服,每日1剂。

随诊:患者无明显不适,颈部淋巴结减少,定期复查其他部位有无远处转移,中药于上方加减继服。

【按语】侯教授指出,乳腺癌的发生与情绪有密切关系,乳腺癌的根本病机为阳虚导致脏腑功能低下,气虚血弱,冲任二脉空虚,气血运行失常,以致冲任失调,气滞血瘀,久则聚痰酿毒,凝结于乳中而成癌。观其病程发展,是因虚而致实,因实而更虚,致虚实夹杂,本虚而标实。在辨证论治中应分清虚实之主次,辨别邪正盛衰,认真权衡后立足于扶正祛邪并施。方中,黄芪、党参、茯苓、白术健脾益气;白芍养肝阴;郁金理气活血;重楼清热解毒消肿;猫爪草清热解毒散结;夏枯草清肝散结;鳖甲、山慈菇、牡蛎化痰软坚散结;红豆杉温肾通经,现代药理研究,红豆杉中的紫杉醇对多种肿瘤均有显著抗癌作用,并且,红豆杉中的黄酮、多糖等非紫杉烷类成分也具有抗肿瘤、抗氧化、抗炎等多方面的药理作用。

典型医案5

尹某,女,68岁。

初诊:2021年6月8日。

【主诉】左乳癌根治术后5年。

【现病史】患者于5年前行左乳根治术,化疗后一直口服来曲唑行内分泌治疗。近半年来自觉心烦易怒、纳差、眠差来诊。现症见神志清,精神可,胸闷,气短,心烦易怒,不思饮食,眠差,大便稀、不成形。舌淡红,苔白腻,脉弦。

【中医诊断】乳癌(肝郁脾虚证)。

【西医诊断】乳腺恶性肿瘤。

【治则】疏肝解郁,健脾祛湿。

【处方】全蝎3g,预知子10g,蒲公英15g,白术15g,茯苓15g,防风15g,郁金10g,山慈菇6g,北柴胡10g,淫羊藿12g,炙甘草5g,熟地黄12g,陈皮10g,姜灵芝9g,荷叶9g,路路通9g,绞股蓝15g,红参片8g,独活10g,桑寄生10g,黄柏6g,知母3g,浮小麦30g,黄芪30g。7剂,水煎服,每日1剂。

二诊:2021年6月15日。患者神志清,精神可,胸闷较前减轻,心烦易怒较前缓解,纳差和眠差改善,大便稀。舌淡红,苔白腻,脉弦。上方略加减,继服。7剂,水煎服,每日1剂。

【按语】中医治疗乳腺癌应遵循中医辨证施治的原则,根据患者的症状、体征、所采用的西医治疗手段、不同的治疗阶段以及患者病后的气血盛衰、脏腑功能的阴阳虚实等进行综合分析,再提出相应的治疗方案。乳腺癌的证候归结为三类,一类为肝经证候,即肝气郁滞、肝热、瘀血阻滞、肝阳上亢、肝阴虚、肝血虚;一类为脾胃证候,即湿邪困脾、湿热、痰阻、胃热;一类为病情进展所致的证候或兼夹证候,即心火亢盛、痰湿蕴肺、风湿阻络、血虚、阳虚、气虚、肾阳虚、肾阴虚、肾精亏虚。中医传统理论认为,乳头属肝,乳房属胃。脾胃互为表里,忧思郁怒则肝脾两伤,肝失疏泄,气郁化火,脾失健运,痰浊内生,以致痰热搏结、经络闭塞,阻滞日久而成本病。《外科正宗》曰:"乳岩由于忧思郁结,所愿不遂,肝脾气逆以致经络阻塞结积成核。"乳腺癌的病机以肝气郁滞为基础,痰湿和瘀血为形成肿瘤的两大关键因素,所以治疗乳腺癌总以疏肝解郁为基本治疗方法,辨证采用活血化瘀或化痰祛湿的方法,并根据个体化治疗的原则灵活调整药物组成。采用这种治疗方案,将会使乳腺癌的治疗效果大大提高。

典型医案6

刘某,女,49岁。

初诊:2018年3月19日。

【主诉】右乳腺癌综合治疗后1年余,发现脑转移5个月。

【现病史】患者于2016年5月行右乳癌改良根治术,术后病理示右乳浸润性导管癌,腋下淋巴结(18/26)。免疫组化示ER(-),PR(-),HER 2(+++),Ki-67(45%+)。术后完成放疗、化疗及靶向治疗。2017年10月外院复查PET/CT、颅脑MRI考虑脑转移,2017年11月行脑转移瘤放疗。后患者拒绝行放疗、化疗及靶向治疗,遂寻求中医治疗。现症见情绪低落,时而叹息,乳房胀痛,每遇情志不遂胀痛加重,右上肢痛,面色晦暗,食少。舌淡,苔白腻,脉弦。

【中医诊断】乳癌(肝郁气滞证)。

【西医诊断】乳腺恶性肿瘤。

【治则】疏肝理气,解毒通络。

【处方】柴胡 15g,黄芩 12g,姜灵芝 9g,知母 4g,炒白术 15g,炒白芍 12g,炙甘草 6g,茯苓 15g,炒栀子 15g,地黄 9g,百合 30g,淫羊藿 12g,太子参 15g,乌梅 25g,黄柏 6g,白及 20g,神曲 15g,桑螵蛸 15g,路路通 9g,郁金 12g,酸枣仁 30g。每日1 剂。同时嘱患者保持积极乐观的心态。

二诊:2018 年 3 月 26 日。患者叹息及乳房胀痛已除,面色较前略显光泽,纳食略好转,自觉入睡困难,汗出较多。舌淡,苔薄,脉细缓。于上方加煅龙骨 30g、煅牡蛎 30g、浮小麦 45g。水煎服,每日 1 剂。

三诊:2018 年 4 月 12 日。患者面色明显红润,纳食增加,入睡困难减轻,汗出减少。舌淡,苔薄,脉细缓。后收入我科行化疗联合靶向治疗,化疗期间患者出现纳差、乏力、恶心、反酸,无呕吐,情绪低落,大便难解,舌淡,苔白腻,脉弱。治以疏肝解郁、解毒通络,兼健脾和胃、降逆止呕。组方为柴胡 12g,郁金 12g,黄芩 9g,旋覆花 6g,枳壳 12g,白花蛇舌草 20g,黄连 3g,蜈蚣 1 条,火麻仁 15g,党参 20g,炒白术 20g,鸡内金 20g,吴茱萸 12g,炙甘草 5g。水煎服,每日 1 剂。

【按语】患者术后初诊时以肝气郁结为主证,兼苔白腻湿阻之象,治疗上用柴胡、郁金疏肝理气止痛,炒白术、茯苓、炒白芍健脾化湿行气,黄芩、栀子解毒散结,路路通除湿通络,神曲和胃护中,地黄、乌梅、百合养阴生津,甘草解毒、调和诸药。全方配伍得当,服药后肝郁气滞之证自除。其间患者出现入睡困难、汗出,故加龙骨、牡蛎、浮小麦镇静安神、收敛固涩;化疗期间,患者出现肝郁之证,又加药毒损伤机体脾胃之气,患者出现恶心、反酸胃气上逆之征象,纳差、乏力脾气亏虚之象。加之化疗期间常规运用西药止吐剂,导致患者胃肠蠕动减缓,大便难解。此时治疗上在疏肝解毒通络的同时,应着重解决化疗给患者带来的不适症状。故方中重用党参、白术健脾益气,鸡内金消食和胃,旋覆花降逆止呕,吴茱萸配黄连疏肝和胃,火麻仁、枳壳润肠行气通便,柴胡、郁金疏肝解郁,黄芩、白花蛇舌草解毒散结,蜈蚣通络,甘草解毒、调和诸药。全方药味不多,兼顾各症,故能有效缓解患者的症状。

(司文涛　李育林)

第五节　食管癌篇

典型医案 1

王某,男,65 岁。

初诊:2018 年 11 月 25 日。

【主诉】食管癌术后 3 年半,伴右颈肿物 10 个月。

【现病史】患者于 3 年半前行胸中段食管癌根治术。术后病理示鳞癌,高分化,未行放、化疗。2018 年 1 月起出现右侧锁骨上淋巴结逐渐肿大,予以肿块穿刺病理示转移性鳞状细胞癌,考虑来自食管。患者拒绝行放、化疗。刻下见面色萎黄,右锁骨上多发肿块,最大者约 5cm×3cm,固定质硬,有压痛,胸闷气短,活动后加重,纳呆乏力,神疲倦怠,腹胀,大便溏,每日多次。舌暗红、边有齿痕,脉弦滑,苔白腻。淋巴结穿刺病理示转移性鳞状细胞癌,考虑来自食管。

【中医诊断】食管癌(气虚血瘀,浊毒内结证)。

【西医诊断】食管恶性肿瘤。

【治则】健脾益气,化痰祛浊解毒。

【处方】黄芪 30g,党参 30g,茯苓 15g,炒白术 10g,炙甘草 6g,制天南星 10g,莪术 15g,沉香(后下)6g,莱菔子 30g,姜灵芝 10g,竹茹 15g,红豆杉 6g,威灵仙 15g,山慈菇 15g,半枝莲 15g,蛇六谷 15g,浙贝母 15g,石菖蒲 15g,猫爪草 30g,夏枯草 15g,壁虎 2 条,全蝎 6g。15 剂,水煎,分早、晚 2 次温服,每日 1 剂。

二诊:2018 年 12 月 23 日。复查 B 超示锁骨上淋巴结明显缩小(3cm×2cm)。胸闷气短减轻,体力改善,眠可,小便可,大便成形,每日两次。舌暗红,苔薄白,脉沉。在上方基础上去竹茹,红豆杉加量至 9g,加牡蛎(先煎)30g、郁金 15g、淫羊藿 15g。15 剂,水煎,分早、晚 2 次温服,每日 1 剂。

三诊:2019 年 1 月 23 日。患者颈部淋巴结继续减小,偶有口干,大便溏,无其他不适。舌暗红,苔薄白少津,脉弦。组方为党参 30g,麦冬 15g,沙参 15g,陈皮 12g,木香 12g,薏苡仁 15g,砂仁(后下)12g,芡实 30g,女贞子 30g,鸡血藤 15g,牡蛎(先煎)30g,山慈菇 24g,红豆杉 9g,浙贝母 24g,猫爪草 30g,土鳖虫 10g,壁虎 4 条,全蝎 6g,夏枯草 15g。15 剂,水煎,分早、晚 2 次温服,每日 1 剂。

随访:患者自发病后未行放、化疗,坚持服用中药 1 年余,B 超示锁骨上淋巴结在 1cm 左右,病情稳定。

【按语】侯教授认为,患者脾胃气虚是疾病之根本。"胃为水谷之海,气血化生之源,脏腑经络之根""五脏六腑皆秉气于胃"。脾胃之气虚,一方面可致水谷精微缺乏,导致机体脏腑失于充养,功能失调;另一方面,脾胃之气虚可造成邪毒乘虚而入或邪毒内生,进而导致脏腑气血阴阳失调,气滞痰瘀,浊毒互结,日久耗液伤津。《脾胃论》云:"脾胃弱则百病即生,脾胃足则外邪皆息。"临床上表现为纳呆乏力,大便溏,腹胀,神疲倦怠等;痰浊瘀毒阻塞气机,气机不畅,故胸闷气短;痰浊瘀毒阻塞经络,故出现淋巴结肿大。侯教授主张攻补兼施,以扶正为先,故以六君子汤健运中焦脾胃贯穿疾病治疗的全过程,再根据患者症状、体征等表现,辨病、辨证结合,随症加减,如配合沉香、郁金、莱菔子等行气之品,制天南星、姜灵芝、山慈菇、薏苡仁、竹茹、砂仁等化痰祛浊、解毒散结之品,再配合土鳖虫、壁虎、全蝎等虫类药以加强解毒散结的作用,达到正盛邪自消的目的,坚持治疗,实现人瘤和平共处。

典型医案2

王某,男,67岁。

初诊:2019年5月30日。

【主诉】发现食管癌2月余。

【现病史】患者2019年3月因吞咽困难于外院就诊,查胃镜提示距门齿17～22cm食管上段黏膜可见隆起及糜烂,表面可见污苔,管腔狭窄,病理示(食管)鳞状细胞癌。2019年4月行放疗,放疗后出现发热、口干明显,遂拒绝放疗。刻下症见口干,口渴,自觉疲劳,口腔溃疡,进食及吞咽时疼痛,轻度恶心,无呕吐,轻度咳嗽,纳食不佳,胸壁皮肤灼痛,眠可,大便略干,小便调。舌红,少苔,脉细。

【中医诊断】食管癌(津亏痰结证)。

【中医诊断】食管恶性肿瘤。

【治则】养阴清热,化痰散结。

【处方】沙参15g,麦冬15g,玉竹15g,天花粉15g,茯苓15g,炒白术15g,蒲公英30g,金银花15g,黄芩15g,姜灵芝12g,白及12g,炒麦芽30g,炙甘草9g,炒白芍12g,红豆杉6g,冬凌草15g,太子参30g,神曲30g,黄芪30g。7剂,水煎服,早、晚分服,每日1剂。

二诊:2019年6月8日。服上方后患者自觉体力略好转,口干、口渴及吞咽时疼痛减轻,胸壁灼痛感减轻,仍吞咽不畅,口淡无味,胃纳欠佳,大便偏硬。舌暗红,苔白,脉弦细。继续以养阴生津、化痰散结为法。组方为陈皮12g,酒山茱萸15g,茯苓15g,炒白术15g,威灵仙30g,黄芩15g,姜灵芝12g,白及12g,炙甘草9g,炒白芍12g,红豆杉6g,冬凌草15g,太子参30g,神曲30g,黄芪30g,炒麦芽30g,炒谷芽30g,黄精30g,牡丹皮15g,女贞子30g,旱莲草20g。14剂,水煎服,早、晚分服,每日1剂。

三诊:2019年6月24日。患者吞咽不畅症状缓解,口干减轻,仍胃纳欠佳,无胸壁灼热,二便调。舌淡暗,苔白,脉细。治以健脾化痰,祛瘀散结。组方为法灵芝10g,茯苓15g,薏苡仁30g,浙贝母10g,紫苏梗15g,桔梗15g,山慈菇15g,炒山楂15g,鸡内金30g,白及9g,仙鹤草15g,砂仁9g,炙甘草6g,威灵仙30g,白花蛇舌草30g。14剂,水煎服,早、晚分服,每日1剂。

患者长期门诊服药,后体力好转后行DP方案化疗,病情控制良好。

【按语】放疗是食管癌的重要治疗手段。侯教授认为,放疗属火毒之邪,灼津耗液,则胃阴亏耗、肾水源竭,故患者会出现口干、口腔溃疡、吞咽困难、食欲减退等症状,临床选用滋肾益胃之品,常选用沙参麦冬汤或增液汤加减,以沙参、麦冬、白茅根、天花粉等药物养阴生津,同时辅以清热解毒之法,如蒲公英、金银花、连翘等。

本例患者就诊时表现为口干,口腔溃疡,胸壁皮肤灼痛,吞咽疼痛,纳差,二便调,舌红,少苔,脉细。辨证属津亏痰结,故治疗以养阴生津为主,方用沙参麦冬汤加减,辅以金银花、蒲公英等清热解毒、活血散结。二诊时患者口干及吞咽疼痛较前好转,但吞咽不畅,口淡,胃纳欠佳,大便偏硬,舌暗红,苔白,脉弦细,此乃胃阴灼伤,伤及肾水,故继续以养阴生津、化痰散结为法,佐以女贞子、旱莲草、黄精、酒山茱萸等滋阴益肾之品,另酌加威灵仙以抗肿瘤。三诊时,患者口干、胸壁灼热等热毒伤阴的表现基本缓解,但仍疲倦、纳差,阴液得补,脾胃仍虚,故治以健脾化痰、祛瘀散结,以茯苓、薏苡仁、法灵芝等健脾化痰,浙贝母、山慈菇等祛瘀散结,辅以紫苏梗行气降逆等。整个辨治过程贯穿了健脾和胃的指导思想,并随病程给予清热解毒、养阴滋肾、活血散结之法。患者长期门诊中医药治疗,在扶助正气的同时,兼顾解毒抗癌,取得了良好的治疗效果。

典型医案3

刘某,女,90岁。

初诊:2020年6月18日。

【**主诉**】发现食管癌2月余。

【**现病史**】患者2020年4月因进行性吞咽困难就诊于当地医院,行胃镜示食管肿块性质待查、浅表性胃炎。内镜病理示(食道距门齿29～32cm处)鳞状上皮乳头状增生并癌变。因患者年龄较大,且基础病较多,不能耐受手术及放、化疗,家属要求中医药治疗。现症见吞咽不利,反酸,胃灼热,胸背部隐痛,声音嘶哑,无呃逆、恶心呕吐,可进食软食,纳食不香,大便时干时稀,小便可。体重近期下降。舌暗红,苔白,脉细。

【**中医诊断**】食管癌(脾虚痰瘀互结证)。

【**西医诊断**】食管恶性肿瘤。

【**治则**】健脾化痰,化瘀散结。

【**处方**】陈皮9g,姜灵芝9g,南方红豆杉5g,冬凌草15g,酒山茱萸9g,地黄9g,茯苓15g,麸炒白术9g,黄芩9g,红参片9g,炙甘草6g,白及15g,神曲15g,炒僵蚕9g,全蝎3g,壁虎2条,炒枳实15g,猪苓15g,绞股蓝18g,生姜6g,牡丹皮9g,泽泻6g,黄芪30g,酒苁蓉15g,瓜蒌15g,女贞子15g,丹参15g,威灵仙24g。水煎服,每日1剂。

二诊:2020年6月25日。患者反酸稍减轻,余症状大致同前。予上方15剂继服。

三诊:2020年7月8日。患者反酸减轻,胸背部疼痛略好转,自觉剑突下不适,偶有恶心呕吐,食欲欠佳,上方去威灵仙、壁虎、全蝎,加炒谷芽30g、炒麦芽30g、竹茹12g。

后患者每月前往侯教授门诊就诊,于上方基础上随症加减,待患者正气稍复,酌情增加解毒散结之品。复查患者病灶稳定。

【按语】在中医学中,食管癌属于"胃反""噎膈"范畴。"胃反"首见于《金匮要略》,"趺阳脉浮而涩,浮则为虚,涩则伤脾,脾伤则不磨,朝食暮吐,暮食朝吐,宿谷不化,名曰胃反"。对于噎膈,中医学最早分而论之。噎,指进食吞咽时梗噎不顺;膈是指饮食格拒不入,或食入即吐。《景岳全书·噎膈》言:"噎膈一证,必以忧愁思虑,积劳积郁,或酒色过度,损伤而成。盖忧思过度则气结,气结则施化不行,酒色过度则伤阴,阴伤则精血枯涸,气不行则噎膈病于上,精血枯涸则燥结病于下。"该患者患食管癌,为老年女性,形体偏胖,古人云"胖人多痰湿",湿易碍脾,阻滞气机,运化失常,加重脾胃虚弱,气、血、痰、湿无以运化,痰瘀互结,故见吞咽不适,食道肿块,积久而成毒,结合舌、脉辨为脾胃气虚、瘀毒内结证。侯教授认为老年食管癌病因病机不同于年轻人,她在古代医家理论基础上结合现代理论提出老年食管癌的关键病机为"痰瘀毒结、因癌致虚"。方用白术、黄芪、红参健脾益气,陈皮、灵芝、茯苓、枳实理气化痰,僵蚕、壁虎、全蝎解毒散结,女贞子、酒苁蓉滋补肝肾,威灵仙治癥瘕积聚、一切冷痛。《中华本草》提到,威灵仙具有治噎膈、消骨鲠的功效,说明其具有开通食管的作用,对控制肿瘤、缓解噎膈有效。后随症加减,该患者得益于中医药治疗,缓解了症状,获得了良好的生活质量。

典型医案4

曲某某,男,69岁。

初诊:2020年7月17日。

【主诉】确诊食管癌1月余,化疗1个周期后。

【现病史】患者于2020年6月初因吞咽困难至外院行胸部CT示食管中段管壁增厚强化,纵隔稍大淋巴结,考虑食管癌伴纵隔淋巴结转移;胃镜示食管癌(混合型,中段);病理示食管非角化性鳞状细胞癌。综合评估后考虑患者目前暂不适合手术治疗,排除化疗禁忌证后于2020年6月30日化疗1个周期,即卡铂+紫杉醇,同时辅以保肝、护胃、止吐、抗过敏治疗。患者化疗过程中出现恶心呕吐、乏力,对症治疗后好转。患者及家属拒绝放疗和化疗,为求中医治疗就诊于本院。现症见神志清,精神可,乏力,进食梗阻感,无恶寒发热,无恶心呕吐,无胸闷憋气,无腹痛腹泻,纳可,眠可,二便调。舌暗红,舌体胖大,苔厚,脉滑。

【中医诊断】食管癌(痰气阻膈证)。

【西医诊断】食管恶性肿瘤。

【治则】理气健脾,除痰化瘀,解毒散结。

【处方】党参15g,沙参15g,茯苓15g,川贝母3g,郁金15g,砂仁6g,厚朴10g,陈皮12g,麦冬12g,灵芝9g,白花蛇舌草30g,山慈菇20g,威灵仙30g,薏苡仁15g。

水煎服,每日1剂。

二诊:2020 年 8 月 12 日。进食梗阻感减轻,纳可,眠可,二便调。舌暗红,舌体胖大,舌苔厚,脉滑。遵前法,于上方加急性子 6g、代赭石 10g。水煎服,每日 1 剂。

三诊:2020 年 9 月 10 日。无明显进食梗阻感,纳可,眠可,二便调。舌暗红,舌体胖大,苔白略腻,脉滑。二诊方加五味子 6g。水煎服,每日 1 剂。

患者此后坚持服用中药,于初诊方随症加减,定期复查,病情稳定。2021 年 11 月起,患者自觉进食梗阻感较前明显加重,时有吞咽困难,伴呃逆,行胸腹部增强 CT 示食管中下段管壁增厚,上消化道造影示食道占位,纤维胃十二指肠镜检查示食管癌伴出血、慢性萎缩性胃炎。结合消化道造影、胃镜及 CT 检查结果,评估患者食管癌病情进展,无进展生存期近 1 年半。后再次行 TP 方案化疗 1 个周期,无法耐受,后继续中药治疗。

【按语】食管癌属于中医"噎膈"的范畴,本病的病因病机多由于饮食不节,情志所伤,肝失疏泄,脾运失健,津聚痰生,痰气交阻,复因燥热伤津,气滞血瘀,痰饮、瘀血、热毒阻于食管,进而耗伤津血,损伤食管,导致食管狭窄。如《临证指南医案·噎膈》所云:"噎膈之证,必由瘀血、顽痰、逆气阻隔胃气。"可见噎膈不离瘀血、顽痰、逆气、津亏。方从《医学心悟》启膈散加减,该方开郁化痰和润燥生津之品同用,降逆散结之中配伍和胃升阳之品,适合于痰气郁结的胸膈证。方中,沙参清胃润燥;川贝母解郁化痰;茯苓健脾利湿,以杜生痰之源;郁金开郁散结;砂仁和胃醒脾,原方用杵头糠化浊和胃降逆,可用生麦芽或橘叶代替。以启膈散为基础方,加入山慈菇、威灵仙、薏苡仁清热化痰、软坚散结,后加用急性子,急性子、山慈菇是治疗噎膈的专药,最大量可用至 30g,但山慈菇含有秋水仙碱,有肝毒性,长期应用需加用五味子或五倍子解毒,监测肝功能。侯教授治疗食管癌强调气血津液的顾护和肝胃之气的平降,常与《医学衷中参西录》中的参赭培气汤加减,以党参补益中气,天冬、知母、当归润燥生津,代赭石、灵芝、柿霜平冲降逆、理气化痰。该患者纯中医治疗,获得 1 年半的无进展生存期,且每日跳舞锻炼,有良好的生活品质。

(孟　鹏　马继鹏)

第六节　结直肠癌篇

典型医案 1

李某,女,59 岁。

初诊:2019 年 1 月 28 日。

【主诉】肠癌术后 4 月余。

【现病史】患者 2018 年 8 月因血便就诊于当地医院,行肠镜检查病理示直肠恶性肿瘤。2018 年 9 月 28 日行直肠癌根治术,术后病理示中分化腺癌,肿块大小为 3.8cm×3.5cm×1.7cm,侵及深肌层,区域淋巴结 0/18。患者术后要求口服中药。现症见腹胀,便秘,2~3 日一行,双下肢冷,乏力,口苦,急躁易怒,食欲差,眠差,夜间易醒,醒后难入眠。舌紫暗,黄厚腻,脉沉弦。

【中医诊断】肠癌(肝郁脾虚,气滞痰凝证)。

【西医诊断】直肠恶性肿瘤。

【治则】疏肝解郁,行气散结。

【处方】柴胡 15g,大枣 9g,姜灵芝 9g,太子参 15g,陈皮 9g,黄芪 15g,茯苓 12g,木香 9g,白及 12g,三七粉 3g,桂枝 12g,酸枣仁 30g,珍珠母 30g,首乌藤 15g,火麻仁 30g,山慈菇 9g,杜仲 9g,木瓜 15g,川芎 9g,莱菔子 18g,桑白皮 12g,白芍 15g,瓜蒌 15g,白术 15g,枳实 9g。水煎服,每日 1 剂。

二诊:2019 年 1 月 24 日。患者腹胀好转,手脚冷凉,偶有急躁易怒,仍有乏力、口苦,大便 2~3 日一行,排软便,小便不畅、涩痛,再入睡困难缓解,纳食不香。舌紫暗,苔厚腻,脉沉。上方去珍珠母,加车前子 30g、牛膝 20g、肉苁蓉 30g、薏苡仁 30g。水煎服,每日 1 剂。

三诊:2019 年 2 月 15 日。大便每日 1 或 2 次,小便涩痛明显减轻,乏力减轻,心情舒畅,无急躁,胃痞满不适,纳食不香,双脚冷,再入睡困难明显改善,仍有口苦。舌暗,苔腻,脉滑。于二诊方去白芍,加焦山楂 15g,水煎服,每日 1 剂。

【按语】本病属中医学"肠癌"范畴,证属本虚标实,气虚为本,气滞、痰瘀互阻为标。患者为老年女性,直肠癌术后,既存在阳明腑实、大便不畅,又存在急躁易怒等肝气郁滞之症,属于少阳阳明合病。药以疏肝解郁、行气散结为基础,同时根据患者症状,加用益气扶正、安神助眠、健脾燥湿之品。方中,柴胡、白芍、陈皮疏肝解郁;木香、茯苓、川芎、灵芝行气健脾化痰;枳实、瓜蒌行气散结;黄芪益气扶正;珍珠母、酸枣仁、首乌藤宁心安神;莱菔子、火麻仁润肠通便。二诊时患者小便涩痛,舌苔厚腻,加车前子、牛膝等以利湿通淋。三诊因大便次数增多,纳食不香,加焦山楂以开胃消食。侯教授认为治少阳阳明合病,调和三焦气机、通利大肠的处方在临床上运用时不应只拘泥于肝、胆、胰脏疾病的治疗。把握疾病的病因病机,辨证治疗肠癌,具有较好疗效。

典型医案 2

张某,女,72 岁。

初诊:2020 年 3 月 16 日。

【主诉】横结肠低分化腺癌根治术后 2 个月,化疗 1 个周期后。

【现病史】患者 3 个月前因血便在当地医院查结肠镜确诊横结肠低分化腺癌。2020 年 1 月 2 日行剖腹探查术＋右半结肠根治术。术后病理示结肠溃疡型低分化腺癌,大小约 5.5cm×3.5cm×2cm,癌组织浸润肠壁全层至浆膜下脂肪组织,神经组织见癌累及,双侧切缘未见癌,检出肠系膜周围淋巴结癌转移(2/23)。2020 年2 月18 日开始行 XELOX 化疗。化疗第三天出现恶心呕吐、腹泻、骨髓抑制,因化疗期间消化道不良反应不耐受,第二个周期化疗延迟暂未实施。刻下症见乏力 5 级,双下肢无力,食欲差,恶心呕吐,纳少,大便成形,每日一行,小便调。舌暗红,苔白,脉沉细。

【中医诊断】肠癌(脾肾亏虚证)。

【西医诊断】结肠恶性肿瘤。

【治则】健脾和胃,补肾益精。

【处方】姜灵芝 9g,陈皮 12g,党参 15g,黄芪 30g,茯苓 15g,炒白术 15g,炙甘草6g,鸡内金 15g,炒神曲 15g,炒谷芽 15g,炒麦芽 10g,焦山楂 15g,砂仁 12g,木香12g,生姜 6g,女贞子 30g,墨旱莲 15g,黄精 15g,鸡血藤 15g。14 剂,水煎服,每日1 剂。

二诊:2020 年 7 月 20 日。患者诉上次就诊后食欲明显改善,无恶心呕吐,现已经历多个周期化疗,体力一直保持良好,近期化疗期间受凉出现发热、咽痛等症状。现低热 38℃,鼻塞流涕,咽痛,纳可,眠可,二便可。舌暗红,苔薄白,脉浮。组方为金银花 10g,桔梗 6g,苦杏仁 10g,芦根 10g,荆芥 6g,防风 6g,辛夷 6g,北柴胡12g,黄芩 9g,连翘 10g,甘草 6g,牛蒡子 12g,桑叶 12g,菊花 12g,薄荷 6g。5 剂,水煎服,每日 1 剂,嘱停用其他中药。

随诊:4 天后患者感冒症状消失,继续口服初诊时中药,顺利完成化疗方案,其间未再出现 I 度以上消化道反应及骨髓抑制。

【按语】本案患者初诊时以双下肢无力、食欲差、恶心呕吐、纳少为主症。患者年老体弱,化疗伤及脾肾,脾虚中土运化失常故纳差;脾主四肢,脾虚四肢肌肉失养,肾主骨,化疗药物损伤肾精,加之年老肾气亏虚,故乏力;治疗上首先立足中焦脾土,健脾和胃,补肾益精,调节气机升降。临床实践表明,通过健脾益肾法为主的辨证施治,可有效减轻骨髓抑制程度,促进造血功能尽快恢复,为下一周期化疗按期进行提供保证。化疗期间如出现外感发热,不能滥用滋补之品,防止邪恋不出,亦不可妄加解毒抑瘤之品,否则可导致治疗无效,甚至会加重化疗不良反应。应用疏风解表、清热解毒之品及时治疗外感表证,可防止外邪入里。

(戴玲玲　周佳静)

第七节　胰腺癌篇

衣某,男,65 岁。

初诊:2021 年 5 月 12 日。

【主诉】确诊胰腺癌 2 月余,免疫治疗中。

【现病史】患者确诊胰腺癌2月余,免疫治疗中,为求中医治疗来诊。现症见神志清,精神可,全身黄染,乏力明显,腹胀痛,纳差,眠差,大便干,多日一行,小便黄。舌黄,苔腻,脉细。近3个月体重减轻10kg。

【中医诊断】胰腺癌(湿热蕴结证)。

【西医诊断】胰腺恶性肿瘤。

【治则】清热利湿,解毒散结。

【处方】橘核10g,天冬9g,茯苓30g,柴胡9g,香附10g,知母5g,瓜蒌15g,全蝎5g,蒲公英15g,浮小麦30g,炙甘草6g,党参20g,黄柏6g,陈皮10g,炒王不留行30g,炒白术12g,皂角刺15g,路路通10g,薏苡仁20g,麦芽10g,茯神30g,盐补骨脂15g,山慈菇9g,炒栀子9g,茵陈15g。7剂,水煎服,每日1剂。

二诊:2021年5月19日。患者神志清,精神可,乏力减轻,腹胀痛较前改善,纳少,眠一般,大便干,小便黄。舌黄,苔腻,脉细。原方加减继服。组方为橘核10g,天冬9g,茯苓30g,柴胡9g,香附10g,知母5g,瓜蒌15g,全蝎5g,蒲公英15g,浮小麦30g,茵陈15g,猪苓15g,黄柏6g,陈皮10g,炒王不留行30g,炒白术12g,皂角刺15g,路路通10g,薏苡仁20g,麦芽10g,茯神30g,盐补骨脂15g,山慈菇9g,炒栀子9g,党参20g,黄芪30g,炙甘草6g。7剂,水煎服,每日1剂。

【按语】古文献中将胰腺癌的命名归属为以下几种病,如"癥瘕积聚""黄疸""伏梁""腹痛""结胸""脾积""痞积""痞块"等。胰腺病具有"腑病多实"的特征,少见"脾气亏虚"。当胰液分泌障碍时,即使其他消化腺分泌都正常,食物中的脂肪和蛋白质仍不能完全被消化,从而影响其吸收,首先出现的是消化障碍,胰腺炎、胰腺癌等均表现为较严重而且伴随整个疾病发展过程的消化障碍,相反胰腺外分泌功能异常所导致的单纯营养不良却在胰腺疾病中鲜见。

腹痛、腹胀、食欲减退、乏力、消瘦、便秘、腹泻、恶心呕吐、黄疸为胰腺癌最为常见的表现,且这些表现皆可见于脾虚证或腑实证,《黄帝内经·病机十九条》阐述"诸逆冲上,皆属于火""诸腹胀大,皆属于热""诸呕吐酸,暴注下迫,皆属于热",但对于胰腺癌和消化道疾病最具鉴别意义的舌苔,在胰腺癌证候的确定中具有重要价值,其中黄、腻、厚等湿热证舌苔最为常见,占比超过80%,而单纯脾虚证舌苔少见。胰腺癌的核心病机为胰腺肿块位于中焦,中焦气机阻滞,见腹痛、腹胀;气机上逆见恶心呕吐;中焦纳运失司,见食欲不振;水液输布异常,湿浊内生,见腹泻;气郁化火,热邪扰胃,故见腹痛、口臭、便秘;热易与湿互结,湿热蕴结,熏蒸肝胆,见黄疸;湿热下注,见便溏不爽;中焦运化失司,日久伤脾,精气不足,故见乏力、消瘦等脾气亏虚症状。舌苔黄、厚、腻则均为湿热的表现。胰腺癌疾病过程体现了因实(瘤)致虚,早期实证为主,以中焦气滞、运化失司、生湿化火、湿热蕴结为核心病机,后期为虚实夹杂、以实为主的特征。由此可见,胰腺癌患者最为常见的证候为湿热、气滞等实证,符合"腑病多实"的特征,以疏泄失常、易生湿生热为病理特征,治则符合"六腑以通为用"的特征,以清热化湿、行气通腑为主要治则,正如《类证治裁·内景综要》云"六腑传化不藏,实而不能满,故以通为补焉"。清热化湿为中西医结合治疗胰腺癌的临床研究成果。

(谭　松　戴玲玲)

第八节　前列腺癌篇

典型医案1

王某某,男,68岁。

初诊:2018年7月15日。

【主诉】确诊前列腺癌3个月。

【现病史】患者前列腺癌多发骨转移,要求中医药配合内分泌治疗,现亮丙瑞林联合比卡鲁胺内分泌治疗中。现症见腰背疼痛,易汗出,潮热,下腹部不适,纳可,寐安,小便调,大便干时溏。舌暗红,苔黄,脉沉弦。

【中医诊断】前列腺癌(湿热壅盛,毒瘀互结证)。

【西医诊断】前列腺恶性肿瘤。

【治则】清热利湿,祛瘀散结,佐以益气养血、敛阴止汗。

【处方】二妙散合六味地黄丸加味,即黄柏10g,苍术15g,土茯苓15g,熟地黄15g,山茱萸15g,山药15g,牡丹皮10g,茯苓10g,白术10g,泽泻10g,生地黄15g,车前草15g,虎杖15g,莪术15g,郁金10g,姜黄10g,黄芪15g,防风15g。水煎服,每日1剂。

二诊:患者仍感腰背疼痛,余症状减轻。舌暗红,苔黄,脉沉弦。患者多发骨转移,并长期内分泌治疗,湿热、瘀毒互阻于脉络,"不通则痛",故加桑寄生15g、独活15g、白芷30g祛湿通络止痛。

三诊:诸症均好转。

随访:患者内分泌联合中药治疗3年多,病情稳定。

【按语】侯教授治疗前列腺癌以二妙散加土茯苓为基本方。黄柏苦寒,归肾、膀胱、大肠经,功能清热燥湿、泻火解毒;苍术辛、苦、温,芳香燥烈,燥湿健脾;黄柏与苍术为二妙散,具有清热燥湿之功效;土茯苓甘、淡平,归肝、胃经,解毒除湿,利关节。三者相须为用,清热利湿,善治下焦湿热证。另外,侯教授对于前列腺癌的治疗尤为关注二便情况,通大便以利小便,给邪以出路。方中虎杖清热利湿、泻下通便,车前草利水渗湿,使湿邪由前、后二阴分消。

典型医案 2

邱某,男,70 岁。

【主诉】前列腺癌放疗、内分泌治疗后脚心发热、口干 2 月余。

【现病史】患者 2020 年体检发现前列腺特异抗原(PSA)为 14.99,于 2020 年 2 月 18 日在外院行前列腺穿刺,病理示前列腺癌,Gleason 评分 7 分,癌组织约占整个穿刺组织 30% 左右。后行根治性放疗 + 内分泌治疗。内分泌治疗方案:亮丙瑞林 + 比卡鲁胺。患者经根治性放疗 + 内分泌治疗后,诉脚心发热,口干不苦,唇周麻木感,倦怠乏力,小腹时有胀闷痛,腰酸痛无力,大便稍干,每日一行,小便黄。舌红,苔中后根黄腻,左关脉弦,尺脉沉弱,右寸关脉弱、尺脉沉弱。

【中医诊断】前列腺癌(肾阴阳两虚,兼下焦湿热证)。

【西医诊断】前列腺恶性肿瘤。

【治则】调节肾中阴阳,清热通络。

【处方】生地黄 15g,山药 20g,女贞子 15g,黄柏 10g,白芍 10g,生甘草 5g,薏苡仁 30g,泽泻 10g,透骨草 15g,骨碎补 15g,老鹤草 15g,鹿衔草 10g,马鞭草 10g,络石藤 10g,木瓜 15g。5 剂,水煎服,每日 1 剂。

二诊:患者小腹胀闷、脚心发热、口干不苦、唇周麻木感症状明显改善,但仍有倦怠乏力、腰酸痛无力。舌红,苔薄黄,脉沉弱。组方为生地黄 15g,山药 10g,女贞子 15g,白芍 10g,生甘草 5g,薏苡仁 30g,泽泻 10g,透骨草 15g,骨碎补 15g,桑寄生 15g,怀牛膝 15g,络石藤 10g,木瓜 15g。

连服 1 个月后,患者疲乏、腰酸的症状缓解。

【按语】患者初诊时脚心发热、口干、舌红、苔中后根黄腻,源于肾阴亏虚兼有下焦湿热,故重用生地黄、山药、女贞子、芍药甘草汤酸甘化阴,黄柏、泽泻、薏苡仁利下焦湿热。阴虚日久阴损及阳,故见倦怠乏力、腰酸无力等肾阳亏虚的表现。肾阳衰弱,气血痹阻无以上营口周,故见唇周麻木。故予骨碎补、透骨草补肝肾、止腰痛,老鹤草、鹿衔草、马鞭草、络石藤通络祛痹。木瓜为引经药,引药下行。复诊时,患者下焦湿热邪毒已去八九分,而以肾阴阳两虚为主,故治以补肾调阴阳。

侯教授认为,前列腺癌本虚标实,正虚以阴阳失调、脾肾两虚为主,邪实以痰湿癖毒、邪郁下焦为多见。虚实夹杂,以虚为主是前列腺癌总的病因病机。在前列腺癌的临床治疗中,侯教授重视调和阴阳、扶正祛邪、标本兼治,巧用食疗治未病,并加用透骨草、骨碎补、补骨脂治疗前列腺癌骨转移,值得在临床中推广。

(李 寅)

第九节　淋巴瘤篇

典型医案 1

滕某,女,53 岁。

初诊:2022 年 3 月 16 日。

【主诉】非霍奇金淋巴瘤 2 年,多疗程化疗后,心慌、胸闷 15 天。

【现病史】患者 2020 年 1 月因"发现右面部肿物 2 月"至当地医院,穿刺病理示(左腮腺肿物上、下)高级别 B 细胞淋巴瘤。免疫组化示 CD3(-),CD20(+),CD21(局部见紊乱的 FDC 网,局部未见 FDC 网),Ki - 67(约 90% +),CD10(+),Bcl - 6(+),MUM - 1(部分 +),Bcl - 2(+ / -)。患者不同意化疗及全身治疗。在外院行局部粒子植入 1 次,具体不详。2021 年 9 月 23 日于某医院行 PET/CT 示病情进展,脾脏肿大。骨髓活检示累犯骨髓。患者行多周期 R - CHOP 方案治疗,近期心慌胸闷,活动后加重。现症见神志清,无发热恶寒,颈部发僵,偶有头晕、心慌、胸闷,活动后加重,稍乏力,纳可,眠可,二便调。近期体重稳定。舌暗红,少苔,脉结代。

【中医诊断】积病(气血亏虚证)。

【西医诊断】非霍奇金淋巴瘤。

【治则】益气养阴,补血复脉。

【处方】炙甘草 10g,生姜 9g,桂枝 15g,人参 12g,生地黄 15g,阿胶 5g,麦冬 15g,麻仁 15g,大枣 10g,绞股蓝 15g,黄芪 30g,甘松 10g,红景天 15g,全蝎 3g。14 剂,水煎服,每日 1 剂。

二诊:2022 年 4 月 5 日。患者体力改善,纳可,眠差,无明显心慌、胸闷,二便调。舌暗红,少苔,脉细。于上方加酸枣仁 30g、麦冬 15g、天冬 15g、夜交藤 15g。14 剂,水煎服,每日 1 剂。

随诊:患者诸症消失,无明显不适。后续化疗期间继续服用二诊方,未再出现心慌、胸闷,顺利完成余下化疗方案。

【按语】侯教授常强调临证处方遣药上要注重以下几方面:一为治病求因,分部处之。先辨脏腑,再辨虚实,三辨气血阴阳,遵循"虚则补之,实则泻之,寒则温之,热则凉之,不虚不实,以经调之"的原则,在气者理气和络,在痰者化痰通络,在血者活血化瘀调络,在阴者温阳和络,在阳者滋阴通络。二为攻补兼施,勿伐伤正。《难经》云"损其心者,调其荣卫",可以通过调和营卫的方法治疗心脉受损。三为辛香宣透,调畅气机。脏腑经络及气血阴阳功能正常,无不依赖气机升降。侯教授常采用阴阳气血双补方——炙甘草汤辨病、辨证加减,配伍特色药对治疗。《伤寒论》云:"伤寒,脉结代,心动悸,炙甘草汤主之。"《千金翼方》云:"治虚劳不足,汗出而闷,脉结悸,行动如常,不出百日,危急者十一日死。"由此可见,炙甘草汤治疗的心动悸为虚劳、气血不足所致。炙甘草汤是"扩建中之制,为阴阳并调之法"。此方以桂枝汤加减化裁而成,既以调和营卫为基础,又能建中州而生营卫。辨病、辨证相结合,灵活运用药对协同增效,使正复邪祛。

典型医案2

邱某某,男,78岁。

初诊:2021年5月18日。

【主诉】确诊B细胞淋巴瘤近1年,化疗1个周期后。

【现病史】患者2020年8月因"发现左眼眶下肿物2月余"就诊于当地医院行手术切除,术后病理考虑淋巴瘤可能性大,当地医院病理会诊结果显示(左眼眶)结合免疫组化病变符合黏膜相关淋巴组织边缘区B细胞淋巴瘤。后就诊于另一家医院完善PET/CT检查:①左侧面部皮下、双侧颈部、右肺门、皮下前方多发结节,左侧股外侧肌前方条带状软组织影,以上代谢均异常增高,符合淋巴瘤表现。②胃体大弯侧局部胃壁稍增厚,代谢增高,考虑炎性病变可能性大。③右肺中叶类结节影,代谢不高,建议定期复查。④双侧肩胛下梭形软组织影,代谢轻度增高,考虑弹力纤维瘤可能性大。⑤双肺气肿,双肺纤维灶。予以R-CVP方案治疗1个周期后,患者家属自愿放弃化疗。现症见神志清,精神尚可,左侧下眼睑局部不适感,腹胀,纳差,食欲不振,无恶心呕吐,无明显胸闷心慌,眠差,二便调。近期体重未见明显减轻。舌淡红,舌体大小适中,苔薄白,脉弦。

【中医诊断】积病(气滞痰瘀证)。

【西医诊断】淋巴瘤。

【治则】理气化痰,消瘀散结。

【处方】柴胡12g,夏枯草15g,川芎12g,陈皮12g,香附15g,郁金15g,白芍20g,灵芝15g,茯苓15g,枳壳12g,白花蛇舌草15g,乌药15g,高良姜15g,甘草6g。

【按语】鉴于对淋巴瘤认识的局限性,人们常称其为"淋巴癌",但面对恶性淋巴瘤,大家仍应该辩证地去看待。淋巴瘤也有高度恶性和低度恶性(惰性)之分,随着检查和诊断技术的不断提高,我们逐渐认识并接受了惰性淋巴瘤的概念。从治疗角度来看,既然不是所有淋巴瘤都是高度恶性的,那么对肿瘤的管理自然应区别对待,即用于高度恶性淋巴瘤的治疗方案和处理原则不适用于惰性淋巴瘤。并强调对于老年低度恶性的淋巴瘤不能过度治疗。《诸病源候论·瘰疬瘘候》云:"此由风邪毒气,客于肌肉,随虚处而停结为瘰疬。"此言正合《黄帝内经》"正气存内,邪不可干,邪之所凑,其气必虚,"揭示了恶性淋巴瘤正虚邪实、虚实夹杂的病机特点。本病多本虚标实,病情复杂,故治疗的关键为攻补兼施,但应有所侧重。本患者年老体虚,化疗使患者承受药毒与疾病双重损害,正气已虚,此时亟须补虚扶正。考虑化疗药物之余毒,祛邪中药忌峻猛,应缓缓图之。方中,柴胡、夏枯草为君药,疏肝解郁,理气止痛,消肿散结;陈皮、川芎行气和胃,为臣药,配合君药理气化痰消肿;枳壳、香附、郁金理气通络疏肝;白花蛇舌草化瘀散结;乌药及高良姜理气温中、振奋阳气,共奏理气化痰、化瘀散结之效。气滞痰瘀阻滞,易郁而化火,化火者可加炒栀子、玄参、蒲公英、车前子、龙胆草等。夏枯草含有众多抗肿瘤活性成分,其抗肿瘤作用是通过多种机制协同实现的,有实验结果表明促肿瘤细胞凋亡是夏枯草抗肿瘤的主要机制。

(张康乐　张晓妮)

第十节　宫颈癌篇

刘某,女,58 岁。

初诊:2019 年 8 月 11 日。

【主诉】宫颈癌术后半年余,化疗 6 个周期后。

【现病史】患者于 2019 年 2 月 22 日因体检于当地医院行宫颈细胞学检查,病理示鳞状上皮细胞癌。遂于 2019 年 2 月 28 日于某医院在全麻下行经腹广泛子宫、双附件切除术与盆腔淋巴结清扫术。术后病理示(宫颈)中分化鳞状细胞癌,浸润型。肿瘤切面为 1.8cm×0.9cm,浸润宫颈壁深层(超过全层的 1/2),左、右宫旁及阴道壁断端未查见癌,周围淋巴结(0/24)均未查见癌。术后患者行化疗 6 个周期,化疗方案为紫杉醇＋卡铂,化疗反应明显,末次化疗日期为 2019 年 7 月16 日。现症见消瘦,易怒,易乏力劳累,劳累后腹痛、腰痛,双足麻木,腹胀,大便稀,小便调。舌红,苔黄燥,脉弦。

【中医诊断】宫颈癌(脾虚痰湿瘀阻证)。

【西医诊断】宫颈恶性肿瘤。

【治则】理气健脾,化痰解毒散结。

【处方】郁金 15g,绞股蓝 15g,茯苓 15g,木香 12g,炒白术 15g,炙甘草 6g,桂枝12g,苦参 6g,酒山茱萸 15g,厚朴 12g,法灵芝 9g,夏枯草 15g,陈皮 12g,猫爪草 30g,山慈菇 6g,南方红豆杉 4g,白花蛇舌草 15g,女贞子 15g,淫羊藿 9g,丹参 15g,天冬9g,五味子 6g。水煎服,每日 1 剂。

二诊:2019 年 8 月 8 日。患者腰痛略缓解,纳可,眠差,夜间易醒,醒后难入睡,仍觉乏力劳累,腹胀减轻,于上方加酸枣仁 30g、珍珠母 15g、煅龙骨 30g、百合 9g;另因患者乏力仍重,加红参片 6g、黄芪 40g。水煎服,每日 1 剂。

三诊:2019 年 9 月 3 日。患者已无明显疼痛感,情绪较前平和,体重有所增加,夜寐可,纳食佳,二便调。复查全腹与盆腔 MRI 平扫 + 增强未见明显转移。患者病情稳定,生活能自理。予原方续服,嘱其定期复诊。

【按语】本案例辨证以脾虚痰湿瘀阻为主,故方中以陈皮、法灵芝燥湿化痰;木香、郁金、厚朴行气疏肝止痛;白花蛇舌草、山慈菇、夏枯草清热解毒消肿;桂枝可解肌通络,治疗双足麻木;猫爪草化痰散结;女贞子、淫羊藿滋补肝肾。复诊见仍乏力,考虑化疗后正气不足,故重用黄芪、红参益气健脾;寐差再加百合清心安神,珍珠母、煅龙骨重镇安神。侯教授擅用滋补肝肾的药物,如熟地黄、女贞子、菟丝子、淫羊藿、何首乌、鸡血藤、枸杞子等。研究证实,这些药物可以促进骨髓干细胞和淋巴细胞增生,维持骨髓正常造血功能,提高机体免疫水平,减轻放、化疗患者的毒副反应,提高患者生活质量。针对头晕者用天麻;失眠者用百合、酸枣仁、柏子仁、首乌藤、远志、合欢皮,甚者则用珍珠母、煅龙骨、煅牡蛎;口舌干燥用天冬、麦冬、生地黄、熟地黄养阴生津;体虚汗多者,加防风、煅龙骨、煅牡蛎、五味子涩阴敛汗。另外,侯教授所用方中大部分的中草药经临床药理实验证明有增强免疫力、抗肿瘤的作用,如柴胡、陈皮、清灵芝、延胡索、川楝子、藤梨根、蛇莓、白英、重楼等。该患者得益于中医药治疗,明显改善了生活质量。

(王　文)

第十一节　甲状腺癌篇

杨某,女,45 岁。

初诊:2021 年 3 月 15 日。

【主诉】甲状腺癌术后 2 年。

【现病史】患者 2019 年 2 月初体检发现甲状腺结节,2019 年 3 月 25 日在当地医院行右甲状腺及峡部切除术。术后病理检查示右侧甲状腺乳头状癌,2/4 淋巴结转移。术后不规则服用左甲状腺素钠片,未行放、化疗。2021 年 2 月初自觉左颈部肿痛,在外院行甲状腺 B 超示甲状腺左叶形态大小正常,回声不均匀,中部可见12.0mm×8.1mm×4.6mm 低回声结节,回声欠均匀,CDFI 显示结节内可见异常血流信号。行结节穿刺活检,病理示"乳头状癌",考虑甲状腺癌术后复发,建议手术。因患者担心影响美观而不愿再次手术,遂来就诊。现症见情绪不佳时颈部胀痛不适明显,伴焦虑,失眠多梦,神疲乏力,常胸胁胀闷不舒,善叹息,咽喉有梗噎感,咳少量白色黏痰,纳欠佳,月经量少,有血块。舌暗,苔薄腻,脉弦滑。

【中医诊断】瘿病(肝郁气滞证)。

【西医诊断】甲状腺癌。

【治则】疏肝解郁,行气散结。

【处方】柴胡 15g,黄芩 9g,炒白芍 12g,党参 15g,浙贝母 15g,姜灵芝 9g,大枣 12g,炙甘草 5g,茯苓 15g,酸枣仁 30g,珍珠母 30g,麸炒白术 15g,牛膝 12g,猫爪草 15g,首乌藤 30g,茯神 30g,补骨脂 15g,合欢花 20g,当归 6g,川芎 9g,桂枝 12g,龙骨 30g,牡蛎 30g,百合 30g,麦芽 12g,香附 12g,郁金 12g,皂角刺 15g,路路通 6g,天冬 9g,黄连 9g,肉桂 2g。7 剂,水煎服,每日 1 剂。并嘱继服左甲状腺素钠片,定期检查甲状腺功能,及时调整药物剂量。

二诊:2021 年 3 月 22 日。患者颈部胀痛减轻,但仍觉夜寐欠安,嘱继续前方治疗,并加用茯神 20g、合欢花 10g、夜交藤 15g 以宁心安神,继服 14 剂,水煎服,每日 1 剂。

三诊:2021 年 4 月 7 日。患者诉服二诊方后颈部胀痛减轻,失眠、乏力、胁肋胀闷等症状均减轻。复查 B 超示甲状腺左叶中部低回声结节较前有所缩小,大小约 8.1mm×6.3mm×4.2mm。继续守原方加减治疗半年,诸症改善,病情稳定。

【按语】甲状腺癌属中医学"瘿瘤""石瘿"范畴。《说文解字》云:"瘿,颈瘤也。"宋代陈无择著《三因极一病证方论》中提到"坚硬不可移者,名曰石瘿",与现代甲状腺癌相近。从病因病机而言,本病多因愤郁、恼怒、忧思等情志内伤,肝气失于调达,气机郁滞;或饮食、水土失宜,损伤脾胃,脾胃之气升降失和,津液不得正常输布,痰湿内生;或气滞痰凝,日久血行不畅、血脉瘀滞,最终导致气滞、痰凝、血瘀互相胶结,上逆壅于颈部而成。正如《古今医鉴》所载,瘿病"皆因气血瘀滞,结而成之"。关于气与"瘿病"病因病机的关系,古代文献亦有记载,如《诸病源候论·瘿候论》云"瘿者,由忧恚气结所生"。侯教授分析该患者工作压力较大,忧思郁虑,使肝气失于疏泄,气机郁滞。气滞津停则为痰,气机郁滞则血行不畅,瘀血形成,最终气滞、痰浊、瘀血相互搏结于颈前,日久蕴毒而发为瘿病。肝郁气滞,故遇情绪抑郁则颈部胀痛加重、胸胁胀闷;气滞痰凝,结于咽颈,故咽喉有梗噎感、咳少量白色黏痰;气滞血瘀,故月经量少、有血块;肝郁乘脾,脾运失司,故纳少;肝性失柔,亢阳扰及心神,则焦虑、失眠多梦;舌暗,苔薄腻,脉弦滑,均为肝郁气滞兼痰瘀互结之象。方以逍遥散为基础方加香附、郁金疏肝理气、解郁健脾;加浙贝母、灵芝化痰散结;加皂角刺攻坚抗癌;加龙骨、牡蛎、珍珠母、茯神重镇安神;如牛膝、补骨脂滋补肝肾;炙甘草调和诸药。后随症加减,诸症减轻。侯教授在甲状腺癌的中医辨治中,充分理解了"百病生于气"的理论,将"从气论治"的治疗原则运用于甲状腺癌的治疗中,使得"疏气令调",从而有助于恢复甲状腺癌患者体内阴阳气血的平衡。侯教授在诊治过程中,在调畅气机的基础上,时时顾护甲状腺癌患者的正气,气相得则和,不相得则病,扶正以祛邪,故取得了较好的疗效。

（孟 鹏）

第十二节　鼻咽癌篇

李某,男,55 岁。

初诊:2018 年 7 月 5 日。

【主诉】鼻咽癌放疗后 3 个月。

【现病史】患者 2018 年 4 月被诊断为鼻咽非角化型未分化癌,后行放疗 30 次。放疗期间自感头晕、恶心、口干,现更甚。刻下见精神极度疲倦,乏力,口干,腹胀,黏液涕,纳差,眠差,二便可。舌红,苔少,脉弦细数。

【中医诊断】鼻咽癌(气阴两虚证)。

【西医诊断】鼻咽恶性肿瘤。

【治则】益气养阴扶正,化痰祛瘀抑瘤。

【处方】黄芪20g,北沙参15g,麦冬30g,石斛20g,白花蛇舌草30g,甘草10g,白术15g,炒薏苡仁30g,猫爪草15g,连翘15g,威灵仙15g。7 剂,水煎,早、晚服,每日1 剂。

二诊:2018 年 7 月 12 日。患者精神好转,现口干减轻,浊涕减少,稍有腹胀,纳可,眠可,二便调。舌红,苔薄黄,脉细数。治疗以益气养阴扶正、化痰祛瘀抑瘤为主。组方为黄芪20g,北沙参15g,麦冬30g,石斛20g,白花蛇舌草30,甘草10g,白术15g,炒薏苡仁30g,猫爪草15g,连翘15g,佛手15g,石上柏15g。

三诊:2018 年 7 月 19 日。患者精神可,口干减轻,浊涕明显减少,腹胀减轻,纳可,眠可,二便可。舌淡红,苔薄黄,脉细。组方为黄芪20g,北沙参15g,麦冬30g,石斛20g,白花蛇舌草30g,甘草10g,白术15g,炒薏苡仁30g,猫爪草15g,连翘15g,佛手15g,石上柏15g,半枝莲20g,半边莲20g。

【按语】放射治疗是治疗鼻咽癌的首选方法之一,但由于放射治疗后的辐射损伤,因此不少患者在放疗的同时及放疗后的较长时间会出现口干、鼻咽部干燥、咽喉疼痛、吞咽困难、口腔溃烂、张口受限及颈部活动不利、麻木、感觉迟钝等诸多放疗的毒副反应。鼻咽癌放疗后损伤是一种热损伤,相当于中医学热邪入侵,于是内外热毒交困结合,化火灼津,损伤正气,从而造成人体气阴两虚,局部津液不足,临床上常表现为口干、咽喉干燥疼痛、吞咽困难等一派阴虚内热之象。"邪之所凑,其气必虚",鼻咽癌患者放疗后的中医基本病机为热毒痰瘀凝聚,正气受损,正虚邪实贯穿疾病之始终,病变可涉及肺、脾、胃三脏。该患者证属气阴两虚、痰瘀阻络,治以益气养阴扶正、化痰祛瘀抑瘤,处方上注重选用具有补益脾肾、益气养阴、清热生津之功效的中药,同时注意避免使用温燥类药物。

（马继鹏）

第十三节 脑胶质瘤篇

高某某,男,34 岁。

初诊:2021 年 5 月 23 日。

【主诉】右侧脑胶质瘤术后 1 年余,放、化疗后。

【现病史】患者 2020 年 3 月因无明显诱因出现四肢抽搐、口吐白沫,伴双眼上翻,呼之不应,持续约 5 分钟后自行缓解,恢复意识,自感全身乏力,无肢体活动异常,无语言异常,无寒战高热,无大小便失禁,间隔 3 小时后再次发作,症状持续时间同前,于当地医院住院予以抗癫痫治疗(具体不详),行头颅 MRI 示右额、岛叶、基底节区异常信号,患者为求进一步治疗前往天津某医院,完善相关检查。脑电图示异常脑电图及脑电地形图,异常蝶骨电极脑电图;头颅强化核磁示右额颞岛叶、右侧基底节丘脑区及胼胝体膝部异常信号影,NAA 减低,Cho 略显升高,Cr 减低,结合增强检查,考虑胶质瘤。头 CTA 示右额及右侧基底节占位病变,双侧大脑前动脉受压左移。排除手术禁忌后,于 2020 年 3 月 18 日行右侧额颞岛占位切除术,术中见病变广泛位于右侧额颞深部,约 7cm×6cm×5cm,大部分位于颞叶、颞极及岛叶,一部分突入额叶。深部肿瘤已经侵及内囊基底节等区域,为保护皮层功能避免术后严重致残,未进一步切除,肿瘤大部切除。术后病理示弥漫性星形细胞瘤(WHO Ⅱ级)。潜在推荐方案:①持续观察,每 3~6 个月,MRI 复查 1 次;②放射治疗;③替莫唑胺或 PCV(甲基苄肼、环己亚硝脲和长春新碱)化疗。定期复查,病情平稳,患者于 2020 年 10 月再次就诊于天津某医院,行颅内病灶放疗,配合替莫唑胺 140mg 同步化疗,复查后病灶稳定,2021 年 1 月 7 日复查评价无复发转移,2021 年 1 月 10 日起替莫唑胺化疗 4 个周期。现症见神志清,精神一般,乏力,头晕,无恶寒发热,无自汗盗汗,无头痛,无胸闷憋气,偶有心慌,无腹痛腹胀,腰痛,纳可,眠可,二便调。舌淡红,舌体大小适中,舌下脉络迂曲,苔白腻,脉弦。

【中医诊断】脑瘤(痰瘀互结证)。

【西医诊断】脑胶质瘤。

【治则】健脾化痰,祛瘀通络。

【处方】姜灵芝 10g,白术 20g,天麻 20g,陈皮 10g,茯苓 20g,炙甘草 12g,全蝎 6g,蜈蚣 2 条,炒僵蚕 15g,醋莪术 10g,炒山楂 10g,猪苓 20g,白花蛇舌草 15g,六神曲 30g,灵芝 30g,麸炒白术 15g,酒女贞子 30g,仙鹤草 15g,白及 10g,大蓟 20g,小蓟 20g,白茅根 15g,茜草 20g。7 剂,水煎服,分早、晚 2 次温服,每日 1 剂。

二诊:患者头晕、乏力减轻,纳可,眠可,二便调。舌下脉络迂曲,苔白,脉弦。

【按语】脑胶质瘤的常规影像学检查主要是 CT 和 MRI。在图像信息上 MRI 优于 CT。CT 显示脑胶质瘤病变组织与正常脑组织的密度差值,特征性密度表现(如钙化、出血及囊性变等),病变累及的部位及占位效应等;常规 MRI 主要显示脑胶质瘤出血、坏死、水肿组织等的不同信号强度差异及占位效应,并且可以显示病变的侵袭范围。患者头晕、乏力明显,考虑为脑胶质瘤复发致颅压增高所致。脑瘤为颅内肿瘤的总称,目前颅内肿瘤的手术根治性低,预后不佳,容易复发。在中医辨证治疗中,侯教授认为该病多因脾肾亏虚、风痰瘀三邪交织而成,痰浊上扰,清窍受蒙,故见头晕、乏力。治疗在辨证的基础上,以扶正祛邪为核心,强调补益脾肾、祛瘀化痰通络。方中,灵芝、白术健脾化痰,为君药;天麻息风定眩,陈皮燥湿健脾化痰,茯苓健脾渗湿,为臣药;全蝎、蜈蚣、僵蚕祛瘀通络,莪术、炒山楂化瘀,白花蛇舌草解毒抗瘤,大蓟、小蓟、白茅根、茜草止血,为佐药;炙甘草为使药,共奏化痰健脾、祛瘀通络之效。胶质瘤病位在脑,脑为诸阳之会,居高位,高巅之上唯风可及,故息风通络之,蜈蚣、全蝎均有息风止痉、攻毒散结、通络止痛之功效,且蜈蚣、全蝎是临床常用的抗肿瘤药物,二者相须有协同增效作用,但二者均为有毒,在临床使用时不可过量或长期服用,以免造成不必要的损伤。

(曲倩倩)

参考文献

[1] CHEN W Q,ZHENG R S,BAADE P D,et al. Cancer statistics in China,2015[J]. CA:a cancer journal for clinicians,2016,66(2):115－132.

[2] SIEGEL R L,MILLER K D, JEMAL A. Cancer statistics,2015[J]. CA:a cancer journal for clinicians,2015,65(1):5－29.

[3] GONG X L,QIN S K. Progress in systemic therapy of advanced hepatocellular carcinoma [J]. World journal of gastroenterology,2016,22(29):6582－6594.

[4] 邵扣凤.六君子汤加减对胃癌术后化疗减毒增免的临床效果观察[J].实用临床医药杂志,2017,21(3):38－41.

[5] 曹超,黄秋林.扶正抑瘤方联合新辅助化疗、腹腔镜辅助胃癌根治术治疗进展期胃癌痰瘀毒结证患者的疗效观察[J].中国实验方剂学杂志,2018(8):176－182.

[6] 宋振民,宋会群,宋沛沛.补中益气汤加减对胃癌术后气虚血瘀证胃肠功能恢复的影响[J].光明中医,2018,33(2):215－217.

[7] 邝荣贵.中药辅助营养方案对胃癌术后患者营养状况与免疫功能的影响[J].内蒙古中医药,2017,36(11):12－13.

[8] 郭天利.阳和汤加减联合多柔比星方案化疗对晚期胃癌的近期疗效观察[J].深圳中西医结合杂志,2017,27(23):42－43.

[9] BRAY F,FERLAY J,SOERJOMATARAM I, et al. Global cancer statistics 2018:GLOBOCAN estimates of incidence and mortality worldwide for 36 cancers in 185 countries[J]. CA:a cancer journal for clinicians,2018,68(6):394－424.

[10] 王宁,刘硕,杨雷,等.2018全球癌症统计报告解读[J].肿瘤综合治疗电子杂志,2019,5(1):87－97.